国家级职业教育教师教学创新团队课题研究项目成果系列教材

职业院校"十四五"规划餐饮类专业新形态一体化系列教材

■ 总主编 ◎杨铭铎

餐饮食品安全控制

CAN YIN SHI PIN AN QUAN KONG ZHI

主　编 ◎李燕杰　田　奉　何秋实

副主编 ◎向　芳　李　娜　黄佳佳　张浩琪

编　者（按姓氏笔画排序）

孔凡利　田　奉　向　芳　李　娜

李燕杰　何秋实　张军玲　张浩琪

张颖颖　周翊斌　姚恒喆　侯　仁

黄佳佳　赖百杰　雷小丹

华中科技大学出版社

http://press.hust.edu.cn

中国·武汉

内 容 提 要

本书是国家级职业教育教师教学创新团队课题研究项目成果系列教材、职业院校"十四五"规划餐饮类专业新形态一体化系列教材。

本书主体分为十个项目:餐饮食品安全控制概述、餐饮食品安全的常见危害、食源性疾病的预防与控制、从业人员的安全控制、场所设施设备的安全控制、原料的安全控制、餐饮食品初加工过程中的安全控制、餐饮食品制作过程中的安全控制、餐饮食品其他环节的安全控制、常见餐饮安全管理控制方法。通过本课程的教学,可帮助学生掌握餐饮生产各环节的食品安全基础知识,还可培养学生在餐饮服务环节的食品安全管理与控制能力,为学生今后从事相关工作储备相关基础知识和基本技能,为学生职业生涯的可持续性发展服务。

本书可作为餐饮大类、食品大类、旅游及酒店等相关专业的教材,还可供相关从业人员作为参考用书。

图书在版编目(CIP)数据

餐饮食品安全控制/李燕杰,田奉,何秋实主编. —武汉:华中科技大学出版社,2024.1(2025.2 重印)
ISBN 978-7-5680-9795-6

Ⅰ.①餐… Ⅱ.①李… ②田… ③何… Ⅲ.①饮食业-食品安全-安全管理-高等职业教育-教材 Ⅳ.①R155.6

中国国家版本馆 CIP 数据核字(2023)第 136107 号

餐饮食品安全控制
Canyin Shipin Anquan Kongzhi

李燕杰 田 奉 何秋实 主编

策划编辑:汪飒婷
责任编辑:朱 霞
封面设计:廖亚萍
责任校对:朱 霞
责任监印:周治超
出版发行:华中科技大学出版社(中国·武汉)　　电话:(027)81321913
　　　　　武汉市东湖新技术开发区华工科技园　　邮编:430223
录　排:华中科技大学惠友文印中心
印　刷:武汉科源印刷设计有限公司
开　本:889mm×1194mm　1/16
印　张:16
字　数:472 千字
版　次:2025 年 2 月第 1 版第 2 次印刷
定　价:52.00 元

网络增值服务

使用说明

欢迎使用华中科技大学出版社医学资源网

1 教师使用流程

（1）登录网址：**http://yixue.hustp.com** （注册时请选择教师用户）

注册 ▷ 登录 ▷ 完善个人信息 ▷ 等待审核

（2）审核通过后，您可以在网站使用以下功能：

浏览教学资源　　建立课程　　　　管理学生　　　布置作业　　查询学生学习记录等

教师

2 学员使用流程

（建议学员在PC端完成注册、登录、完善个人信息的操作。）

（1）PC 端学员操作步骤

① 登录网址：http://yixue.hustp.com （注册时请选择普通用户）

注册 ▷ 登录 ▷ 完善个人信息

② 查看课程资源：（如有学习码，请在"个人中心—学习码验证"中先通过验证，再进行操作）

选择课程

首页课程　＞　课程详情页　＞　查看课程资源

（2）手机端扫码操作步骤

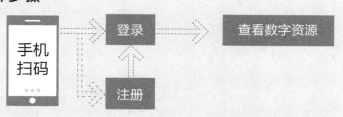

手机扫码　⇢　登录　⇢　查看数字资源

注册

《餐饮食品安全控制》视频清单

 智能题库

教师组卷

学生自测

加强餐饮教材建设，提高人才培养质量

餐饮业是第三产业的重要组成部分，改革开放40多年来，随着人们生活水平的提高，作为传统服务性行业，餐饮业在刺激消费、推动经济增长方面发挥了重要作用，在扩大内需、繁荣市场、吸纳就业和提高人们生活质量等方面都做出了积极贡献。就经济贡献而言，2022年，全国餐饮收入43941亿元，占社会消费品零售总额的10.0%。全国餐饮收入增速、限额以上单位餐饮收入增速分别相较上一年下降24.9%、29.4%，较社会消费品零售总额增幅低6.1%。2022年餐饮市场经受了新冠肺炎疫情的冲击、国内经济下行等多重考验，充分展现了餐饮经济韧性强、潜力大、活力足等特点，虽面对多种不利因素，但各大餐饮企业仍然通过多种方式积极开展自救，相关政策也在支持餐饮业复苏。目前餐饮消费逐渐复苏回暖，消费市场已初现曙光。党的二十大指出为全面建设社会主义现代化国家、全面推进中华民族伟大复兴而团结奋斗，作为人民基本需求的饮食生活，餐饮业的发展与否，不仅关系到能否在扩内需、促消费、稳增长、惠民生方面发挥市场主体的重要作用，而且关系到能否满足人民对美好生活的需求。

一个产业的发展离不开人才支撑。科教兴国、人才强国是我国发展的关键战略。餐饮业的发展同样需要科教兴业、人才强业。经过60多年，特别是改革开放后40多年的发展，目前餐饮烹饪教育在办学层次上形成了中等职业学校、高等职业学校、本科（职业本科和职业技术师范本科）、硕士、博士五个办学层次，在办学类型上形成了烹饪职业技术教育、烹饪职业技术师范教育、烹饪学科教育三个办学类型，在举办学校上形成了中等职业学校、高等职业学校、高等师范院校、普通高等学校的办学格局。

我曾经在拙著《烹饪教育研究新论》后记中写道：如果说我在餐饮烹饪领域有所收获的话，有一个坚守（30多年一直坚守在餐饮烹饪教育领域）值得欣慰，有两个选择（一是选择了教师职业，二是选择了餐饮烹饪专业）值得庆幸，有三个平台（学校的平台、教育部平台、非政府组织（NGO）——行业协会平台）值得感谢。可以说，"一个坚守，两个选择，三个平台"是我在餐饮烹饪领域有所收获的基础和前提。

我从行政岗位退下来后，时间充裕了，就更加关注餐饮烹饪教育，探讨餐饮烹饪教育的内在发展规律，并关注不同层次餐饮烹饪教育的教材建设，特别感谢华中科技大学出版社给了我一个新的平台。在这个平台，一方面我出版了专著《烹饪教育研究新论》，把30多年的教学和科研经验及体会呈现给餐饮烹饪教育界；另一方面我与出版社共同承担了2018年在全国餐饮职业教育教学指导委员会立项的重点课题"基于烹饪专业人才培养目标的中高职课程体系与教材开发研究"（CYHZWZD201810）。该课题以培养目标为切入点，明晰烹饪专业人才的培养规格；以职业技能为结合点，确保烹饪人才与社会职业的有效对接；以课程体系为关键点,通过课程结构与课程标准精准实现培养目标;以教材开发为落脚点,开发教学过程与生产过程对接、中高职衔接的两套烹饪专业课程系列教材。这一课题的创新点在于研究与编写相结合,中职与高职同步,学生用教材与教师用参考书相联系。编写出的中职、高职烹饪专业系列教材,解决了烹饪专业理论课程与职业技能课程脱节,专业理论课程设置重复,烹饪技能课程交叉,职业技能倒挂,中职、高职教材内容拉不开差距等问题,是国务院《国家职业教育改革实施方案》完善教育教学相关标准中"持续更新并推进专业目录、专业教学标准、课程标准、顶岗实习标准、实训条件建设标准(仪器设备配备规范)建设和在职业院校落地实施"这一要求在餐饮烹饪职业教育落实的具体举措。《烹饪教育研究新论》和重点课题均获中餐科技进步奖一等奖。基于此,时任中国烹饪协会会长、全国餐饮职业教育教学指导委员会主任委员姜俊贤先生向全国餐饮烹饪院校和餐饮行业推荐这两套烹饪专业教材。

进入新时代,我国职业教育受到了国家层面前所未有的高度重视。在习近平总书记关于职业教育的系列重要讲话指引下,国家出台了系列政策,国务院《国家职业教育改革实施方案》(简称职教 20 条),中共中央办公厅、国务院办公厅《关于推动现代职业教育高质量发展的意见》(简称职教 22 条),中共中央办公厅、国务院办公厅《关于深化现代职业教育体系建设改革的意见》(简称职教 14 条),以及新的《中华人民共和国职业教育法》颁布后,职业教育出现了大发展的良好局面。

在此背景下,餐饮烹饪职业教育也取得了令人瞩目的进展,其中从 2021 年 3 月教育部印发的《职业教育专业目录(2021 年)》到 2022 年 9 月教育部发布的《职业教育专业简介》(2022 年修订),为餐饮类专业提供了基本信息与人才培养核心要素的标准文本,对于落实立德树人的根本任务,规范餐饮烹饪职业院校教育教学、深化育人模式改革、提高人才培养质量等具有重要基础性意义,同时为餐饮烹饪职业教育的发展提供了良好的契机。

新目录、新简介、新教学标准,必然要有配套的新课程、新教材。国家在教学改革方面反复强调"三教"改革。当前,以职业教育教师、教材、教法为主的"三教"改革进入落实攻坚阶段,成为推进职业教育高质量发展的重要抓手。教材建设是其中一个重要的方面,国家对教材建设提出"制定高职教育教材标准""开发教材信息化资源"和"及时动态更新教材内容"三个核心要求。

进入新时代,适应新形势,达到高标准,我们启动新一批教材的开发工作。它包括但不限于新版专业目录下的第一批中高职教材(2018 年以来)的提档升级,新开设的职业本科烹饪与餐饮管理专业教材的编写,相关省、市、地方特色系列教材以及服务于餐饮行业和饮食文化等方面教材的编写。与第一批教材建设相同,第二批教材建设也是作为一个体系来推进的。

一是以平台为依托。教材开发的最终平台是出版机构。华中科技大学出版社(简称"华中出版")创建于1980年,是教育部直属综合性重点大学出版社,建社40多年来,秉承"超越传统出版,影响未来文化"的发展理念,打造了一支专业化的出版人才队伍和具备现代企业管理能力的职业化管理团队。在教材的出版上拥有丰富的经验,每年出版图书近3000种,服务全国3000多所大中专院校的教材建设。该社于2018年全方位启动餐饮类专业教材的策划和出版,已有中职、高职专科、本科三个层次若干种教材问世,并取得了令人瞩目的成绩。目前该社已有餐饮类"十三五"职业教育国家规划教材1种,"十四五"职业教育国家规划教材7种,"十四五"职业教育省级规划教材4种。特别令人欣慰的是,编辑团队已经不再囿于传统方式编写和推销教材,而是从国家宏观层面把握教材,到中观层面研究餐饮教育规律,最后从微观层面使教材编写与出版落地,服务于"三教"改革。

二是以团队为根本。不同层次、不同课程的教材要服务于全国餐饮相关专业,其教材开发者(编著者)应来自全国各地的院校、教学研究机构和行业企业,具有代表性;领衔者应是这一领域有影响力的专家,具有权威性;同时考虑编写队伍专业、职称、年龄、学校、行业企业、研究部门的结构,最终通过教材建设,形成跨地区、跨界的某一领域的编写团队,达到建设学术共同体的目的。

三是以项目为载体。编写工作项目化,教材建设不只是就编而编,而是应该将其与科研、教研项目有机结合起来,例如,高职本科"烹饪与餐饮管理"专业系列教材就是在哈尔滨商业大学承担的第二批国家级职业教育教师教学创新团队(烹饪与餐饮管理专业)与课题研究项目的基础上开展的。高职"餐饮智能管理"专业系列教材是基于长沙商贸旅游职业技术学院承担的第二批国家级职业教育教师教学创新团队("餐饮智能管理"专业)和上述哈尔滨商业大学课题研究项目的子课题。还有全国、各省(自治区、直辖市)成立的餐饮烹饪专业联盟、餐饮(烹饪)职教集团、共同体的立项;一些地区在教育行政部门、教育研究部门、行业协会以及学校自身等立项,达到"问题即是课题,课题解决问题"的目的。

四是以成果为目标。从需求导向、问题导向再到成果导向,这是教材开发的原则,教材开发不是孤立的,故成果是成系列的。在国家政策、方针指引下,国家层面的专业目录、专业简介框架下,形成专业教学标准、具有地方和院校特色的人才培养方案、课程标准、教学模式和方法。形成成果的内容如下:确定了中职、高职专科、本科各层次培养目标与规格;确定了教材中体现人才培养的中职技术技能、高职专科高层次技术技能、本科高素质技术技能三个层次的形式;形成了与教材相适应的项目式、任务式、案例式、行动导向、工作过程系统化、理实一体化、实验调查式、模拟式、导学式等教学模式。成果的形式应体现教材的新形态,如工作手册式、活页式、纸数融合、融媒体,特别是要吸收 VR、AR,可视化、智能化、数字化技术。这些成果既可以作为课题的一部分,也可以作为论文、研究报告等单项独立的成果,最后都能物化到教材中。

五是以共享为机制。在华中出版的平台上,以教材开发为抓手,通过组成全国性的开发团队,在项目实施中通过对教育教学开展系列研究,把握具有特色的餐饮烹饪教育规律,形成共享机制,一方面提升教材开发团队每一位参与者的综合素质,加强团队建设;另一方面新形态一体化教材具有科学性、先进性、实用性,应用于教学能大大提高餐饮烹饪人才培养质量。做到教材开发中所形成的一系列成果被教材开发者、使用者等所有相关者共享。

党的二十大报告指出,统筹职业教育、高等教育、继续教育协同创新,推进职普融通、产教融合、科教融汇,优化职业教育类型定位。中共中央办公厅、国务院办公厅《关于深化现代职业教育体系建设改革的意见》提出了"一体、两翼、五重点","一体"是探索省域现代职业教育建设新模式;"两翼"是打造市域产教融合体,打造行业产教融合共同体;"五重点"包括提升职业学校关键办学能力、加强"双师型"教师队伍建设、建设开放型区域产教融合实践中心、拓宽学生成长成才通道、创新国际交流与合作机制。其中重点提出要打造"四个核心",即打造职业教育核心课程、核心教材、核心实践项目、核心师资团队。这为我们在餐饮烹饪职业教育上发力指明了方向。

随着经济社会的快速发展,餐饮业必将迎来更加繁荣的时代。为满足日益发展的餐饮业需求,提升餐饮烹饪人才培养质量,我们期待全国餐饮烹饪教育工作者紧密合作,与餐饮企业家、行业专家共同推动餐饮业的快速发展。让我们携手,共同推动餐饮烹饪教育和餐饮业的发展,为建设一个富强、民主、文明、和谐、美丽的社会主义现代化强国贡献力量。

杨铭铎

博士,教授,博士生导师
哈尔滨商业大学中式快餐研究发展中心博士后科研基地主任
哈尔滨商业大学党委原副书记、副校长
全国餐饮职业教育教学指导委员会副主任委员
中国烹饪协会餐饮教育工作委员会主席

前言

随着我国国民经济的快速发展，居民收入水平不断提高，餐饮消费需求也日益旺盛。近30年来，我国餐饮业销售额每年都以两位数的速度快速增长。截至2023年1月17日，国家统计局发布的最新数据显示：2022年1—12月，全国餐饮业销售收入43941亿元，其中仅12月份，全国餐饮业销售收入就达到4157亿元。新时代居民美好生活的饮食需求已经从过去的"吃饱"向"吃好"转变，"吃好"虽然意味着更多多元化饮食消费需求，但其基本需求在于安全与健康。因此，新阶段餐饮业的发展必然建立在安全、健康的就餐环境和餐饮服务上。随着国民经济的转型升级，市场人才的需求层次不断提高，餐饮智能管理专业应增强危机意识，不断提高人才培养质量，满足餐饮业发展所需的在质量和数量上的人才要求。

"餐饮食品安全控制"是餐饮智能管理类专业必修的核心课程，以将学生培养成为餐饮食品行业安全管理人员为目标，对培养学生餐饮食品安全控制与管理业务能力起到重要支撑作用。通过本课程的教学，可帮助学生掌握如何开展和进行餐饮食品生产各环节的安全控制与管理工作，可培养学生在餐饮服务环节的食品安全管理与控制能力，为学生今后从事相关工作及日常生活储备餐饮食品安全管理的基础知识和基本技能，为学生职业生涯的可持续发展服务。

本教材编者长期从事餐饮食品安全教学，并开展了餐饮食品安全相关的培训和科研工作，积累了较为丰富的经验，遂共同编写了本教材。本教材面向餐饮及烹饪类专业，以餐饮食品生产制作供应过程为控制对象，以技术为手段，以管理为方法，为达到餐饮食品安全相关标准，介绍了在餐饮食品生产全过程中针对每一环节采取的食品安全管理控制技术与方法。

本教材由广东食品药品职业学院李燕杰、烟台文化旅游职业学院田奉、青岛酒店管理职业技术学院何秋实担任主编，由南京旅游职业学院向芳、长沙商贸旅游职业技术学院李娜、广东食品药品职业学院黄佳佳、湖南食品药品职业学院张浩琪担任副主编。编写分工为：李燕杰、黄佳佳及侯仁、赖百杰编写项目一、四、五，张浩琪、孔凡利编写项目二，何秋实、姚恒喆编写项目三，张军玲、雷小丹编写项目六，田奉、张颖颖编写项目七、八，向芳编写项目九，李娜、周翊斌编写项目十，最后由李燕杰统稿。

本教材在编写过程中得到了广东食品药品职业学院、烟台文化旅游职业学院、长沙商贸旅游职业技术学院、南京旅游职业学院等院校及广州中味餐饮服务有限公司和华中科技大学出版社的大力支持，全体编者对此表示衷心的感谢，也欢迎广大同仁提出宝贵意见！

编　者

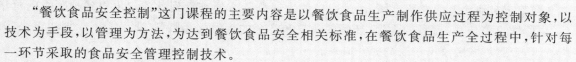

餐饮食品安全控制概述

扫码看课件

项目描述

　　在世界经济一体化的大背景下,食品安全问题已成为全球化问题,且呈现出高度隐蔽、突发性的特征,在社会政治的稳定、国际关系的维持、经济发展的持续等多个领域产生着至关重要的影响。餐饮食品是食品链的终端环节,也是食品安全的最后一道关卡,餐饮行业是食品安全风险极高、发生食物中毒较为集中的食品行业。

　　"餐饮食品安全控制"这门课程的主要内容是以餐饮食品生产制作供应过程为控制对象,以技术为手段,以管理为方法,为达到餐饮食品安全相关标准,在餐饮食品生产全过程中,针对每一环节采取的食品安全管理控制技术。

知识目标

　　(1)掌握食品安全、餐饮食品安全的内涵,理解相关知识。

　　(2)了解食品安全控制与管理的发展历史与现状。

　　(3)了解餐饮食品安全管理机构各职能部门职责。

技能目标

　　(1)能够区分不同食品安全管理机构的工作职责。

　　(2)能够查阅餐饮食品安全管理机构颁布的政策文件。

素质目标

　　(1)结合"健康中国"发展战略,以及习近平总书记提出的大健康理念,帮助学生充分认识餐饮食品安全与人民健康的关系,建立健康的饮食观念,培养学生的职业认同感。

　　(2)激发学生传承与发扬饮食文化的热情,培养具有一定科学文化水平和良好职业道德以及精益求精、工匠精神的未来餐饮行业从业人员。

　　(3)带领学生了解食品安全管理历史,理解防控餐饮食品安全问题的复杂性,培养学生建立法治思维方式以及对中国未来食品安全的战略全局意识。

安徽省合肥市推动国家食品安全示范城市创建工作走深走实
（2022 年 4 月 中国市场监管报）

安徽省合肥市是第三批国家食品安全城市创建试点市，自创建工作开展以来，该市始终坚持创建为民、创建靠民、创建惠民，紧紧围绕群众实际需求，针对市民关心的痛点、难点事项，想新法、出实招、下狠劲，把创建过程作为解决人民群众反映强烈的食品安全突出问题的过程。经过近 6 年的持续创建，全市群众的获得感、幸福感显著提升。

一、"小"菜场照样写出"大"文章

在合肥市包河区万国农贸市场，通过门口的大屏幕能方便查看到各摊户出售各种菜品的价格、产地、快检结果等信息，宽敞的大厅、新鲜的蔬果和齐全的生活配套服务，吸引着不少周边市民前来买菜，这是合肥市城区菜市场改造提升成果的一个缩影。

2018 年，合肥市正式启动城区菜市场提档升级工作，连续 3 年将该项工作纳入市政府年度重点工作和为民办实事事项。该市编制《城区菜市场布局专项规划（2018—2025 年）》，按照"一厅、一室、一卫、一场、一房"的标准，"一场一策"分类推进建设。为强化日常管理，该市采取月度、第三方、随机抽查等方式进行考核，压实各方责任，提升整体管理服务水平。通过 4 年来的改造提升，全市城区菜市场硬件、软件和管理能力得到全面提升，累计新建示范性菜市场 36 个，改造升级菜市场 82 个，周边受益群众超百万人。

二、"明厨亮灶"守护学生健康成长

几个穿戴着白色工作衣帽的工作人员正在后厨洗菜间清洗蔬菜并切配，烹饪间的灶台上热气腾腾，这样的画面出现在合肥市经开区市场监管局工作人员的电脑显示屏上。每天上午，市场监管局工作人员都会通过"明厨亮灶"智慧监管平台巡查各学校后厨的食品安全状况，即通过切换高清摄像头，将库房、清洗、切配、烹饪、专间、留样、洗消等区域的实时动态画面全面清晰展示出来，若发现个别食堂存在操作不规范行为，可要求相关学校立刻整改。

合肥市早在 2017 年就将市区幼儿园"明厨亮灶"信息化建设列入为民办实事事项，于当年年底实现了市区幼儿园"明厨亮灶"信息化建设 100% 全覆盖。为保障全市各中小学校学生食品安全，该市连年将"互联网＋明厨亮灶"建设作为年度重点工作大力推进。5 年来，市县两级财政累计投入经费 7233.11 万元用于信息化基础设施建设和日常维护。截至 2021 年底，全市 1969 家各级各类学校食堂完成"明厨亮灶"信息化建设，合肥市也在全省率先实现了学校食堂"互联网＋明厨亮灶"全覆盖（图 1-1）。

三、食品抽检也能呈现新花样

每天早上，合肥市瑶海区周谷堆市场监管所工作人员都会在周谷堆批发市场抽取 15 批次样品进行农残快检。与此同时，全市 139 个市场监管所以及 120 多家农贸市场也同步开展果蔬快速检测。仅 2022 年一季度，全市就已经完成快检 284971 批次，发现不合格样品 2435 批次。近年来，合肥市加大食品抽检力度，全市累计建成 258 个食品快检室和 214 个农兽药残留源头监测网点，在全市建立起立体化的食品抽检筛查网，通过开展常态化"你送我检"活动，食品、食用农产品抽检量从 2015 年的 1 批次/千人提升到 2021 年的 6 批次/千人。不仅如此，合肥市还积极探索食品抽检备份

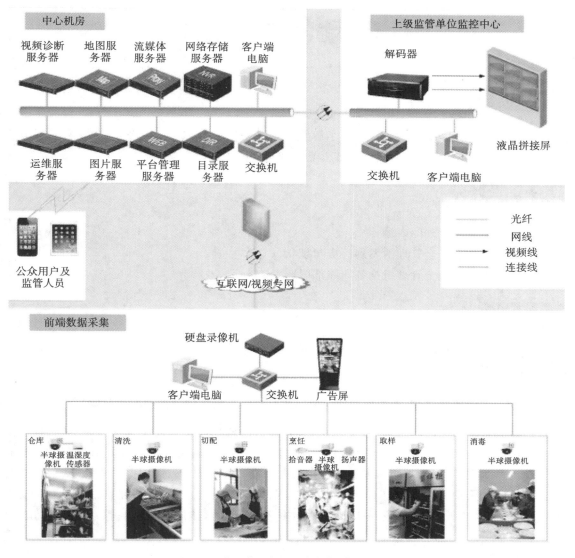

图 1-1　"互联网＋明厨亮灶"信息化建设

样品处置新模式,出台《抽检监测样品处置工作规定(试行)》,根据备份样品的品种、保质期、食用价值、科研价值等情况,明确处置程序、捐赠样品范围、捐赠对象和捐赠流程,率先在全省开展食品抽检备份样品集中捐赠慈善机构的活动,初步形成"食品抽检＋慈善事业"的合作模式,实现样品处置与慈善帮扶双赢。

食品安全工作没有休止符,合肥市以创建国家食品安全示范城市为抓手,不断提升食品安全治理能力和治理水平,打造更安全更放心的食品消费环境,为实现人民对美好生活的向往而不懈努力。

> 思考与讨论

(1)新时代的食品安全管理呈现出怎样的特点?

(2)你还了解政府监管机构在夯实食品安全基础工作、保障人民健康方面哪些执政为民的改革举措?

任务一　食品安全管理

任务描述

通过回顾我国食品安全的发展历程,了解我国食品安全监管体制的改革,学习主要食品安全法律法规制度,了解国内食品安全现状,理解食品安全管理的内涵与意义。

任务目标

(1)理解食品安全管理的内涵。
(2)了解我国食品安全管理的发展历史与现状。
(3)了解我国食品安全管理机构各职能部门职责。

任务导入

据中国质量报报道,2022年5月各地市场监管局公布了2022年民生领域案件查办"铁拳"行动,部分典型案件如下。

一、北京某公司经营标签不符合规定、含有虚假内容、标注虚假保质期食品案

北京市场监管局查处该起案件时发现,当事人经营的珍珠菇在包装上标示有营养信息,但未按《食品安全国家标准　预包装食品营养标签通则》规定标示核心营养素"蛋白质、脂肪、钠"的项目名称,对消费者产生误导。另查,当事人委托山东某公司生产的黑香米,标签标注"等级:一级""执行标准:Q/JJY001S""保质期:12个月"。但在山东省某县市场监管局的协助下,北京市场监管局查明该黑香米样品等级为二级,质量等级并非所标示的"一级"。同时,该局查明该黑香米执行标准为"《杂粮(粉)》(Q/JJY001S-2008)",并非其标注的"执行标准:Q/JJY001S",且生产黑香米所用原料为某米业有限公司生产的"某黑米(规格:25 kg/袋,保质期:6个月)",生产过程并未改变食品保质期。该局依法对当事人经营标签不符合规定、含有虚假内容、标注虚假保质期的食品等违法行为,作出没收违法所得1.22万元、罚款34.54万元的行政处罚。

二、陈某经营未经检疫的毛肚、牛筋案

成都市场监管局依法对陈某经营店铺开展现场检查,查获未经检疫牛筋54袋(1207 kg)。陈某现场确认上述涉案物品是其所有,但不能提供检疫票据。依据《中华人民共和国食品安全法》《四川省食品小作坊、小经营店及摊贩管理条例》的相关规定,该局责令陈某改正违法行为,并作出警告、没收未经检疫的牛筋、罚款129.8万元的行政处罚。

如今政府及社会各界对于食品安全问题重视度极高,政府机构设立食品安全法律法规,实施食品安全战略,形成严密高效、社会共治的食品安全管理体系。《中华人民共和国食品安全法》明确规定:食品生产经营者是保证食品安全的第一责任人。诚信和遵纪守法是公民的基本道德,食品生产经营者只有遵守食品安全法律法规制度,建立完善的食品安全控制体系,才能有效保证食品安全。

→ **任务实施**

民以食为天，食以安为先。食品安全问题一直是关系国计民生的大事。世界卫生组织（WHO）在1996年发布的《加强国家级食品安全性计划指南》中指出："食品的安全性是指按照食品的原定用途，对其进行制作和食用时不会对消费者造成损害的一种担保。"我国颁布的《中华人民共和国食品安全法》第十章附则中指出："食品，是指各种供人食用或者饮用的成品和原料以及按照传统既是食品又是中药材的物品，但是不包括以治疗为目的的物品；食品安全，指食品无毒、无害，符合应当有的营养要求，对人体健康不造成任何急性、亚急性或者慢性危害。"食品安全管理的概念可以理解为：食品企业为实现盈利，最大限度满足消费对象的需求，又必须符合政府及食品监管部门对食品安全的要求，在食品原材料的采购和食品的加工制作、销售流通及消费过程等环节所进行的计划、决策、组织、领导、控制和创新等活动过程。

一、我国食品安全管理发展史

1949年以来，我国的食品安全管理体制大致经历了以下三个阶段：卫生部门主导的食品卫生管理时期→多部门分段式食品安全管理时期→大部门全过程统一监管食品安全时期。1979年颁布实施的《中华人民共和国食品卫生管理条例》是我国食品安全管理行政化、法制化的初步尝试，1995年第三季度通过的《中华人民共和国食品卫生法》（简称《食品卫生法》）标志着我国在食品安全领域正规化行政管理的开始，也迎合了20世纪末我国食品加工制造业、食品对外出口行业飞速发展的阶段需求。自2003年以来，政府部门相继推行实施诸如"食品安心工程""食品安全行动计划"等行动，表现出政府对于食品安全问题的重视程度不断提升，以及开始认真着手推进食品安全的决心。2009年颁布实施的《食品安全法》通过完善组织机构，设立食品安全委员会负责相关的协调工作，并承担评估食品安全风险、制定相关安全标准、权威发布食品安全相关信息、认定审验食品安全检验资质等职责。此外，如发生重大食品安全事故，须承担组织查处的主要职责。2018年又从食品安全管理行政机制完善的角度，对食品安全有关法律制度进行重大修订，设置国务院部委级别的国家市场监督管理总局，将原来分散在多个职能部门的食品安全管理职责统一，全面负责食品生产、流通、消费环节的安全管理任务。食品安全管理机构及食品安全法律法规标识见图1-2、图1-3。

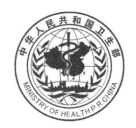 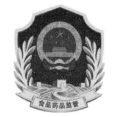 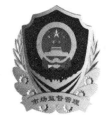

图 1-2　食品安全管理机构

二、食品安全有关法律制度

随着我国法制化建设的步伐加快，在食品安全管理的法律制度建设方面，我国不断加强食品安全监管，从食品安全的法律体系上看，目前我国颁布的有关食品生产和流通领域安全的法律、法规，正在逐步完善，朝着满足人民群众需要的目标快速发展，例如，不断对《食品安全法》进行完善，加快实施《食品安全法》的速度。各级政府、食品监管部门不断加大执法力度，严格执法。以新的《食品安全法》的较大修改为例，首先是强化生产经营者为食品安全第一责任人，规范食品生产、运输、销售等各个环节。其次是对食品添加剂实施许可制度，生产者只能按照有关部门严格制定的法定目录进行

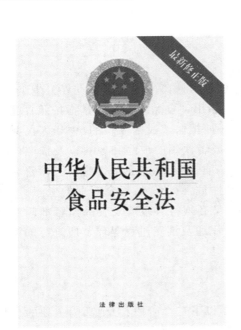
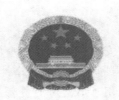

图 1-3　食品安全法律法规

添加,凡是目录之外的其他物质即使无害,也禁止添加。可以肯定的是,食品添加剂的使用将发生由乱到治的转折。最后是建立消费者权益救济渠道,大幅提高惩罚性赔偿标准。常见的最新食品安全相关法律法规见表 1-1。

表 1-1　餐饮行业常见的食品安全相关法律法规

食品安全相关法律法规标准	年　限
《中华人民共和国食品安全法》	2015
《中华人民共和国食品安全法实施条例》	2019
《食品生产经营许可管理办法》	2020
《餐饮服务食品安全监督管理办法》	2010
《小餐饮监督管理办法》	2019
《餐饮食品安全操作规范》	2018
《学校食品安全与营养健康管理规定》	2019
《网络餐饮服务食品安全监督管理办法》	2020
《重大活动食品安全监督管理办法》	2018
《海产品餐饮加工操作规范》GB/T 23498	2009
《酱卤肉制品质量通则》GB/T 23586	2022
《油炸小食品食品卫生标准》GB 16565	2003
《食品添加剂使用标准》GB 2760	2014
《食品接触材料及制品用添加剂使用标准》GB 9685	2016
《食品安全国家标准　餐(饮)具集中消毒卫生规范》GB 31651	2021
《食品安全国家标准　消毒餐(饮)具》GB 14934	2016
《餐饮业餐厨废弃物处理与利用设备》GB/T 28739	2012
《食品安全地方标准　中央厨房卫生规范》DBS43/015	2022
《生产经营单位生产安全事故应急预案编制导则》GB/T 29639	2020

三、食品安全管理部门

2018年初国务院进行了部委机构改革,新设立市场监督管理总局,承担原工商行政管理总局、食品药品监督管理总局以及质量监督检验检疫总局的职责和管理任务,新组建的自然资源部涵盖了原农业部粮农作物的生产监督等职责,除此之外,商务部、国家税务总局、公安部均承担着与食品质量安全管理有关的行政管理职责。其中原质量监督检验检疫总局负责食品、动植物检疫检查工作,是我国进出口检查机制的主体,下面对我国食品安全行政体制中的主要机构进行简要介绍(图1-4)。

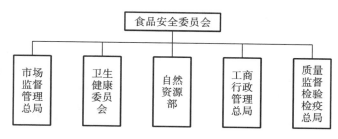

图1-4 食品安全管理机构

(一)市场监督管理总局

新的部委机构重组之后,原国家食品药品监督管理总局承担的国内食品和药品的生产管理、质量检测、流通环节管理等综合事务由国家市场监督管理总局承担,并负责管理食品消费环节的安全和卫生,以及食品消费环节的安全管理规范和标准的编制。这个机构的设置充分表明中央政府对于食品和药品安全管理的充分重视。2018年3月,根据第十三届全国人民代表大会第一次会议批准的国务院机构改革方案,将国家食品药品监督管理总局的职责整合,组建中华人民共和国国家市场监督管理总局,不再保留国家食品药品监督管理总局。

(二)卫生健康委员会

新组建的国家卫生健康委员会承担了原卫计委的部分职责,在食品安全领域负责食品安全相关调查活动的组织和协调、事故责任的认定,以及编制食品安全卫生相关标准,对食品质量安全方面潜在的风险进行评估,并负责及时对外发布安全预警。在认定食品安全检验机构资质方面,国家卫生健康委员会还负责认定条件的评定及编制相关的检验规范,是我国食品重大安全信息发布的最高权威机构。

(三)自然资源部

在食品安全管理领域的自然资源部承担的主要职责,首先是编制农业各产业技术标准并推广实施;其次是检测农业生产物资如种子、化肥、农药等的质量,并从宏观上监督管理这些物资的使用;再次是负责各种绿色农产品以及更高等级的无公害农产品的品质认证,并监督这两类物资的生产工作;最后是编制动、植物防疫检疫的法律法规草案,向全国人大立法委员会提出立法议案,监督农药及兽药在农业生产、畜牧业养殖过程中的安全使用。

(四)工商行政管理总局

作为我国市场管理执法的主管部委机构,工商行政管理总局在食品安全管理领域承担的主要职责是审核食品生产经营企业的从业资质及证照管理,以及对食品市场交易行为进行依法管理。由于工商行政管理总局直接掌控经营企业的"生杀大权",因此该部门对食品安全的管理发挥着重要作用,工商行政管理总局是我国食品生产、交易、流通各环节管理的主要力量。

(五)质量监督检验检疫总局

组建于2004年初的国家质量监督检验检疫总局,主要负责商品质量、计量,出入境卫生,动植物检验检疫,以及食品安全认证标准化等工作,包括拟定我国进出口食品的国家标准和食品工业的标准生产体系,承担进出口食品质量的抽查和监督职责,以及质量监督许可证的颁发。

四、食品安全管理体制

十三五以来,我国食品安全管理体制得到逐渐完善、补充。《食品安全法》及其实施条例、《农产品质量安全法》《生猪屠宰管理条例》等相关法律法规重新修订实施,进一步落实食品安全党政同责要求,强化食品安全属地管理责任,健全食品安全工作责任制,进一步强化食品安全监管,成为打击违法犯罪行为的支撑依据。而新颁布的《反食品浪费法》,对防止食品浪费,保障国家粮食安全,弘扬中华民族传统美德,践行社会主义核心价值观,节约资源,保护环境,促进经济社会可持续发展,具有重要的作用和意义。

自 2018 年部委机构改革以来,政府重新整合食品安全监督、质检、工商为主的政府职能部门资源,开展法规清理和配套规章、规范性文件的制定和修订工作,使各有关部门的监管工作有机衔接起来,让市场监管到位。《食品生产经营监督检查管理办法》《网络食品安全违法行为查处办法》等规章制度的修订,进一步强化和规范了对食品生产经营活动的监督检查,督促食品生产经营者落实主体责任,力保食品安全。

同时,以食品行业协会为主导,带领企业坚定不移地执行和参与政府发布的各种类型的保障食品安全的法律、法规及活动,使食品企业的安全质量意识大为提高;同时对消费者进行食品科普教育,加大舆论宣传力度,提高消费者食品安全意识,使有害食品人人避之。

此外,政府还大力推进各项食品安全标准体系建设,成绩显著。例如,国家卫生健康委员会按照"最严谨的标准"要求,完善了以风险监测评估为基础的标准研制制度,建立了多部门多领域合作的标准审查机制,持续制定、修订、完善食品安全标准。目前我国的食品安全标准体系分为通用标准、产品标准、生产经营规范和检验方法四大类。已发布食品安全国家标准 1455 项,包含 2 万余项指标,涵盖了从农田到餐桌全链条、从过程到产品各环节的主要健康危害因素,保障包括老人、儿童等全人群的饮食安全。

经过改革后建立的新食品安全管理机制虽然在很大程度上达到了资源整合的目的,理清了多部门分段管理的责任不清问题,统一了相关行政命令的出口,对管理过程中重复管理和无效管理有所缓解,但是食品安全管理工作依然存在不少问题,因此必须持续不断地结合实施中暴露出的新问题,对食品安全管理法律和管理体系进行不断深度完善(图 1-5)。

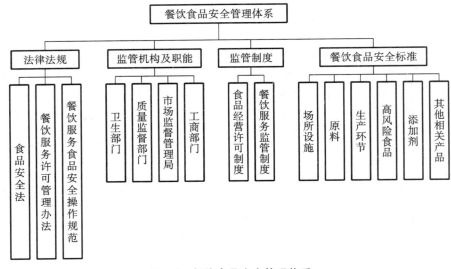

图 1-5 餐饮食品安全管理体系

任务二　餐饮食品安全管理

任务描述

通过学习了解餐饮食品安全管理的特点和当前存在的主要问题,认识餐饮食品安全管理的内涵与意义。餐饮食品安全控制管理如图 1-6 所示。

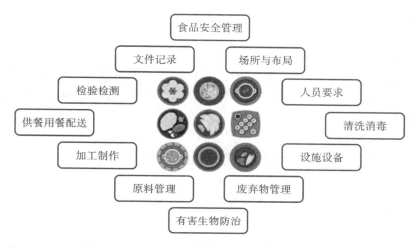

图 1-6　餐饮食品安全控制

任务目标

(1)理解餐饮食品安全管理的特点与必要性。
(2)了解餐饮食品安全管理的现状。
(3)理解餐饮服务提供者应具备的必要食品安全意识和职业道德。

任务导入

2022 年 4 月,上饶市市场监管局对上饶某学校经营添加药品金刚烷胺的食品案作出罚款 10 万元的行政处罚。经查,该学校经营的生鲜鸡肉和生姜均检验不合格,生鲜鸡肉检测出金刚烷胺,该品为不得加入的药品。当事人共进货生鲜鸡肉 244 斤,进货价共计 1952 元,货值金额 1952 元。当事人在生鲜鸡肉的进货过程中,未索取该批生鲜鸡肉的检验检疫合格证明或检验检测合格证明。当事人的行为,违反了《中华人民共和国食品安全法》第三十八条的规定,依照《中华人民共和国食品安全法》第一百二十三条第一款第六项的规定,上饶市市场监管局依法作出罚款 10 万元的行政处罚。

校园食品安全直接影响到广大青少年和儿童的健康成长和生命安全,事关国家和民族未来,是餐饮食品安全管理工作的重中之重。市场监管部门将持续不断地从严打击、整治此类违法行为,保障校园师生的"盘中餐"。本案例也提醒各类学校食品安全管理工作人员需及时整改发现的食品安全问题和隐患,强化学校食品安全管理,筑牢食品安全防线,全力守护好"舌尖上的校园"。

→ **任务实施**

随着经济社会的发展、居民消费水平的提升以及人们生活方式的改变,在外就餐已经逐渐成为人们生活中非常重要的一个部分,餐饮消费支出也明显增加。改革开放以来,伴随着食品产业的快速增长,我国已成为世界食品消费大国,食品消费格局正发生着深刻的变化。据不完全统计,中国餐饮业自 1991 年以来,始终保持两位数的增长速度,增长速度位居各行业前列,城乡居民收入提高、入境旅游人数增加、国内旅游市场旺盛、节假日消费等有力地拉动了餐饮消费需求。经过多年的发展,餐饮业已经成为我国第三产业的重要组成部分之一,成为充满生机与活力的朝阳产业,餐饮业在改善民生、拉动消费、繁荣市场、吸纳就业、增加税收、促进和谐等方面发挥着日益重要的作用(图 1-7、图 1-8)。

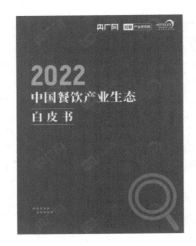

图 1-7　2022 餐饮产业生态白皮书

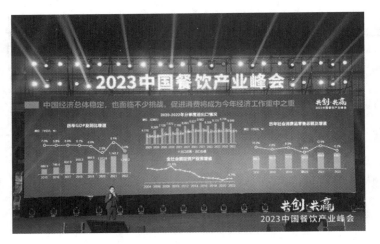

图 1-8　2023 中国餐饮产业峰会

一、餐饮食品安全管理的特点

餐饮业是与消费者关系最为密切的食品行业,几乎每个人都有餐饮消费的经历,相对其他食品行业而言,餐饮业更加直接地面对消费者。但餐饮业又是食品安全风险最高、发生食物中毒最为集中的食品行业,无论是在国内还是在国外都是如此。造成这种情况的原因主要有以下几个方面。

(1)餐饮业使用的原料和供应的品种繁多,加工手段以手工操作为主,加工过程中容易引入较多危险因素,如原料变质、烧熟不透、贮存不当、交叉污染、餐具污染、人员带菌等。

(2)即时加工、即时消费的方式,使餐饮食品无法做到检验合格后再食用,这意味着餐饮食品中存在的食品安全风险,比工业化生产的食品安全风险要高。

(3)餐饮业技术含量较低,从业人员食品安全知识水平参差不齐、流动频繁,食品安全意识较为薄弱,这给食品安全带来了很大的隐患。

二、餐饮食品安全存在的问题

中国疾病预防控制中心发布了 2020 年中国食源性疾病暴发的环境和病原体特征重要调查数据,对 2020 年全国 31 个省级行政区(西藏自治区除外)发生的 7073 起食源性疾病暴发疫情进行统计,结果显示,2020 年我国共 37454 人患食源性疾病,并有 143 人因此死亡。

餐饮业属于安全风险多发行业,餐饮企业如果缺乏科学、规范、健全的食品安全管理体系,稍有不慎就会发生食品安全事故。而如今是手机信息传播高度发达的时代,一旦发生事故、出现问题,随时都有可能在网络散播,引发社会的高度关注,对企业等相关单位造成严重负面后果。归纳餐饮食品安全事件在餐饮安全管理过程中存在的问题主要有以下几个方面。

（1）部分小型餐饮企业的加工场所卫生条件较差，管理人员及员工素质均较低，卫生管理制度不健全，从业人员健康管理不严格，加工操作不规范，经营时的卫生条件距离卫生许可证发放标准的要求相差较大，少数甚至无证无照经营。

（2）经济欠发达的地区、农村、城乡接合部的学校、建筑工地食堂卫生状况较差，这里的学生、建筑工人饮食健康无法得到有效保障。此外，少数机关、企业内部食堂的主管方与卫生部门不沟通或不配合，导致卫生部门监督不到位或存在食品安全隐患。

（3）餐饮业和集体食堂发生的食物中毒起数、人数较多，其原因主要有以下两个方面。

①餐饮业本身的特点使得食品安全控制难度较大，餐饮业使用的原料和供应的品种繁多，加工手段又以手工操作为主，导致加工本身就可能引入较多危险环节；即时加工、即时消费的方式，又使得餐饮食品无法做到检验合格后食用，这也导致了餐饮食品加工中存在食品安全风险。

②我国餐饮业食品安全管理总体水平不高，餐饮业以手工操作为主的加工特点，使其只有通过加强卫生管理和人员培训，通过从业人员卫生、规范的操作来预防食物中毒。从我国当前餐饮业的现状来看，绝大多数餐饮单位为民营和个体工商户，规模普遍较小，从业人员缺乏必要的食品安全知识和技能，自身卫生管理水平低下。

（4）消费者食品安全意识不强，部分消费者图简便盲目选择一些露天摊点、大排档、小餐馆甚至是无证经营的卫生状况较差的场所就餐，发生食物中毒后又缺乏向监管部门举报的意识，给查处工作带来了一定困难。

三、餐饮食品安全管理的重大意义

餐饮业对国民经济的贡献日益显著，与老百姓的生活和健康息息相关，同时也是食品行业的重要组成部分，是对外开放最早、市场化程度最高的行业。相对其他食品行业而言，餐饮业更加直接地面对消费者。餐饮行业的涵盖面也十分广泛，从街头饮食店到星级宾馆，从单位集体食堂到中西式饭店，不同种类、不同规模的餐饮业为不同层次的消费者提供了不同的餐饮消费方式。随着人们生活水平的提高、工作节奏的加快及旅游业的发展，人们在外就餐的机会越来越多。餐饮业在我国发展迅猛，连续多年实现两位数的高速增长率，2003 年全国餐饮业数量（不含食堂）达到 400 余万家，是改革开放初期（1978 年）11.7 万家的 34 倍，2004 年餐饮业零售额达 7486 亿元，同比增长 21.6%，2005 年餐饮业零售额达 8800 亿元。截至 2023 年 1 月 17 日国家统计局发布最新数据显示：2022 年12 月，全国餐饮收入 4157 亿元，同比下降 14.1%；限额以上单位餐饮收入 882 亿元，同比下降17.8%。2022 年 1—12 月，全国餐饮收入 43941 亿元，同比下降 6.3%；限额以上单位餐饮收入10650 亿元，同比下降 5.9%。我国餐饮业的人均消费水平近年来也得到快速增长，餐饮业还提供了大量的就业机会。餐饮业成为我国人民生活的重要组成部分。

餐饮业又是食品安全风险极高、发生食物中毒较为集中的食品行业之一。据世界卫生组织（WHO）2015 年的统计数据，发展中国家食源性疾病的漏报率在 95% 以上，而我国仅 2016 年各地食品安全管理机构上报的食品安全事件数量就高达 2.7 万起，实际发生的食品安全事件可能更高。国家食品安全风险评估中心数据显示：2021 年，30 个省（自治区、直辖市）和新疆生产建设兵团（除西藏自治区）共上报食源性疾病暴发事件数 5 493 起，累计发病 32 334 人，死亡 117 人。在病因明确的3 275 起事件中，毒蘑菇导致的事件数和死亡人数最多，分别占 49.13%（1 609/3 275）和 67.86%（76/112）；微生物性致病因子导致的发病人数最多，占 53.05%（11 585/21 839）。在食源性疾病暴发的场所中，餐饮服务场所的发病人数最多，占 65.59%（21 208/32 334）。

从食品安全监管环节或整个食物链来看，餐饮业处于食物链的最末端，与消费者身体健康的关系最密切、最直接，几乎每个人都有餐饮消费的经历，相对其他食品行业而言，餐饮业更加直接地面对消费者，是保证消费者健康的最后一道"关卡"。国际经验表明，实现从"农田到餐桌"的全过程管理,建立从源头治理到最终消费的监控体系对于保障食品安全十分重要。餐饮业是食物链的终端环节,是食品安全的最后一关,又是食品安全风险极高、发生食物中毒较为集中的食品行业之一。在我国流行的食源性疾病中,微生物食物中毒居首位。导致食物中毒的食品主要是动物性食品,其中肉类和水产品是高危食品,肉及肉制品引起的食物中毒占 20%,水产品引起的食物中毒占 10%。集体食堂、宾馆、饭店等餐饮单位占食物中毒责任单位的 60% 以上。

与我国整个食品安全领域存在的问题一样,餐饮食品安全领域的问题也有着深刻的经济和社会原因。目前我国餐饮行业经营水平参差不齐,有些地区为了解决就业问题,盲目扩大就业人数,忽略了对食品安全的管理;对餐饮经营者的市场准入和把关不严;餐饮经营者的诚信责任和守法意识不强;世界范围内食物中毒和食源性疾病发生数量呈增加趋势,等等,这些影响因素都使我们充分认识到餐饮食品安全工作的长期性、艰巨性和复杂性,不能企望一蹴而就,只有不断加强餐饮业食品安全管理,形成良好的监督机制,才能扎扎实实做好餐饮食品安全工作。

→ **思考与讨论**

(1)食品安全与食品卫生两者之间有何区别与联系?

(2)你认为我国餐饮食品安全问题产生的主要原因是什么?

实训 1　食品安全监管体系调查

一、实训目的

(1)了解我国食品安全监督管理的主要机构。

(2)在进行不同食品安全问题分析时,能了解各自对应的职能管理部门。

(3)掌握一定的资料收集与归纳的能力。

二、技能目标

(1)能够了解我国食品安全监督管理的主要机构。

(2)了解不同食品安全监督管理部门的职责。

(3)掌握一定的资料收集与归纳的能力。

三、实训内容

(1)分组与任务布置。按照班级人数分为 5～6 组,每组同学再行分工,完成各组调查内容和任务,并最终形成 PPT,进行介绍(表 1-2)。

表 1-2　项目分组及任务表

组别	调查对象	调查内容和任务
1	卫生部门	国家、省、市各级卫生部门的名称、网站、食品安全相关职责、侧重点
2	农业部门	国家、省、市各级农业部门的名称、网站、食品安全相关职责、侧重点
3	质量监督部门	国家、省、市各级质量监督部门的名称、网站、食品安全相关职责、侧重点
4	市场监督管理部门	国家、省、市各级市场监督管理部门的名称、网站、食品安全相关职责、侧重点
5	工商部门	国家、省、市各级工商部门的名称、网站、食品安全相关职责、侧重点
6	其他食品安全部门	国家、省、市各级其他食品安全部门的名称、网站、食品安全相关职责、侧重点

（2）查找信息资料并整理，制作PPT（1学时）。

（3）各组派出一名代表讲解汇报，完毕后提出问题，教师点评、补充（1学时）。

（4）拓展。根据实训开展我国食品安全主要监管部门的调查，用图表的形式描述它们之间的关系。

四、实训心得体会

撰写心得体会。

餐饮食品安全的常见危害

项目描述

　　危害餐饮食品安全的因素可能来自从农田到餐桌的任何一个环节。食品原料在种植、养殖过程中可能会受到环境中生物性、化学性和物理性因素的污染;餐饮食品在食材采购、专间管理、加工制作、餐具消毒、环境卫生、配送过程、消费等环节都可能受到外界的污染。

　　餐饮食品已经成为人们生活必不可少的一部分,餐饮业经营类别广泛,准入门槛低,经营网点多,而且量大,管理水平参差不齐;涉及青少年健康安全的学校、农民工的工地食堂、农村集体家宴等,食品安全管理还较薄弱,一旦出现食品安全事件,其影响重大;餐饮食品使用的原料和供应的品种繁多,加工手段以手工操作为主,加工过程可能引入较多危害因素,控制餐饮食品安全危害、保障餐饮食品的安全是现在人们比较关注的问题。

知识目标

(1)理解食品安全危害的定义。
(2)熟悉食品安全危害的种类及来源。
(3)熟悉食品中生物性危害的主要特点,了解其来源、传播途径等。
(4)熟悉餐饮食品中的有毒有害化学物质污染食品的途径。
(5)熟悉餐饮食品中的常见物理性危害。

技能目标

(1)能够控制餐饮食品中的常见微生物。
(2)能够控制餐饮食品中的有毒有害化学物质。
(3)能够控制餐饮食品中的物理性危害。

素质目标

　　(1)提高学生的食品安全素养,能将所学知识运用到日常生活中,帮助身边的人更加了解餐饮食品安全风险。

　　(2)培养学生的责任担当意识,能够认识到自己是餐饮食品安全责任担当的主体,主动承担自己的责任与义务,认真学习好食品安全知识的同时,加强自身修养,完善自我教育,在实践中磨练意志,提升自己。

　　(3)提高学生的职业素养,树立正确的社会主义核心价值观,严格要求学生,让学生在自我管理、自我教育、自我服务中形成良好的职业素养,牢记民以食为天、食以安为先的宗旨。

案例导入

聚焦 315 ｜ 2021 年餐饮业食品安全十大热点事件

中国网报道：又是一年"315"，在过去的一年，食品安全依然是社会关注的热点问题。然而，去年餐饮业知名企业频频被曝出食品安全问题，如某奶茶店被曝篡改食品日期；某连锁快餐企业炸鸡掉地捡起重炸继续卖；某品牌麻辣烫食材被老鼠咬过仍使用；某奶茶的分店内蟑螂乱爬；某大型超市发臭隔夜肉洗了再卖；某品牌肉蟹煲隔夜死蟹当现杀活蟹卖；某知名咖啡品牌私换配料标签、使用过期食材，等等。

知名餐饮品牌的食品安全问题接连被曝光，加剧了大众对食品安全的忧虑。

【思考与讨论】

（1）以上事件发生的原因有哪些方面？

（2）我们该如何加强餐饮食品安全防控？

任务一　认识食品安全危害

→ 任务描述

民以食为天，食以安为先，食品是人类赖以生存和发展的最基本物质条件，而安全则是食品最基本的要求。食品安全问题关系到人民群众的身体健康、生命安全和社会稳定。随着生活水平和质量的提高，人们对食品质量与安全的要求越来越高。让城乡居民长期吃上"放心菜""放心肉""放心食品"，已成为社会广泛关注的话题。

随着新食品资源的不断开发，食品品种也不断增加。生产规模的扩大，加工、消费方式的日新月异，储藏、运输等环节的增多，以及食品种类、来源的多样化，使原始人类赖以生存的自然食物链变得更为复杂，逐渐演化为今天的自然链和人工链组成的复杂食物链网。这一方面满足了人口增长、消费水平提高的要求，另一方面，也使人类饮食风险增大。

→ 任务目标

（1）理解食品安全危害的定义。

（2）熟悉食品安全危害的种类及来源。

→ 任务导入

据中国质量新闻网报道，2023 年 5 月 31 日，湖南省益阳市市场监督管理局公示了本次抽检饼干、蛋制品、酒类、肉制品等 21 大类食品 671 批次样品的结果，其中 647 批次样品合格，24 批次样品不合格。不合格品中食用农产品 15 批次，豆制品 4 批次，方便食品 1 批次，餐饮具 3 批次，蔬菜制品 1 批次。

食品安全关系着国计民生,食品安全和监管问题是各国政府长期重点关注的焦点问题。尽管如此,世界范围内各种各样的食品安全事件屡见不鲜,比如日本的O157大肠杆菌污染事件、美国的疯牛病事件、比利时的二噁英事件等(图2-1、图2-2)。

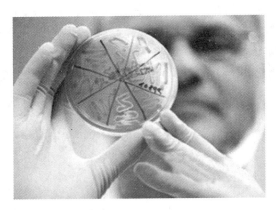

图2-1 疯牛病事件　　　　　　　　　　图2-2 O157大肠杆菌

一、食品安全危害

食品安全危害(food safety hazards)是指潜在损坏或危及食品安全和质量的因子或因素,包括生物性、化学性以及物理性的危害,对人体健康和生命安全造成危险。食品一旦含有这些危害因素或者受到这些危害因素的污染,就会成为具有潜在危害的食品(potentially hazardous foods),尤其是可能发生微生物性危害的食品。

二、食品安全危害的种类及来源

含有某种可能对人体健康造成危害的有毒有害物质的食品称为不安全食品。我们将食品中存在的可能影响人体健康的有毒有害物质称为食品的危害因素。食品安全危害大体可以划分为生物性危害、化学性危害和物理性危害三大类。

(一)生物性危害

生物性危害主要指生物(尤其是微生物)本身及其代谢过程、代谢产物(如毒素)、寄生虫及其虫卵和昆虫对食品原料、加工过程和产品的污染。常见的生物性危害包括细菌、病毒、寄生虫以及真菌污染。

(二)化学性危害

食品中的化学性危害是指有毒的化学物质污染食物而引起的危害。化学性危害能引起急性中毒或慢性积累性伤害,包括天然存在的化学物质、残留的化学物质、加工过程中人为添加的化学物质、偶然污染的化学物质等。常见的化学性危害有重金属、自然毒素、农用化学药物、洗消剂及其他化学性危害。食品中的化学性危害可能对人体造成急性中毒、慢性中毒、过敏、影响身体发育、影响生育、致癌、致畸、致死等后果。

(三)物理性危害

物理性危害是指食用后可能导致物理性伤害的异物。物理性危害通常被描述为从外部来的物体或异物。与化学性危害和生物性危害相比,物理性危害有其特点,消费者往往看得见。因而,也是消费者经常表示不满和投诉的事由。物理性危害包括碎骨头、碎石头、铁屑、木屑、头发、蟑螂等昆虫的残体、碎玻璃以及其他可见的异物。物理性危害不仅给食品造成污染,而且时常损害消费者的健康。

任务二 生物性食品安全危害及其控制

任务描述

生物性食品安全危害是指生物的物质对人类及环境造成的危害。这些物质包括但不限于动物、植物、微生物、病毒等的组织切片、液体、固体、气体等(图2-3、图2-4)。生物性危害按生物种类可以分为细菌性危害、真菌性危害、病毒性危害、寄生虫性危害及虫鼠害等。

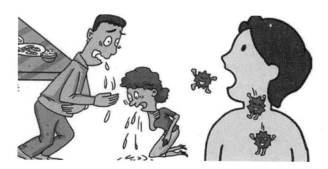

图2-3 生物性食品安全危害

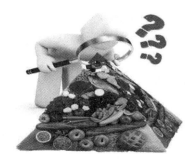

图2-4 生物性食品安全危害途径

任务目标

(1)熟悉食品中生物性危害的主要特点,了解其来源、传播途径等。
(2)能够控制餐饮食品中的常见微生物。

任务实施

生物性危害就是各类微生物导致的危害。可造成人或动物感染疾病的微生物和寄生虫统称为病原体,病原体能通过空气、食物、人与人的接触等途径传播给人,有些病原体由动物或加工设备传播给食物。餐饮食品中的生物性危害包括细菌、病毒、立克次体、真菌等微生物、寄生虫和昆虫等的污染,其中以微生物污染所占比重最大,危害也较大,主要包括细菌与细菌毒素、霉菌与霉菌毒素以及病毒。

一、细菌性食品安全危害及其控制

案例导入

碎牛肉沙门氏菌事件

2018年8月5日至2019年3月22日,美国疾病控制与预防中心(Centers for Disease Control and Prevention,CDC)网站上陆续报道了一起由沙门氏菌引起的食源性疾病暴发事件。

美国某肉类生产商生产的部分批次牛肉产品疑被沙门氏菌污染,问题产品被包装成不同品牌出售。该产品在美国餐饮业通常被用来制成圆饼状或圆球状,用来烹饪牛肉汉堡肉馅等美食。从2018年8月5日出现首例报告病例至2019年2月8日,共报告病例403例,死亡0例。此次疾病暴发共涉及美国30个州。

【思考与讨论】

(1)以上事件是由什么食品安全危害因素引起的?

(2)如果你是该肉类生产商,你该如何控制此类危害不再发生?

（一）细菌和致病菌

细菌是目前最受关注和人类对其了解较为深入的一类微生物。细菌是单细胞生物(仅由一个细胞组成),很小,可能只有 0.0005 mm 大,因此人们不用显微镜无法看见它,上千个或更多细菌堆成一簇人们才能用肉眼看见,5 万个细菌堆放在一起,测量出来仅 25 mm。

细菌可以在食品中存活和繁殖。细菌污染以及由此引起的腐败变质是食品中最常见的危害。

致病性细菌通常称为致病菌或病原菌,是导致大多数食物中毒的罪魁祸首,餐饮业食物中毒大部分由它们引起(图 2-5)。

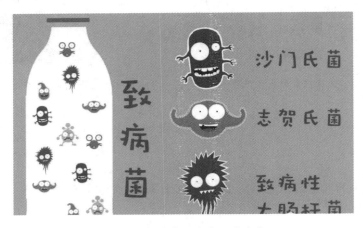

图 2-5　餐饮食品中常见致病菌

（二）食品中致病菌的来源

经过加工处理的直接入口食品中带有病原菌,可能是由于加工时未彻底去除,但更多的是由于受到污染所致,污染通常可来自以下几个方面。

· 生的食物,尤其是畜禽肉、禽蛋、水产和蔬菜。

· 泥土、灰尘、废弃物及其他污物。

· 受到污染的操作环境,如操作台面、容器、设施等。

· 携带病原菌的人污染食品或通过不清洁的手污染食品等。

· 携带病原菌的动物,如宠物、害虫。

（三）细菌生长繁殖的条件

细菌通过消耗食物维持其生命并生长和繁殖。细菌的生长繁殖需要有一个适宜的环境条件,包括营养和温度、时间、水分、氧气、酸度、光线等。了解细菌生长繁殖的规律和影响因素,有助于控制致病菌所引起的食物中毒。

❶ 营养

细菌的生长需要营养物质,大多数细菌喜欢蛋白质或碳水化合物含量高的食物,如畜禽肉、水产、禽蛋、奶类、米饭、豆类等。

❷ 温度

每种细菌都有其最适宜生长繁殖的温度范围,也就是说,细菌在一个适宜的温度范围内生长得最好。大多数的细菌在 $5\sim60$ ℃能够很好地生长繁殖,这个温度范围被称为"危险温度带"。个别致病菌可在低于 5 ℃的条件下生长(如李斯特菌),但生长速度十分缓慢。根据细菌生长所适合的温度,常将细菌分为以下三组。

- 嗜冷菌,在 $-10\sim30$ ℃范围生长,最适温度是 $10\sim20$ ℃。
- 嗜常温菌,在 $10\sim45$ ℃范围生长,最适温度是 $25\sim40$ ℃,非常接近人体温度。
- 嗜热菌,在 $25\sim80$ ℃范围生长,最适温度是 $50\sim60$ ℃。

引起人们生病和感染的细菌,其最佳的生长温度是人类体温(即 37 ℃),是嗜常温菌。引起冰箱中食物腐败的是嗜冷菌。如果环境温度低于细菌正常生长范围下限,细菌就难以生长。

加热到超过细菌适宜生长的温度范围上限且持续一定的时间,细菌才会被杀死。

❸ 时间

细菌通过一分为二、二分为四、四分为八的几何方式繁殖,大多数类型的细菌在合适的条件下每 $10\sim20$ min 就可以分裂一次(繁殖一代)。一个细菌经过 $4\sim5$ h 就能繁殖到数以百万计的数量,在 10 h 后可迅速繁殖成 10 亿个(图 2-6),足以使人致病(发生食物中毒)。

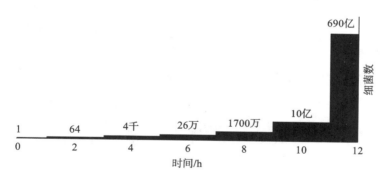

图 2-6 时间-细菌数示意图

由于细菌使人致病需要达到一定数量,因此在时间上控制,防止细菌繁殖,对于预防细菌性食物中毒具有重要意义。

❹ 水分

食品中水分含量是影响微生物生长繁殖以及腐败变质的重要因素。

水是细菌生长所需的基本物质之一,细菌细胞最基本的成分是水(约 80%),所以细菌在潮湿的地方容易存活和繁殖,用干制方法加工的食品则不易变质。细菌必须在有游离水(水分活度 Aw)的状况下才能生长繁殖,多数在 Aw<0.91 时不能生长,致病菌只能在 Aw>0.85 的食品中生长。如果所处环境中的水分与溶解的固体成分相结合(如高浓度的盐水或糖水中),细菌就不能利用其中的水分生存,继而死亡。

❺ 酸度

pH 是判断食品酸碱性的指标,取值范围是 $0\sim14$,pH 为 7 是中性(如水),低于 7 是酸性,高于 7 是碱性。大多数食品是酸性的(pH<7.0),少数为碱性(pH>7.0)。虽然有些细菌能适应酸性环境(如乳酸菌),但通常大多数细菌在强酸性(pH<4.6,如柠檬、醋)或强碱性(pH>9.0,如苏打饼

19

干)的食品中不容易生长,在弱酸性、中性或弱碱性(pH 4.6~7.6)的食品中很容易生长繁殖,如奶类、畜禽肉、水产、禽蛋、大部分果蔬等食品的 pH 都在此范围内。

⑥ 氧气

有些细菌只能在有氧气的情况下才能生长繁殖(需氧菌),而有些则不需要氧气(厌氧菌),还有一些在有氧和无氧条件下都能生存(兼性厌氧菌),但更喜爱有氧气的环境。大部分引起食物中毒的致病菌属兼性厌氧菌。厌氧菌在罐头等真空包装的食品中生长良好,大块食品(如大块烤肉、烤土豆)及一些发酵酱类的中间部分也存在缺氧条件,适合厌氧菌生长繁殖。

⑦ 光线

细菌一般在黑暗环境中生长较好,紫外线有杀菌作用,因此可用紫外线灯对空气或台面进行消毒。

(四)细菌的芽孢和毒素

绝大部分细菌在缺乏营养或不适宜生存的环境下死亡,然而有些细菌在这样的情况下会形成芽孢。细菌芽孢有一层起防护作用的外壳来抵御不适宜的环境,在恶劣的条件下仍能维持生命,一旦环境条件合适,便可以重新萌发成可对人体产生危害的细菌繁殖体,从而给食品安全带来很大的危险性。常见的能够产生芽孢的致病菌有肉毒梭状芽孢杆菌、蜡样芽孢杆菌、产气荚膜梭状芽孢杆菌等。

污染食品的细菌不仅在食品中生长繁殖,许多还会产生使人致病的耐热和易热两种毒素。耐热毒素如金黄色葡萄球菌产生的肠毒素,在通常的烹调温度下很难被破坏,因此污染了此类毒素的食品危险性极大,因为一旦有毒素产生,即使把食物中的细菌全部杀死,食物中的毒素仍然可以引起食物中毒。而易热毒素在一般的常用烹调温度下可被分解破坏,大多数细菌毒素属于易热毒素,如肉毒毒素。

细菌产生毒素需要一定的温度条件,温度越适宜,毒素产生的速度就越快,见表2-1。

表 2-1　金黄色葡萄球菌在不同温度下产生肠毒素所需时间

食　　品	5~6 ℃	19~20 ℃	36~37 ℃
新鲜马铃薯羹	18 天	5 h	4 h
碎麦粥、小米粥	18 天	8 h	4 h
牛奶	18 天未产生	8 h	5 h

(五)细菌生长繁殖的控制

上面提到的各项细菌生长繁殖条件,只要控制了其中的某一项,细菌就不再生长。由于改变食品中的营养成分是不现实的,在实际情况下通常采取的措施有以下几种。

(1)加入酸性物质使食品酸度增加。

(2)加入糖、盐、酒精等使食品的水分活度降低。

(3)使食品干燥以降低水分活度。

(4)低温或高温保存食品(处于危险温度带之外),尽可能缩短食品处于危险温度范围的时间。

引起食物中毒和食源性传染病的部分常见病原菌见表2-2。

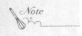

表 2-2　引起食物中毒和食源性传染病的部分常见病原菌

病原菌	常见食品	污染来源	典型症状	常见潜伏期	生长和杀灭条件	主要预防措施
副溶血性弧菌	海产品及受该菌污染的食品	受该菌污染的仪器接触面,包括容器、水池、工具、抹布、手等	腹部绞痛、呕吐和腹泻,同时引起脱水和发热	4～30 h	含盐 3.0%～3.5%时生长较好,烹饪时彻底加热或食醋中浸 1 min 均可杀灭	不生食海产品,避免交叉污染
金黄色葡萄球菌	生牛奶、熟肉、糕点及其他受该菌污染的食品	人体伤口、炎症部位,以及疖子、皮肤、鼻子、口腔等	腹痛、呕吐、低热	1～6 h	低于 10 ℃细菌不繁殖,低于 15 ℃基本不形成毒素;烹饪时彻底加热可杀灭菌体,破坏毒素需 100 ℃ 2 h	避免手部有伤口的从业人员上岗,接触身体后洗手,控制食品加工与食用时间的间隔及保存温度
沙门氏菌	家禽、蛋、生肉	老鼠、昆虫和污水等(图 2-7)	腹痛、腹泻、呕吐、高热	12～36 h	烹饪时彻底加热可杀灭菌体	避免有腹泻等消化道症状的从业人员上岗,食品烧熟煮透,避免交叉污染,严格洗手
蜡样芽孢杆菌	呕吐型:谷物(尤其大米)、含淀粉食品;腹泻型:奶类、肉类、蔬菜	土壤和灰尘	腹痛、腹泻、呕吐	呕吐型:1～5 h;腹泻型:8～16 h	15 ℃以下细菌不繁殖;烹饪时彻底加热可杀灭细菌繁殖体,灭活芽孢需 100 ℃ 20 min	剩余食品彻底加热,烹调的仪器保存在危险温度带之外
大肠埃希菌	生牛肉、受到污染的食品(如蔬果)	牛粪便、污水、受该菌污染的食品接触面等(见图 2-8)	一般有腹痛、腹泻等消化道症状,肠出血性大肠埃希菌 O157:H7	根据种类不同,12 h 至数天	烹饪时彻底加热可杀灭菌体	避免有腹泻等消化道症状的从业人员上岗,食品烧熟煮透,避免交叉污染,严格洗手

病原菌	常见食品	污染来源	典型症状	常见潜伏期	生长和杀灭条件	主要预防措施
痢疾杆菌	水、牛奶、沙拉、蔬菜	人畜粪便、污水、受该菌污染的食品接触面、手	腹痛、腹泻（粪便中可带血）、发热、呕吐	1～7天	少量活菌即可致病，烹饪时彻底加热可杀灭菌体	避免有腹泻等消化道症状的从业人员上岗，食品烧熟煮透，避免交叉污染，严格洗手，消灭苍蝇
单核细胞增生李斯特菌	冷藏后未经彻底加热的肉制品、水产品、水果蔬菜	土壤、污水、动物粪便和无症状携带者	初期表现为发热、腹泻，重症可表现为败血症、脑膜炎、心内膜炎、肺炎、孕妇流产。对新生儿、孕妇威胁大	8～24 h	5 ℃以下仍可生长，烹饪时彻底加热可杀灭菌体	冷藏食品彻底加热后食用，凉拌菜注意避免交叉污染
肉毒梭状芽孢杆菌	自制发酵豆、谷类制品（面酱、臭豆腐），自制罐头	环境、土壤、人畜粪便	视物模糊、咀嚼无力、呼吸困难等神经症状，病死率较高	1～7天	只在无氧条件下生长；高压蒸汽121 ℃ 30 min杀灭芽孢；破坏毒素需100 ℃10～20 min	正确冷却食品，自制酱类食品要经常搅拌，使氧气供应充足，自制罐头杀菌彻底

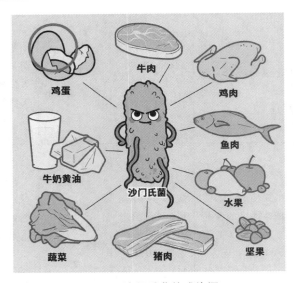

图 2-7　沙门氏菌的感染源

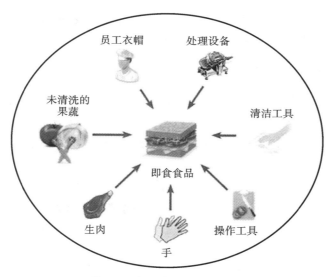

图 2-8　大肠埃希菌的感染源

（六）细菌污染指标

我们所吃的食物通常带有不同程度的细菌,有些虽然能破坏食物的成分,造成食物的腐败变质,但可能并不致病;有些虽不会改变食物的外观、味道,但可能会致病。所以一般来讲,没有经过细菌学检查就不可能知道食物是否被严重污染或是否会致病。反映食品安全质量的细菌污染指标可分为三类,即菌落总数、大肠菌群和致病菌。菌落总数、大肠菌群属于卫生指标菌,是评价食品安全程度和安全性的指标,而致病菌与食物中毒有直接关系。

能够引起疾病的细菌数量或浓度称为"最低感染剂量"。餐饮服务在食品加工制作过程中,务必注意严格防止细菌污染,力求将污染控制在"最低感染剂量"以下。

（七）细菌性食品安全危害控制方法

（1）加强食品安全质量检查和监督管理,严格遵守牲畜宰前、宰中和宰后的卫生要求,防止污染。

（2）在食品加工、贮存和销售过程中要严格遵守卫生制度,做好食具、容器和工具的消毒,避免生熟交叉污染;食品食用前要充分加热,以杀灭病原体和破坏毒素;在低温或通风阴凉处存放食品,以控制细菌繁殖和毒素的形成。

（3）食品加工人员、医院和托幼机构人员及炊事员应认真执行就业体检和录用后定期体检制度,应经常接受食品安全教育,养成良好的个人卫生习惯。

二、真菌性食品安全危害及其控制

案例导入

芜湖幼儿园使用过期米醋和霉变大米

2018 年 9 月 19 日上午,有家长通过 12331 向鸠江区市场监督管理局投诉举报,称鸠江区某幼儿园学生昨日吃的鸡腿发臭,所使用的大米已霉变生虫。芜湖幼儿园使用过期米醋和霉变大米,执法人员已对上述产品进行扣押,对幼儿园食品库房予以查封,同时对食品留样和餐饮具抽样送检,该园股东、园长梁某某因涉嫌销售不符合安全标准食品罪,被刑事拘留。

【思考与讨论】

（1）以上事件属于什么类型的餐饮食品安全危害?

（2）如何控制该类危害情况的发生?

真菌广泛分布于自然界,种类繁多,数量庞大,与人类关系十分密切,有许多真菌对人类有益,而有些真菌对人类有害。真菌毒素(mycotoxin)是真菌产生的次级代谢产物。麦角中毒是发现最早的真菌中毒症,曾广泛发生于欧洲和远东。1942—1945 年,苏联奥伦堡地区小麦因来不及收获而在田间雪下越冬,感染了镰刀菌及枝孢菌而产生剧毒物质,食用者普遍暴发了致命的白细胞缺乏症。1952 年,日本因大米受到真菌有毒代谢产物的严重污染,大批人因此中毒生病,造成了轰动一时的日本黄变米事件。

世界上有超过 20 万种真菌,包括霉菌、酵母菌和蕈类。400 多种真菌毒素已被鉴定,每年不断有新的真菌毒素被发现,人们对大多数毒性知之甚少。常见的霉菌主要是仓储霉菌(曲霉菌)和田间霉菌(镰刀菌、青霉菌),对人类危害严重的真菌毒素主要有十几种,其中包括黄曲霉毒素、赭曲霉毒素A、展青霉素、玉米赤霉烯酮、橘霉素和脱氧雪腐镰刀菌烯醇等。另外还存在隐蔽型真菌毒素,真菌毒素与一些强极性物质生成天然共轭型真菌毒素,隐蔽型真菌毒素本身无毒,但在动物体内可代谢成有毒物质。

食用被霉菌污染、含有霉菌毒素的食物后可发生中毒。霉菌生长繁殖和产生毒素同样需要一定的温度和湿度,因此中毒往往有明显的季节性和地区性,国内常见的有麦角中毒、霉变玉米中毒和霉变甘蔗中毒等(图 2-9、图 2-10)。

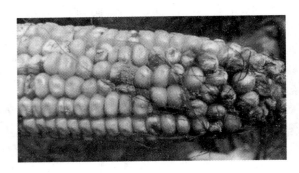 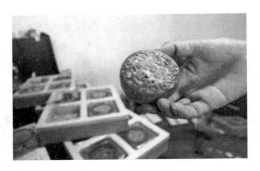

图 2-9　霉变玉米　　　　　　　　　　　　图 2-10　霉变糕点

(一)常见污染食品的真菌

❶ 曲霉属及其毒素

曲霉属(*Aspergillus*)是发酵工业和食品加工业的重要菌种,已被利用的有近 60 种。2000 多年前,我国用它制酱,它也是酿酒、制醋曲的主要菌种。

曲霉属广泛分布在谷物、空气、土壤和各种有机物上。生长在花生和大米上的曲霉,有的能产生对人体有害的真菌毒素,如黄曲霉毒素 B1 能致癌,有的则引起水果、蔬菜、粮食霉腐。曲霉属中常见的为黄曲霉,多见于发霉的粮食、粮食制品及其他霉腐的有机物上。黄曲霉毒素是由黄曲霉和寄生曲霉在生长繁殖过程中产生的一种对人类危害极为突出的一类强致癌物质,是一类结构类似的化合物,目前已知的黄曲霉毒素除了常见的 AFB1、AFB2、AFG1、AFG2、AFM1、AFM2、AFBM2 等,尚有多种黄曲霉毒素的代谢产物、异构物和相似物。通常所说的 AFT 是指 AFB1。

黄曲霉毒素由黄曲霉和寄生曲霉生长繁殖产生。这两种霉菌在自然界中普遍存在,易污染食品,尤其是花生和玉米。黄曲霉毒素对食品的污染及污染程度受地区和季节因素以及作物生长、收获、贮存的不同条件影响。

黄曲霉毒素产生的条件有温度、pH 值、湿度、基质、盐、空气、微量元素和其他霉菌。

黄曲霉毒素的毒性主要作用于动物的肝脏,引起肝脏组织的损伤,导致肝癌;诱发肿瘤的敏感性,导致发生肿瘤。

❷ **青霉属及其毒素**

青霉一般指青霉属,为分布很广的子囊菌纲中的一属,和曲霉属有亲缘关系,有200多种,代表种类是灰绿青霉,从土壤或空气中很容易分离。

青霉通常存在于柑橘及其他水果上,冷藏的干酪及被青霉的孢子污染的其他食物上均可找到青霉,其分生孢子在土壤内、空气中及腐烂的物质上均存在。青霉属以腐生方式生活,其营养来源极为广泛,是一类杂食性真菌,可生长在任何含有机物的基质上。

青霉与人类生活息息相关。少数种类能引起人和动物感染疾病;许多种青霉能造成柑橘、苹果、梨等水果的腐烂;对工业产品、食品、衣物造成危害;在生物实验室中,它也是一种常见的污染菌。加强通风,降低温度,降低空气相对湿度,可以大大减轻青霉的危害。

展青霉毒素主要存在于霉烂苹果和苹果汁中。在苹果酒、苹果蜜饯等制品,以及梨、桃、香蕉、葡萄、杏、菠萝等食品中也曾有检出,浸染米粒时,米粒呈灰白斑病,白垩状。展青霉毒素的毒性以神经中毒症状为主要特征,表现为全身肌肉震颤痉挛、对外界刺激敏感性增强、狂躁、后驱麻痹、跛行、心跳加快、粪便较稀、溶血检查阳性等;还具有致癌性,对大鼠和小鼠没有致畸作用,但对鸡有明显的致畸作用。

(二)真菌性食品危害的控制措施

凡是生长在培养基上,长成绒毛状或棉絮状菌丝体的真菌,统称为霉菌。霉菌属于多细胞的真核生物,在自然界分布很广。当霉菌污染食物或在农作物上生长繁殖时,就会使食品发霉或使农作物发生病害,不仅造成巨大的经济损失,而且使食物腐败变质。

❶ **食品原料防霉**

防霉是预防食品被霉菌污染的最根本措施,而环境的温度、湿度和氧气是影响霉变的三个主要因素。防霉的主要措施是控制食品中的水分和食品贮存环境的温度、湿度。对粮食、油料的防霉工作,不仅要注意入库的粮食、油料,还应在粮食收获、脱粒、晾晒和入库等全过程中注意防霉。

❷ **生产过程预防**

针对诸如面包、蛋糕、牛奶等产品的霉菌预防,空间环境消毒是重中之重,厂家需要从以下几点出发考虑霉菌生产过程中的预防工作。

(1)选择能够杀灭霉菌的消毒产品。

(2)选择拥有霉菌杀灭经验的消毒厂家,尤其是具备丰富食品行业消毒经验的厂家,对自身车间环境进行分析和取样检测以确定污染源。

❸ **日常管理加强消毒力度**

归根到底,消毒工作要靠员工去执行,因此,制订严格的规章制度,并落实生产责任是保证消毒效果的重要环节。

三、病毒性食品安全危害及其控制

案例导入

395人感染环孢子虫病毒,美15州麦当劳沦陷

2018年美国麦当劳在7月间被曝出寄生虫污染沙拉事件,后又增加了109例环孢子虫(Cyclospora)感染病患。美国食品药品监督管理局(The US Food and Drug Administration)指出,目前美国有15州已确诊病患395人,其中至少16名病患已住院治疗。

据CNN报道,美国当时环孢子虫感染遍布15个州,其中田纳西州和维吉尼亚州的患者是旅行时在伊利诺伊州购买了麦当劳的沙拉,而佛罗里达州的患者则是在肯塔基州购买了沙拉,通过人口的流动,让更多人吃下了病毒。

2018 年 8 月,《每日邮报》发布消息称,美国疾病控制与预防中心有关部门在沙拉中检测出含有环孢子虫病毒。近年来,因环孢子虫而引发的寄生虫感染事件在美国层出不穷。如何全力提升对食源性寄生虫感染的控制与预防,也引发了中国消费者的广泛关注。

【思考与讨论】

(1)以上事件属于什么类型的餐饮食品安全危害?

(2)如何控制该类危害情况的发生?

在生物性食品安全危害因子中,除了细菌、真菌及其产生的毒素外,还包括那些具有很大危害性、能以食物为传播载体和经粪口途径传播的致病性病毒。病毒是一类比细菌更为微小、用普通光学显微镜也看不见的微生物。病毒不能在食物内繁殖,只能在某些活组织内存活,但通常只需极少的数量即可使人致病(感染剂量低)。食物中的病毒,尤其是生活在受粪便污染的水域中的贝类更容易引起某些疾病,如 1987 年华东某市由于毛蚶被甲肝病毒污染而引起甲型病毒性肝炎流行。

(一)病毒的传播途径

病毒通过直接或间接的方式由动物排泄物传染到食品中。携带病毒的餐饮食品加工者可导致食品的直接污染,而污水则常导致食品的间接污染。病毒虽然不能在食品中繁殖,但是食品为病毒提供了很好的保存条件,因而可在食品中残存较长时间。被病毒污染的食品一旦被食用,病毒即可在人体内繁殖,引起病毒感染性疾病。目前,常见的食源性病毒主要有甲型肝炎病毒、诺如(诺瓦克)病毒、疯牛病病毒、口蹄疫病毒等(表 2-3)。

(二)病毒传播的基本特点

(1)可以通过人员的接触或排泄物污染食品与水源。

(2)食品的污染通常由于不良的个人卫生习惯所致。

(3)可在食品与食品之间、食品接触的表面与食品之间传播。

(4)可在人与人之间传播,具有传染性。

表 2-3 引起食物中毒和食源性传染病的部分病毒

病 毒	来 源	典型症状	常见潜伏期	主要预防措施
四肝病毒	被污染的水源、食物(如毛蚶)、餐具、患者或携带者	从发热、疲乏和食欲不振开始,继而出现肝功能损害	15～45 天	不生食贝类,食品烧熟煮透,餐具及食品接触面彻底消毒,严格洗手和消毒,避免从业人员带菌操作
诺瓦克病毒	被污染的食物(尤其是生食的直接入口的食品如牡蛎)、水和患者或携带者的分泌物	恶心、呕吐、腹痛、腹泻和痉挛、发热	24～72 h	不生食贝类,食品烧熟煮透,严格洗手和消毒,避免从业人员带菌操作
轮状病毒	被污染的食品、水、物品、餐具和患者或携带者的分泌物	低热、恶心、呕吐、排水样便、咳嗽、流涕、腹泻	潜伏期 1～3 天,大多持续 4～7 天	讲究个人卫生,饭前便后要洗手;对冷藏食品,加热后食用;预防接种

续表

病　　毒	来　　源	典型症状	常见潜伏期	主要预防措施
禽流感病毒	接触禽类或其排泄物、分泌物和其他污染物	感冒症状、体温升高、疲倦、消化功能降低、眼睑肿胀、眼结膜发炎	潜伏期一般3～5天	食用禽类制品之前要高温充分烹煮，养禽场要建立严格的免疫制度，选择合适的疫苗进行免疫接种

多数病毒不耐热，烹饪时彻底加热可以将其灭活，但也存在如疯牛病病毒等一些非常耐热、不易被破坏的病毒。病毒生存所需的条件与细菌不同，细菌生长繁殖的条件并不是病毒生存所需，病毒在环境中易存活、无处不在，但只对特定动物的特定细胞产生感染作用。因此，食品安全控制过程中只需考虑对人类有致病作用的病毒。

四、寄生虫性食品安全危害及其控制

案例导入

麦当劳、德尔蒙等品牌产品中发现寄生虫问题

2018年7月，麦当劳被迫从美国的3000家餐馆召回沙拉，因为担心这些产品受到环孢子虫的污染，此次事件有超过100名顾客因吃麦当劳沙拉而患上环孢子虫病。2018年9月5日，美国疾病控制与预防中心宣布了与德尔蒙产品相关的环孢子虫病暴发，共有4个州250人感染，8人住院。

【思考与讨论】

(1)以上事件属于什么类型的餐饮食品安全危害？

(2)如何控制该类危害情况的发生？

(一)食品中常见寄生虫的类型

寄生虫是需要有寄生宿主才能存活的生物，生活在寄生宿主（动物或人体）体表或体内。世界上存在几千种寄生虫，目前所知的通过食物或水感染人类的寄生虫不到100种，主要有线虫、绦虫、吸虫和原生动物，大小不同。畜肉中常见的寄生虫有囊尾蚴和肝片吸虫等，鱼贝类中常见的寄生虫有华支睾吸虫等，蛔虫常见于被粪便污染的蔬菜瓜果，姜片虫寄生于菱角、茭白、荸荠等水生植物的表面。我国还新出现了一些极少见的食源性寄生虫病，如患者因生食淡水鱼、吞食活泥鳅而患上的棘颚口线虫病、阔节裂头绦虫病，吃生的海鱼、海产软体动物患上的异尖线虫病，吃福寿螺患上的广州管圆线虫病，生饮蛇血、生吞蛇胆患上的舌形虫病，生吃龟肉、龟血患上的鼻翼线虫病等。

与食品安全性关系密切的寄生虫以蠕虫中的寄生虫最为常见，如吸虫、绦虫、线虫等。

一般来说，低温冷冻或烹饪时彻底加热食品均能有效杀灭寄生虫。人感染寄生虫病大多是由于食用了生的或烹煮加热不彻底的鱼、虾、贝壳或肉类（如鱼生、刺身或非全熟的肉扒类）和不干净的蔬菜瓜果，以及饮用生水（未经处理的水）、饭前便后不洗手等不卫生习惯所导致。食品制作中使用了不干净的水也可引起寄生虫感染。表2-4列举了部分可引起食源性疾病的寄生虫，这些寄生虫均与餐饮食品加工关系较密切。

表 2-4　引起食源性寄生虫病的部分寄生虫

病　毒	来　源	典型症状	常见潜伏期	主要预防措施
旋毛虫	受到旋毛虫污染的猪和其他畜类动物	首先便稀或水样便,可伴有腹痛或呕吐,随后出现中毒过敏性症状,最后出现肌痛、乏力、消瘦	5~15 天	肉品冷冻或彻底煮熟食品,不生食或半生食畜肉
肺吸虫	生或不熟的淡水蟹、虾	起病多缓慢,有轻度发热、盗汗、疲乏、食欲不振、咳嗽、胸痛及咳棕红色果酱样痰,腹痛、腹泻、恶心、呕吐、排棕褐色黏稠脓血便	数周至数年	水产冷冻或彻底加热,不生食或半生食淡水产品
肝片吸虫	生或不熟的淡水蟹、虾	腹泻、腹胀、肝大、食欲差	30 天左右	水产冷冻或彻底加热,不生食或半生食淡水产品

（二）寄生虫危害的预防控制

预防寄生虫感染,最重要的是食物原料的来源要可靠,尤其是用于制作生食的原料应经过寄生虫检验,安全可靠才能使用;其次是热加工食物一定要煮熟煮透;最后是从业人员在食品加工制作过程中应保持良好的个人卫生,勤洗手。

五、有害昆虫及鼠类等食品安全危害及其控制

（一）食品中常见虫害种类

餐饮服务经营中的主要害虫有蟑螂、苍蝇和老鼠等,它们在传播疾病中起着重要的作用。如苍蝇和蟑螂经常在人类居住区域、就餐场所、食品加工区以及厕所、垃圾堆和其他污物堆放场所出没,这些害虫通过其排泄物、嘴、脚和身体其他部分将污染区域的微生物带到食品上,引起疾病的传播。

（二）昆虫鼠害的预防控制

保持食品加工制作场所及其周围环境的清洁卫生,消除害虫栖息场所,并断绝其赖以生存和繁殖的食物来源是最有效的害虫防治手段。另外,应在食品加工制作、贮存场所与外界相通的出入口设阻止有害动物进入的装置,门窗设置良好的防蝇、防虫和防鼠设施,如风幕、纱网、挡鼠板、防鼠栅等。

六、餐饮食品主要生物性危害的传播特征

餐饮食品主要生物性危害的传播特征可归纳如表 2-5 所示。

表 2-5　餐饮食品中主要的生物性危害源及其传播特征①

病原体	致　病　菌	主要的宿主或携带者	传播②方式			在食物中繁殖	有关食物
			水	食物	由人到人		
细菌	蜡状芽孢杆菌	土壤	—	+	—	+	米饭、熟肉、蔬菜、含淀粉的布丁

续表

病原体	致病菌	主要的宿主或携带者	传播②方式			在食物中繁殖	有关食物
			水	食物	由人到人		
细菌	布鲁氏菌	牛、山羊、绵羊	−	+	−	+	生乳、乳制品
	空肠弯曲菌	野生禽类、鸡、狗、猫、牛、猪	+	+	+	−③	生乳、家禽
	肉毒梭状芽孢杆菌	哺乳动物、禽类、鱼类	−	+	−	+	家庭腌制的鱼类、肉类和蔬菜
	产气荚膜梭状芽孢杆菌	土壤、动物、人	−	+	−	+	熟肉和家禽、肉汁、豆类
	大肠杆菌： 肠产毒大肠杆菌 肠致病性大肠杆菌 肠侵袭性大肠杆菌	人 人 人	+ + +	+ + +	+ + 0	+ + +	沙拉、生菜 乳 乳酪
	牛结核分枝杆菌	牛	−	+	−	−	乳制品、肉类产品、贝类、菜沙拉
	沙门氏菌（非伤寒型）	人和动物	±	+	±	+	肉类、家禽、蛋类、乳制品、巧克力
	志贺氏菌	人	+	+	+	−	土豆、鸡蛋沙拉
	金黄色葡萄球菌（肠毒素）	人	−	+	−	+	火腿、家禽和鸡蛋沙拉
	01霍乱弧菌	海生生物、人和动物	+	+	±	+	沙拉、贝类
	非01霍乱弧菌	海生生物、人和动物	+	+	±	+	贝类
	副溶血性弧菌	海水、海洋生物	−	+	−	+	生鱼、蟹和贝类
	结肠炎耶尔森氏菌	水、野生动物、猪、狗、家禽	+	+	−	+	乳、猪肉和家禽
	单核细胞增生李斯特菌	人、家禽、家畜和野生动物	+	+	+	+	肉类、家禽、面包、乳制品、巧克力
病毒	甲型肝炎病毒	人	+	+	+	−	贝类、生水果和蔬菜
	诺瓦克病毒	人	+	+	0	−	贝类
	轮状病毒	人	+	0	+	−	0
原虫	溶组织内阿米巴	人	+	+	+	−	生蔬菜和水果
	兰伯氏贾第虫	人、动物	+	±	+	−	0
蠕虫	牛肉绦虫和猪肉绦虫	牛、猪	+	+	−	−	半熟的肉
	旋毛线虫	猪、食肉类动物	−	+	−	−	半熟的肉
	毛首鞭虫	人	0	+	−	−	土壤、污染的食物

注：①表中＋：是；±：罕见；−：否；0：无资料。②除了轮状病毒和结肠炎耶尔森氏菌在凉爽季节传播较多外，几乎所有急性肠道感染都是在夏天和雨季传播增多。③在一定条件下观察到有一些繁殖。

任务三 化学性食品安全危害及其控制

任务描述

随着科技的发展和工业化的推进,化学污染物的数量和种类越来越多。化学污染可能发生在食品原料生产(种植和养殖)、加工、储藏、运输、销售、消费过程中的各个环节。农业生产中的杀虫剂和除草剂等,养殖业中抗生素、激素等,食品生产过程中各种食品添加剂、清洁剂和润滑剂等,以及环境污染和工业"三废"等也常常给食品带来某些毒性物质,造成食品化学污染,给人体健康带来各种威胁。

任务目标

(1)理解化学性危害的定义和范围。
(2)熟悉化学性危害种类、来源和预防措施。

任务导入

黑龙江省市场监督管理局发布 2023 年第 10 期通告,检出淀粉及淀粉制品、餐饮食品及餐饮具和食用农产品三大类食品 9 批次样品不合格。发现的主要问题是,重金属污染、农药残留、食品添加剂超限量使用、其他污染物。4 批次食品检出农药残留问题,分别为牡丹江某商业有限公司销售的韭菜,其中毒死蜱残留量不符合食品安全国家标准规定;伊春市南岔区某果品生鲜超市销售的芹菜,其中毒死蜱残留量不符合食品安全国家标准规定;齐齐哈尔市铁锋区某蔬菜店销售的姜,其中噻虫胺残留量不符合食品安全国家标准规定;佳木斯市向阳区某生鲜超市销售的绿豆芽,其中 6-苄基腺嘌呤(6-BA)检测值不符合食品安全国家标准规定。

《中华人民共和国食品安全法》明确规定:禁止生产经营致病性微生物,农药残留、兽药残留、生物毒素、重金属等污染物质以及其他危害人体健康的物质含量超过食品安全标准限量的食品、食品添加剂、食品相关产品;禁止生产经营被包装材料、容器、运输工具等污染的食品、食品添加剂。

任务实施

化学性危害是指可使人致病的有毒化学物质引起的危害,这些化学物质可源于食品本身,也可以是受到外来污染所致。

食品的化学性污染主要有以下几个方面:来自生产、生活和环境中的污染物,例如农药和兽药残留、工业污染;来自食品加工烹调过程中的 N-亚硝基化合物污染、多环芳烃化合物污染、杂环胺污染、二噁英污染等;食品容器包装材料污染;滥用食品添加剂;在食品加工、贮存过程中产生的物质,如酒中有害的醇类、醛类;掺假、制假过程加入的物质等。

一、餐饮食品的农药残留及控制

农药是把"双刃剑":一方面农药是人类用来与植物病虫害、杂草做斗争的武器,也是实现农业机械化,保证农业获得高产、稳定的主要措施;另一方面,农药又具有各种毒性。化学农药自 20 世纪 40 年代工业化以来,由于农药的使用使自然环境遭受严重的污染,人畜中毒事故屡见不鲜。

（一）农药及农药残留

根据《中华人民共和国农药管理条例》，农药是指用于预防、消灭或者控制危害农业、林业的病、虫、草和其他有害生物以及有目的地调节植物、昆虫生长的化学合成或者来源于生物、其他天然物质的一种物质或者几种物质的混合物及其制剂。

农药残留指在农业生产中农药在使用一段时期后，一部分农药没有分解而残留于生物体、蔬菜、果品、畜产品、水产品中以及残留于土壤、水体、大气中的微量农药原体、有毒代谢物、降解物和杂质。常见的残留农药包括有机磷杀虫剂、有机氯杀虫剂、氨基甲酸酯类杀虫剂等。

❶ 有机磷农药

有机磷农药广泛用于农业，是使用量最大的高效、广谱杀虫剂。早期有高效高毒的内吸磷、对硫磷、甲胺磷等，后来有高效低毒低残留的敌百虫、乐果、马拉硫磷等。此类农药的化学性质较不稳定，易于降解而失去毒性，不易长期残留，在生物体中的蓄积性亦较低。慢性中毒主要是神经系统、血液系统和视觉损伤的表现。多数有机磷农药无明显的致癌、致畸、致突变作用。

❷ 有机氯农药

有机氯农药是早期使用的最主要杀虫剂，常用的有滴滴涕（DDT）、六六六和林丹等。有机氯农药在环境中很稳定，不易降解，脂溶性强，故在生物体内主要蓄积于脂肪组织，在食品加工过程中经单纯的洗涤不能去除。目前在各类食品中大多可检出不同程度的有机氯农药残留。

❸ 氨基甲酸酯类农药

此类农药可用作杀虫剂或除草剂，某些品种还兼有杀线虫活性。氨基甲酸酯类农药的优点是药效快，选择性较高，对温血动物、鱼类和人的毒性较低，易被土壤微生物分解，且不易在生物体内蓄积。

❹ 混配农药

两种或两种以上农药的合理混配使用可提高其作用效果，并可延缓昆虫和杂草对其产生抗性，故近年来混配农药的生产和使用品种日益增多。多种农药混合或复配使用有时可加重其毒性（包括相加及协同作用）。

（二）农药残留来源

进入环境中的农药，可通过多种途径污染食品。据估计，进入人体的农药约90％是通过食物摄入的，食品中农药残留的主要来源如下。

❶ 施用农药对农作物的直接污染

施用农药对农作物的直接污染包括表面黏附污染和内吸性污染。影响污染程度与下列因素有关：①农药性质。内吸性农药（如内吸磷、对硫磷）残留多，而渗透性农药（如杀螟松）和触杀性农药（如拟除虫菊酯类）残留较少，且主要残留在农作物表面。②剂型及施用方法。油剂比粉剂更易残留，喷洒比拌土施洒残留高。③施药浓度、时间和次数。施药浓度高，次数频，距收获间隔期短则残留高。④气象条件。

❷ 农作物从污染的环境中吸收农药

由于施用农药和工业三废的污染，大量农药进入空气、水和土壤，成为环境污染物。农作物便可长期从污染的环境中吸收农药，尤其是从土壤和灌溉水中吸收农药。

❸ 通过食物链污染食物

如饲料污染农药而引起肉、奶、蛋的污染；含农药的工业废水污染江河湖海进而污染水产品等；某些比较稳定的农药、与特殊组织器官有高度亲和力或可长期储存于脂肪组织的农药（如有机氯、有机汞、有机锡等）可通过食物链的作用逐级浓缩。

❹ 其他来源的污染

（1）使用熏蒸剂等对粮食造成的污染。

（2）禽畜饲养场所及禽畜身上施用农药对动物性食品的污染。

（3）食品贮存加工、运输销售过程中的污染，如混装、混放、容器及车船污染等。

（4）事故性污染，如将拌过农药的种子误当粮食吃，误将农药加入或掺入食品中，施用时用错品种或剂量而致农药高残留等。

（三）控制食物中农药残留量的措施

① 加强对农药生产和经营的管理

许多国家有严格的农药管理和登记制度。《中华人民共和国食品安全法》规定：国家对农药的使用实行严格的管理制度，加快淘汰剧毒、高毒、高残留农药，推动替代产品的研发和应用，鼓励使用高效低毒低残留农药，禁止将剧毒、高毒农药用于蔬菜、瓜果、茶叶和中草药材等国家规定的农作物。违法使用剧毒、高毒农药的，除依照有关法律、法规及规定给予处罚外，还可由公安机关依照相关规定给予拘留。

② 安全合理施用农药

我国已颁布《农药合理使用准则（八）》（GB/T 8321.8—2007），对主要作物和常用农药规定了最高用药量或最低稀释倍数、最多使用次数和安全间隔期，以保证食品中农药残留不超过最大允许限量标准。

③ 制定和严格执行食品中农药残留量标准

我国目前颁布了多项食品安全国家标准，包括《食品安全国家标准 食品中农药最大残留限量》（GB 2763—2021）、《食品安全国家标准 植物源性食品中单氰胺残留量的测定 液相色谱—质谱联用法》（GB 23200.118—2021）、《食品安全国家标准 植物源性食品中沙蚕毒素类农药残留量的测定 气相色谱法》（GB 23200.119—2021）、《食品安全国家标准 植物源性食品中甜菜安残留量的测定 液相色谱—质谱联用法》（GB23200.120—2021）、《食品安全国家标准 植物源性食品中331种农药及其代谢物残留量的测定 液相色谱—质谱联用法》（GB 23200.121—2021）。按《中华人民共和国食品安全法》规定，食品安全标准是强制执行的标准，其中，农药残留是食品安全标准中必须包含的内容。2019年发布并实施食品中农药最大残留限量标准规定了483种农药在356种（类）食品中7107项残留限量。

④ 餐饮服务提供者的管理

遴选供货者，选择信誉较好、实施有效防控的供货者；加强农药残留的检测，特别是快速检测方法的使用；农产品在食用前和烹调时，使用水洗、浸泡、碱洗、去皮、储藏、蒸煮、加生物酶等手段处理，可以不同程度地降低农产品中农药的残留量。

二、餐饮食品的兽药残留及控制

兽药在畜牧业生产中发挥着积极作用，被广泛应用于畜禽疾病防治，促进畜禽的健康与生长。但是在生产实践中，由于滥用、误用兽药的现象，因此一部分畜禽产品的农药残留超标，产品品质受到影响，不仅影响到消费者身体健康，还会造成重大经济损失。

（一）兽药及兽药残留

兽药是指用于预防、治疗、诊断动物疾病或者有目的地调节动物生理功能的物质（含药物饲料添加剂），主要包括血清制品、疫苗、诊断制品、微生态制品、中药材、中成药、化学药品、抗生素、生化药品、放射性药品及外用杀虫剂、消毒剂等。

兽药残留是指动物产品的任何可食部分所含兽药的母体化合物（原药）和/或其代谢物，以及与兽药有关的杂质的残留。兽药残留给人体健康带来一些不利的影响，主要表现为以下几个方面。

① 过敏反应

有关资料显示，青霉素、链霉素、新生霉素等容易产生过敏反应，轻者出现瘙痒、红疹、头痛等症状,重者引起组织器官损害且危及生命。

❷ 毒性作用

人长期摄入兽药残留超标的食物后,药物在体内蓄积,当达到一定浓度后产生毒性作用。

❸ 致畸、致突变、致癌作用

兽医临床上使用的广谱抗蠕虫药如苯并咪唑类药物,可残留在肝脏内,具有潜在致畸、致突变作用。许多致突变物亦具有致癌活性,人们长期食用含有致癌活性物质的食物,它们经过体内代谢转化为有活性亲核物质后,可能与核酸 DNA 分子结合从而引起突变、癌变。

❹ 产生耐药性

抗生素饲料添加剂长期、低浓度使用是耐药菌株增加的主要原因,常食用药物残留超标的动物性食品,一方面引起人畜共患疾病的病原菌耐药性增加,另一方面带有药物抗性的耐药因子可传递给人类病原菌,当人体发生疾病时,给临床治疗带来困难。

❺ 激素样作用

人们长期食用含低剂量激素的动物性食品,由于积累效应,可能干扰人体正常的激素水平和正常生理机能,特别是类固醇激素。激素样作用主要表现为潜在致癌、发育毒性(儿童早熟)及儿童发育异常等情况。

❻ 破坏人体微生态平衡

在正常情况下,人体的胃肠道存在大量菌群,且互相拮抗、制约达到平衡。如果长期接触有抗微生物药物残留的动物性食品,部分敏感菌群受到抑制或被杀死,耐药菌或条件性致病菌大量繁殖,微生物平衡遭到破坏,引起疾病的发生,损害人类健康。

(二)兽药残留来源

兽药残留主要有抗生素类(包括磺胺类、呋喃类抗寄生虫药和激素类等)。在食品动物体内或动物性食品中发现的违规残留,大都是由用药错误造成的,其主要原因有以下几个方面。

(1)不正确使用药物,如用药剂量、给药途径、用药部位和用药动物的种类等不符合用药指征,这些因素有可能延长药物残留在体内的时间,从而需要增加休药的天数。

(2)在休药期结束前屠宰动物。

(3)屠宰前用药掩饰临床症状,以逃避屠宰前检查。

(4)用未经批准药物作为添加剂饲喂动物。

(5)药物标签上的用法指示不当。

(6)饲料粉碎设备受污染或将盛过抗菌药物的容器用于储藏饲料。

(7)接触舍粪尿池中含有抗生素等药物的废水和排放的污水。

(8)任意用抗生素药渣喂猪或喂给其他食用动物等。

(三)控制食物中农药残留量的措施

❶ 制定最高残留限量

最高残留限量(MRL)是指允许在食品表面或内部残留的药物或化学物的最高量(浓度),单位用 mg/kg 表示。1999 年我国农业部颁发的《动物性食品中兽药最高残留限量》规定了 109 种兽药在畜禽产品中的最高残留限量。2002 年,参考美国、欧盟、国际食品法典委员会(CAC)等发达国家和国际组织的标准,我国修订颁布了 240 种兽药在动物性食品中的最高残留限量标准。

❷ 加强兽药使用管理

加强对兽药和饲料添加剂的管理,从审批、注册、生产、销售和使用等各个环节进行控制;建立动物性食品中兽药残留的常规检测制度,凡是兽药残留超过最高残留限量的动物性食品都属于不符合食品安全标准的食品,上市前要进行兽药残留常规检测;严格规定兽药的休药期,为保障人民健康,凡是供食品动物应用的药物和其他化学物质均需制定休药期,生产中必须严格遵守执行休药期的规定;淘汰不安全的兽药品种,严格限制饲料药物添加剂品种;开展多种形式的宣传教育,提高群众对食品动物安全生产的整体意识,保证畜牧业的健康发展和人体健康。

三、餐饮食品的有毒元素污染及控制

案例导入

中国锌都血铅之殇

2015 年,媒体报道"中国锌都血铅之殇":在中国云南省兰坪县的麦秆向村,有多名孩子患典型的多动症、烦躁症,而且一些儿童表现为学习能力低、听力差、生长缓慢、贫血,甚至有癫痫。

1953—1960 年,一种奇怪的病使 111 人严重残废,43 人死亡。患者大多是日本九州岛海岸城市水俣渔民家庭成员,所以该病被称为"水俣病"。患者倦怠、易激动,并诉说头痛、四肢麻木以及吞咽困难。患者视物模糊,视野小,听力下降,肌肉反应失调,口内金属味,齿龈发炎,普遍腹泻。最后并发感染或逐渐营养不良而死亡。

【思考与讨论】
(1)常见重金属毒素对人体有怎样的毒害作用?
(2)污染来源是怎样的?如何防控?

环境中 80 余种元素可以通过食品、饮水摄入,以及通过呼吸道吸入和皮肤接触等途径直接或通过生物富集作用间接进入人体。2008 年以来,全国已发生百余起重大污染事故,砷、镉、铅等有毒元素事故达 30 多起。金属对食品的污染不可忽视。

(一)有害金属及砷对食品的污染

某些金属元素在较低摄入量的情况下对人体就可以产生明显的毒性作用,如铅、镉、汞等,常被称为有毒金属。金属在人体内有较强的蓄积性,并可通过食物链的生物富集作用在生物体及人体内达到很高的浓度。有毒有害金属对人体造成的危害常以慢性中毒和远期效应为主。污染食品的有害金属元素主要有汞、镉、铅等。

❶ 有害金属污染食品的途径

1)来自高本底值的自然环境　不同地区环境中元素分布的不均匀性,可能造成某些地区某种和某些金属元素的本底值相对高于或明显高于其他地区,使这些地区生产的食用动植物中有害金属元素含量较高。

2)环境污染造成有毒有害金属元素对食品的污染　随着工农业生产使用的化学物质包括含有毒有害金属元素的物质日益增多,对环境造成的污染日趋严重,对食品也造成直接或间接的污染,特别是水污染最为多见。

3)食品生产加工过程的污染　食品在加工、贮存、运输和销售过程中使用或接触的机械、管道、容器或包装材料中的有害金属有可能溶出而污染食品,另外使用含有金属杂质的食品添加剂也可导致食品的污染。

❷ 食品中有害金属污染的毒性作用特点

(1)强蓄积毒性,进入人体后排出缓慢,生物半衰期多较长。

(2)可通过食物链的生物富集作用在生物体及人体内达到很高的浓度,如鱼、虾等水产品中汞和镉等金属毒物的含量,可能高达其生存环境浓度的数百甚至数千倍。

(3)有毒有害金属污染食品对人体造成的危害,常以慢性中毒和远期效应(如致癌、致畸、致突变作用)为主。由于食品中有毒有害金属的污染量通常较少,常导致不易及时发现大范围人群慢性中

毒和对健康的远期或潜在危害,但也可能由于意外事故污染或故意投毒等引起急性中毒。

❸ 预防金属毒物污染食品及其对人体危害的一般措施

(1)消除污染源。这是降低有毒有害金属元素对食品污染的主要措施。如控制工业"三废"排放;加强污水处理和水质检验;禁用含汞、砷、铅的农药和劣质食品添加剂;金属和陶瓷管道、容器表面应做必要的处理;发展并推广使用无毒或低毒食品包装材料等。

(2)制定各类食品中有毒有害金属的最高允许限量标准,并加强经常性的监督检测工作。

(3)加强管理。妥善保管有毒有害金属及其化合物,防止误食误用以及意外或人为污染。

(4)加强污染食品的处理。应根据污染物种类、来源、毒性大小、污染方式、程度和范围,以及受污染食品的种类和数量等不同情况作不同的处理。处理原则是在确保食用人群安全性的基础上尽可能减少损失。可用的处理方法有剔除污染部分;使用特殊理化或食品加工方法破坏或去除污染物;限制性暂时食用;稀释;改作他用;销毁等。

(二)几种主要有害金属及砷对食品的污染及毒性

❶ 汞(Hg)

1)食品中汞污染的来源　汞及其化合物广泛应用于工农业生产和医药卫生行业,可通过废水、废气、废渣等污染环境而进入食品。含汞的废水排入江河湖海后,其中含有的金属汞或无机汞可以在水体(尤其是底层污泥)中某种微生物的作用下转变为毒性更大的有机汞(主要是甲基汞),并可由于食物链的生物富集作用而在鱼体内达到很高的含量。故由于水体的汞污染而导致其中生活的鱼贝类含有大量的甲基汞,是影响水产品安全性的主要因素之一。

除水产品外,汞亦可通过含汞农药的使用和废水灌溉农田等途径污染农作物和饲料,造成谷类、蔬菜、水果和动物性食品的汞污染。

2)食品中汞污染对人体的危害　食品中的金属汞几乎不被吸收,无机汞吸收率亦很低,90%以上随粪便排出。而有机汞的消化吸收率很高,如甲基汞90%以上可被人体吸收。吸收的汞迅速分布到全身组织和器官,以肝、肾、脑等器官含量最多。甲基汞的亲脂性和与巯基的亲和力很强,可通过血脑屏障、胎盘屏障和血睾屏障,在脑内蓄积,导致脑和神经系统损伤,并可致胎儿和新生儿汞中毒。汞是强蓄积性毒物,在人体内的生物半衰期平均为 70 天左右,在脑内的贮留时间更长,其半衰期为180～250 天。体内的汞可通过尿和毛发排出,故毛发中的汞含量可反映体内汞贮留的情况。

长期摄入被甲基汞污染的食品可致甲基汞中毒。20 世纪 50 年代日本发生的典型公害病——水俣病,就是由于含汞工业废水严重污染了水俣湾,当地居民长期大量食用该水域捕获的鱼类而引起的急性、亚急性和慢性甲基汞中毒。甲基汞中毒的主要表现是神经系统损害症状,如运动失调、语言障碍、视野缩小、听力障碍、感觉障碍及精神症状等,严重者可致瘫痪、肢体变形、吞咽困难甚至死亡。血汞在 200 μg/L 以上,发汞在 50 μg/g 以上,尿汞在 2 μg/L 以上,即表明有汞中毒的可能。血汞>1 mg/L,发汞>100 μg/g 可出现明显的中毒症状。甲基汞还有致畸作用和胚胎毒性。

3)食品中汞的允许限量　我国食品安全国家标准 GB 2762—2017 规定,食品中甲基汞允许限量为:水产动物及其制品(肉食性鱼类及其制品除外)≤0.5 mg/kg、肉食性鱼类及其制品≤1 mg/kg;食品中汞允许限量为:鲜蛋、肉类≤0.05 mg/kg,粮食≤0.02 mg/kg,蔬菜及其制品、乳及乳制品≤0.01 mg/kg。

❷ 镉(Cd)

1)食品中镉污染的来源　镉在工业上的应用十分广泛,其中工业三废尤其是含镉废水的排放对环境和食物的污染较为严重。一般食品中均能检出镉,含量范围为 0.004～5 mg/kg。但镉也可通过食物链的富集作用在某些食品中达到很高的浓度。如日本镉污染区稻米平均镉含量为 1.41 mg/kg(非污染区为0.08 mg/kg);污染区的贝类含镉量可高达 420 mg/kg(非污染区为 0.05 mg/kg)。我国报告镉污染区生产的稻米含镉量亦可达 5.43 mg/kg。一般而言,海产食品、动物性食品(尤其是肾脏)含镉量高于植物性食品。

有些食品包装材料和容器也含有镉。镉盐因有鲜艳的颜色且耐高热,故常用作玻璃、陶瓷类容器的上色颜料,并用作金属合金和镀层的成分,以及塑料稳定剂等,使用这类食品容器和包装材料也会对食品造成镉污染,尤其是用作放酸性食品时,可致其中的镉大量溶出,严重污染食品,导致镉中毒。

2)食品中镉污染对人体的危害　镉进入人体的主要途径是通过食物摄入,主要蓄积于肾脏,其次是肝脏。镉中毒主要损害肾脏、骨骼和消化系统,尤其是损害肾脏近曲小管上皮细胞,使其重吸收功能障碍。临床上出现蛋白尿、氨基酸尿、糖尿和高钙尿,导致体内出现负钙平衡,并由于骨钙析出而发生骨质疏松和病理性骨折。

据估计,每人每日摄入镉一般在 10～80 pg 范围内,但镉污染区人群的镉摄入量可达数百微克。进入人体的镉大部分与低分子硫蛋白结合,形成金属硫蛋白,主要蓄积于肾脏(约占全身蓄积量的 1/2),其次是肝脏(约占全身蓄积量的 1/6)。

3)食品中镉的允许限量　我国食品安全国家标准 GB 2762—2017 规定,食品中镉允许限量为:大米≤0.2 mg/kg,面粉≤0.1 mg/kg,叶类蔬菜≤0.2 mg/kg,肉、鱼≤0.1 mg/kg,蛋≤0.05 mg/kg,新鲜水果≤0.05 mg/kg。

❸ 铅(Pb)

1)食品中铅污染的来源　铅及其化合物广泛存在于自然界,食品中的铅污染主要来源于以下途径。

(1)食品容器和包装材料:以铅合金、马口铁、陶瓷及搪瓷材料制成的食品容器和食具含有较多的铅。在一定的条件下(如盛放酸性食品时),其中的铅可溶出而污染食品。

(2)工业三废和汽油燃烧:生产和使用铅及含铅化合物的工厂排放的废气、废水、废渣可造成环境铅污染,进而造成食品的铅污染。环境中某些微生物可将无机铅转化为毒性更大的有机铅。汽油中常加入有机铅作为防爆剂,故汽车等交通工具排放的废气中含有大量的铅,可造成公路干线附近农作物的严重污染。

(3)含铅农药(如砷酸铅等)的使用:可造成农作物的铅污染。

(4)含铅的食品添加剂或加工助剂:如加工皮蛋时加入的黄丹粉(氧化铅)和某些劣质食品添加剂等亦可造成食品的铅污染。

2)食品中铅污染对人体的危害　进入消化道的铅 5%～10%被吸收,进入血液的铅大部分与红细胞结合,随后逐渐以磷酸铅盐形式沉积于骨中。在肝、肾、脑组织亦有一定的分布并产生毒性作用。体内的铅主要经尿和粪便排出,但生物半衰期较长,故可长期在体内蓄积。尿铅、血铅和发铅是反映体内铅负荷的常用指标。我国规定血铅的正常值上限为 2.4 μmol/L,尿铅的正常值上限为 0.39 μmol/L(0.08 mg/L)。

铅对造血系统、神经系统和肾脏的损伤尤为明显。食品铅污染所致的中毒主要是慢性损害作用,临床上表现为贫血、神经衰弱、神经炎和消化系统症状,儿童对铅较成人更敏感,过量铅摄入可影响儿童生长发育,导致智力低下。

3)食品中铅的允许限量　我国食品安全国家标准 GB 2762—2017 规定,食品中铅允许限量为:谷物及其制品≤0.2 mg/kg,豆类≤0.2 mg/kg,叶类水果≤0.1 mg/kg,肉类、鱼虾类≤0.5 mg/kg,蛋类≤0.2 mg/kg,鲜奶≤0.05 mg/kg,奶粉≤0.5 mg/kg。

❹ 砷(As)

1)食品中砷污染的来源　砷是一种非金属元素,但由于其许多理化性质类似于金属,故常将其归为"类金属"之列。砷及其化合物广泛存在于自然界,并大量用于工农业生产中,故食品中通常有微量的砷。食品中的砷污染主要来源于以下途径。

(1)含砷农药的使用:无机砷农药由于毒性大,已很少使用。有机砷类杀菌剂用于水稻纹枯病有较好的效果,但使用过量或使用时间距收获期太近,可致农作物中砷含量明显增加。

(2)工业三废的污染:尤其是含砷废水对江河湖海的污染以及灌溉农田后对土壤的污染,均可造成对水生生物和农作物的砷污染。水生生物,尤其是甲壳类和某些鱼类对砷有很强的富集能力。

(3)食品加工过程中的污染:由于食品加工过程中使用砷污染的原材料、化学物和添加剂等,可造成加工食品的砷污染。

2)食品中砷污染对人体的危害　食品中砷的毒性与其存在的形式和价态有关。元素砷几乎无毒,砷的硫化物毒性亦很低,而砷的氧化物和盐类毒性较大。As^{3+}的毒性大于As^{5+},无机砷的毒性大于有机砷。食物和饮水中的砷经消化道吸收进入血液后主要与血红蛋白(Hb)中的球蛋白结合,24 h 内即可分布于全身组织,肝、肾、脾、肺、皮肤、毛发、指甲和骨骼等器官和组织中蓄积量较多。砷的生物半衰期为 80～90 天,主要经粪便和尿排出。砷与头发和指甲中角蛋白的巯基有很强的结合力,这也是其排泄途径之一,故测定发砷和指甲砷可反映体内砷水平。正常人血砷含量为 60～70 μg/L,尿砷<0.5 mg/L,发砷<5 μg/g。

急性砷中毒主要是肠胃炎症状,严重者可致中枢神经系统麻痹而死亡,并可出现七窍出血等现象。慢性砷中毒主要表现为神经衰弱综合征,皮肤色素异常(白斑或黑皮症),皮肤过度角化和末梢神经炎症状。日本已将慢性砷中毒列为第四号公害病。

3)食品中砷的允许限量　我国食品安全国家标准 GB 2762—2017 规定,食品中砷允许限量为:谷物≤0.5 mg/kg,新鲜蔬菜、食用菌及其制品、肉类及肉制品≤0.5 mg/kg,鲜奶≤0.1 mg/kg。

四、滥用食品添加剂和非食用物质的危害及其控制

随着食品工业的发展,食品添加剂的种类和数量也逐年增加。据统计,目前全世界食品添加剂种类已达 25000 余种,其中直接使用的有 4000～5000 种。我国 2014 年已公布批准使用的食品添加剂有 1812 种,其中包括食用香精。

(一)食品添加剂定义和分类

《中华人民共和国食品安全法》将食品添加剂定义为改善食品品质和色、香、味,以及防腐和加工工艺所需要而加入食品中的化学合成或天然物质。

食品添加剂按其来源分为天然食品添加剂和化学合成食品添加剂两类。天然食品添加剂的品种少、价格较高;化学合成食品添加剂品种齐全、价格低、使用量少,但是毒性往往大于天然食品添加剂。

食品添加剂按照功能用途划分,主要包括着色剂、乳化剂、防腐剂、漂白剂、酸度调节剂、增稠剂、抗氧化剂、抗结剂、消泡剂、膨松剂、护色剂、酶制剂、增味剂、面粉处理剂、营养强化剂、稳定和凝固剂、甜味剂等。

(二)食品添加剂使用的主要问题

目前,食品生产加工中食品添加剂的使用主要存在以下主要问题。

❶ 滥用食品添加剂

生产经营过程中超范围、超限量使用食品添加剂,即不按国家规定的使用范围和使用量使用食品添加剂,例如,枸杞子用红色素浸泡,变质有异味的肉制品中加香料、加色素,肉制品超量使用苯甲酸防腐剂等。

② 非法添加非食用物质

在食品中添加食品添加剂以外的化学物质和其他可能危害人体健康的物质,即使用国家标准规定之外的非食品添加剂,常见的如改善外观和颜色的苏丹红类,防腐保鲜的甲醛,有增白作用的"吊白块",虚增蛋白质含量的三聚氰胺等。

③ 不注明标志,误导消费者

食品生产单位明明在产品中使用了食品添加剂,却在产品标志上标注"不含任何添加剂""不含防腐剂"等说明。

④ 其他问题

使用超过保质期的食品添加剂生产食品;采购或者使用不符合食品安全标准的食品添加剂。

(三)预防措施

食品添加剂
的安全管理

大多数食品添加剂属于化学合成物质,滥用或非法添加会对人体造成急性中毒及"三致作用"(致癌、致畸、致突变作用)等严重后果,因此,加强食品添加剂的管理对于保证食品安全是十分重要的。

① 政府卫生部门加强管理

政府卫生管理部门应严格依据《中华人民共和国食品安全法》《食品添加剂新品种管理办法》《食品添加剂生产监督管理规定》加强食品添加剂的审批、生产经营和使用、标志和说明书、卫生监督等方面的管理工作,对于违法者实施重罚。

② 食品和餐饮企业加强自律管理

遵守《中华人民共和国食品安全法》《食品安全国家标准 食品添加剂使用标准》的规定,强化企业的食品安全和卫生意识,从源头杜绝和减少污染。企业应严禁滥用和超量使用食品添加剂,不采购、不使用非食用物质,坚持企业诚信和自律。

③ 消费者加强自律管理

消费者应尽量避免采购和食用含有添加剂的食物,尽量不吃或少吃含高危险添加剂的食品。在购买时要注意那些颜色浓艳、夸张的食品,如牛百叶、银耳、粉丝、腐竹、米粉、海蜇等的外表过于雪白透亮时,则应小心提防。

五、烹饪过程中形成的有机化合物危害及其控制

(一)N-亚硝基化合物对食品的污染及其预防

案例导入

对于剩饭剩菜的处理,要特别谨慎。年纪大的人往往舍不得扔掉剩饭剩菜,而是保存起来。2022年3月1日在江苏常州,一名60多岁的男子拉肚子并最终身亡。据报道,该男子是吃了过年剩菜引发身体不适,当时他一天拉稀十几次,送到急诊时已经停止呼吸。

医生反馈,该男子可能是因为剩菜引发急性肠炎,反复腹泻导致体内电解质紊乱。患者最后严重酸中毒,伴有高钾血症,危及了生命。专家表示,剩饭剩菜不要在冰箱中存放超过3天,剩饭剩菜加热的次数不应该超过2次。同时,剩饭剩菜二次加热时要加热至100 ℃,而且至少要保持沸腾5 min以上。

【思考与讨论】

(1)剩饭剩菜为什么对身体健康有影响?

(2)哪些饭菜不应留作剩菜?

N-亚硝基化合物可分成 N-亚硝胺和 N-亚硝酰胺两大类,是对动物有较强致癌作用的化学物。迄今为止,已研究过的 300 多种亚硝基化合物中,90% 以上对动物有不同程度的致癌性,能诱发胃癌、食道癌、肝癌等多种疾病。

❶ N-亚硝基化合物食物来源

N-亚硝基化合物前体物包括硝酸盐、亚硝酸盐和胺类物质,广泛存在于环境中。环境和食品中的 N-亚硝基化合物是亚硝酸盐和胺类在一定条件下合成的。

1)蔬菜中的硝酸盐和亚硝酸盐　蔬菜等农作物在生长过程中,从土壤中吸收硝酸盐等营养成分,在植物体内酶的作用下硝酸盐还原为氨,并进一步与光合作用合成的有机酸生成氨基酸和蛋白质。当光合作用不充分时,植物体内可积蓄较多的硝酸盐。新鲜蔬菜中硝酸盐含量主要与作物种类、栽培条件(如土壤和肥料的种类)以及环境因素(如光照等)有关。蔬菜的保存和处理过程对其硝酸盐和亚硝酸盐含量有很大影响,例如,在蔬菜的腌制过程中,亚硝酸盐含量明显增高,不新鲜的蔬菜中亚硝酸盐含量也可明显增高。

2)动物性食物中的硝酸盐和亚硝酸盐　亚硝酸盐逐步取代硝酸盐用作防腐剂和护色剂,目前尚无更好的替代品。《食品添加剂使用标准》(GB 2760—2014)规定,腌腊肉制品类、酱卤肉制品类、熏烤肉类、油炸肉类、肉灌肠类、肉罐头类、西式火腿类中亚硝酸盐最大使用量为 0.15 g/kg,亚硝酸盐残留量(以亚硝酸钠计)为:西式火腿中不得超过 70 mg/kg,肉罐头不得超过 50 mg/kg,上述其他类肉制品不得超过 30 mg/kg。

3)环境和食品中的胺类　N-亚硝基化合物的另一类前体物,即有机胺类化合物,广泛存在于环境和食物中。胺类化合物是蛋白质、氨基酸、磷脂等生物大分子合成的必需原料,故也是各种天然动物性和植物性食品的成分。另外,多种胺类物质也是药物、农药和许多化工产品的原料。

❷ 预防措施

1)防止食品霉变或被其他微生物污染　由于某些细菌或霉菌等微生物可还原硝酸盐为亚硝酸盐,而且许多微生物可分解蛋白质生成胺类化合物,或有酶促亚硝基化作用,因此,防止食品霉变或被其他微生物污染对降低食物中亚硝基化合物含量至关重要。

2)控制食品加工中硝酸盐或亚硝酸盐用量　控制食品加工中硝酸盐或亚硝酸盐用量,可以减少亚硝基化反应前体的量,从而减少亚硝胺的合成,同时应尽可能使用亚硝酸盐的替代品。

3)施用钼肥　农业用肥及用水与蔬菜中亚硝酸盐和硝酸盐含量有密切关系。例如,白萝卜和大白菜等施用钼肥后,亚硝酸盐含量平均降低 14% 以上。

4)增加维生素 C 等亚硝基化阻断剂的摄入量　除维生素 C 外,许多食物成分也有较强的阻断亚硝基化活性的作用,对防止亚硝基化合物的危害有一定抑制作用。如大蒜和大蒜素可抑制胃内硝酸盐还原菌的活性,使胃内亚硝酸盐含量明显降低;茶叶和茶多酚、猕猴桃、沙棘果汁等对亚硝胺的生成也有较强阻断作用。

5)定标准并加强监测　我国现行的《食品安全国家标准　食品中污染物限量》(GB 2762—2022)中规定的限量标准为:肉制品(肉类罐头除外)中 N-二甲基亚硝胺 ≤ 3.0 μg/kg,水产制品(水产品罐头除外)中 N-二甲基亚硝胺 ≤ 4.0 μg/kg。在制定标准的基础上,还应加强对食品中 N-亚硝基化合物含量的监测,严禁食用 N-亚硝基化合物含量超过标准的食物。

（二）杂环胺类化合物对食品的污染及其预防

案例导入

日本国立癌症研究中心杉村所长研究认为:杂环胺的致突变性强度大大超过苯并(a)芘。日本居民常将沙丁鱼、鲱鱼、鲐鱼等鱼类放在铁丝网上,再置于旺火或木炭上炙烤。这种烤制会产生大量的烟气,其中就有杂环胺。将一支香烟的烟、烤一条沙丁鱼的烟、一条煤气烤焦的沙丁鱼、一块炭火烤焦的牛肉进行致突变性比较,结果为一块炭火烤焦的牛肉＞一支香烟的烟＞烤一条沙丁鱼的烟＞一条煤气烤焦的沙丁鱼。而用烤箱烤制的肉、鱼含杂环胺较少。

【思考与讨论】
(1)对比经常食用烤牛排的人群和非食用烤牛排的人群的患癌率,结果如何?
(2)如何避免摄入过高的杂环胺?

20世纪70年代,日本学者Sugimura首次从烤鱼和烤肉中分离出具有强致突变性和致癌性的杂环胺类(heterocyclic amines,HCAs)化合物。至今,人们已从烹调的食品中分离鉴定出了20种杂环胺类化合物。

杂环胺需经过代谢活化后才具有致突变性。杂环芳烃的活性代谢物是N-羟基杂环胺,其对啮齿动物有不同程度的致癌性,其主要靶器官为肝脏,其次是血管、肠道前胃、乳腺、阴蒂腺、淋巴组织、皮肤和口腔等。杂环胺的N-羟基代谢产物可直接与DNA结合,生成杂环胺-DNA加合物。

❶ 杂环胺的生成

食品中的杂环胺类化合物主要产生于高温烹调加工过程,尤其是蛋白质含量丰富的鱼、肉类食品在高温烹调过程中更易产生。影响食品中杂环胺形成的因素主要有以下两个方面。

1)烹调方式 加热温度是杂环胺形成的重要影响因素,当温度从200 ℃升至300 ℃时,杂环胺的生成量可增加5倍。而食品中的水分是杂环胺形成的抑制因素。因此,加热温度越高、时间越长、水分含量越少,产生的杂环胺越多。故烧、烤、煎、炸产生的杂环胺的数量远远大于炖、焖、煨、煮及微波炉烹调等。

2)食物成分 一般而言,蛋白质含量较高的食物产生杂环胺较多,而蛋白质的氨基酸构成则直接影响产生杂环胺的种类。研究认为,美拉德反应与杂环胺的产生有很大关系,该反应可产生大量杂环物质(多达10余种),其中一些可进一步反应生成杂环胺。

❷ 预防杂环胺危害的措施

(1)改变不良烹调方式和饮食习惯。杂环胺的生成与不良烹调加工有关,特别是过高温度烹调食物。因此,应注意不要使烹调温度过高,不要烧焦食物,避免过多食用烧烤煎炸的食物。

(2)增加蔬菜水果的摄入量。膳食纤维有吸附杂环胺并降低其活性的作用,蔬菜、水果中的某些成分有抑制杂环胺的致突变性和致癌性的作用。因此,增加蔬菜水果的摄入量对于防止杂环胺的危害有积极作用。

(3)去毒处理。次氯酸、过氧化酶等处理可使杂环胺氧化失活,亚油酸可降低其诱变性。

(4)加强监测。建立和完善杂环胺的检测方法,如加强食物中杂环胺含量检测,深入研究杂环胺的生成及其影响条件、体内代谢、毒性作用及其阈剂量等,尽快制定食品中杂环胺的允许限量标准。

(三)多环芳烃化合物对食品的污染及其预防

多环芳烃(polycyclic aromatic hydrocarbons,PAHs)化合物是一类具有较强致癌作用的食品化学污染物,目前已鉴定出数百种,其中苯并(a)芘[benzo(a)pyrene,B(a)P]是多环芳烃的典型代表,对其研究也最为充分,故在此仅以其作为代表重点阐述。

胃癌等多种肿瘤的发生与食品中B(a)P含量有一定关系。如在匈牙利西部一个胃癌高发地区的调查表明,该地区居民经常食用家庭自制的含B(a)P较高的熏肉,这是胃癌发生的主要危险性因素之一。拉脱维亚某沿海地区的胃癌高发被认为与当地居民吃熏鱼较多有关。冰岛也是胃癌高发国家,其胃癌死亡率也较高,据调查,当地居民食用自己熏制的食品较多,其中所含多环芳烃或B(a)P

明显高于市售同类制品。用当地农民自己熏制的羊肉喂大鼠,也可诱发大鼠胃癌等恶性肿瘤。

❶ 多环芳烃的来源

多环芳烃主要由各种有机物,如煤、柴油、汽油及香烟的不完全燃烧产生。

(1)食品中的 B(a)P 和其他多环芳烃主要来源于食品在烘烤或熏制时直接受到的污染。烘烤和熏制时,食品与燃料产物直接接触,可受到 B(a)P 的污染。

(2)食品成分在烹调加工时发生高温裂解或热聚,是食品中形成多环芳烃的主要来源。烹调时如果温度较高,有机物分解,经环化、聚合而成 B(a)P。

(3)植物性食品可吸收土壤、水和大气中污染的多环芳烃。

(4)食品加工中受机油和食品包装材料等的污染,在柏油路上晒粮食使粮食受到污染。

(5)污染的水可使水产品受到污染。

(6)食物链的生物浓缩。B(a)P 可通过食物链进行浓缩,水生食物链有较强的浓缩能力,如海鱼含 B(a)P 为 $2\sim65~\mu g/kg$,较海水高出许多倍。

(7)饲料对动物性食品的污染。当用含 B(a)P 的饲料喂食动物时,其生产的肉、蛋、乳中也会含有这类物质,并随着污染程度的升高而升高。

❷ 预防多环芳烃的措施

(1)防止污染,改进食品加工烹调方法。

(2)加强环境治理,减少环境 B(a)P 的污染,从而减少其对食品的污染。

(3)熏制、烘烤食品及烘干粮食等应改进加工方式的燃烧过程,避免食品直接接触炭火,使用熏烟洗净器或冷熏液等方式。

(4)不在柏油路上晾晒粮食和油料种子等,以防被沥青污染。

(5)食品生产加工过程中要防止润滑油污染食品,要使用食品级润滑剂。

(6)去毒。用吸附法可去除食品中的一部分 B(a)P,活性炭是从油脂中去除 B(a)P 的优良吸附剂。在生产的菜籽油中加入 $0.3\%\sim0.5\%$ 活性炭,90 ℃下搅拌 30 min,并在 91.3 kPa、140 ℃真空条件下加热 4 h,其所含 B(a)P 即可去除 $89\%\sim95\%$。此外,用日光或紫外线照射食品也能降低其 B(a)P 含量。

❸ 食品中允许含量标准

目前联合国粮食及农业组织和世界卫生组织尚未制定 B(a)P 的 ADI 值。一般认为人体每日 B(a)P 摄入量不应超过 10 μg。我国现行的食品安全国家标准《食品中污染物限量》(GB 2762—2012)规定,烧烤或熏制的动物性食品,以及稻谷、小麦、大麦中 B(a)P 含量应≤5 $\mu g/kg$,食用植物油中 B(a)P 含量应≤10 $\mu g/kg$。

(四)丙烯酰胺的产生及其控制

2002 年 4 月,瑞典国家食品管理局和斯德哥尔摩大学的科学家宣布,油炸、高温烘烤的淀粉类食品中丙烯酰胺的含量比世界卫生组织规定的饮水中丙烯酰胺含量(成人每日从饮水中摄入的丙烯酰胺<1 μg)高出 500 倍以上。丙烯酰胺的出现给全球烹饪界带来了新的挑战,需要人们冷静地反思和系统研究现有的煎炸、烤制类烹调方法的安全性。

丙烯酰胺是一类结构简单的小分子化合物,是一种化工原料,是一种公认的致癌物。长期低剂量接触丙烯酰胺,会出现嗜睡、情绪和记忆改变、幻觉和震颤等症状,伴随末梢神经病变,会出现出汗和肌无力等病症。

❶ 丙烯酰胺的来源

丙烯酰胺出现于炸薯条、炸薯片、咖啡、饼干、面包、脆饼、爆玉米花、速溶麦芽饮料以及麦片、干奶酪、巧克力味快餐、方便面和油条等食品中。食物在高温油炸过程中可以经过三种途径产生丙烯酰胺,即丙烯醛或丙烯酸与氨反应生成、氨基酸分子重排转化形成、氨基酸与糖类经美拉德反应形成。

② 预防措施

(1)减少或消除形成丙烯酰胺的前体物质。

(2)尽量选用发酵性原料进行煎炸,通过发酵减少淀粉类物质含量。

(3)控制油脂的质量,防止油温偏高使甘油脱水形成丙烯醛。

(4)食品原料中加入多种未螯合的金属离子,如钙、镁、锌、铜、铝等金属离子,抑制食品美拉德反应。

(5)优先选用较低温度的烤制工艺。

(6)烹饪中少用拍粉、挂糊等淀粉类煎炸的方法。

六、餐饮食品容器及包装材料的污染及其控制

案例导入

中国台湾地区卫生部门例行抽验食品时,在一款"净元益生菌"粉末中发现里面含有有害健康的塑化剂"邻苯二甲酸(2-乙基己基)酯"(DEHP),浓度高达 600 ppm(百万分之一)。追查发现,DEHP 来自昱伸香料公司供应的起云剂。此次污染事件规模之大为历年罕见,在台湾地区引起轩然大波。连日来,台湾地区多家媒体对此事进行了报道,相关机构仍在持续追查相关食品从业者。

有学者指出,儿童及青少年是受害的高危人群,因为饮料的塑料杯都会让人暴露在塑化剂之下。检测台湾地区 76 名孕妇,发现孕妇尿中的 DEHP 代谢物可达美国孕妇的 13 倍,甚至会从胎盘传给胎儿。

【思考与讨论】

(1)生活中哪些食品采用塑料包装,哪些食品含塑化剂风险高?

(2)塑化剂有哪些危害?

目前,我国允许使用的食品容器、包装材料主要有以下 7 种:塑料制品,天然、合成橡胶制品,陶瓷、搪瓷容器,铝、不锈钢、铁质容器,玻璃容器,食品包装用纸,复合薄膜、复合薄膜袋。食品包装材料在与食品接触时,某些材料的成分有可能迁入食品中,造成食品的化学性污染,给人体带来危害。所以应严格注意食品包装材料的卫生质量,防止有害物质向食品迁移,保障人体健康。

(一)常用的塑料包装材料

① 聚乙烯(PE)

聚乙烯是乙烯的聚合物,属于低毒物质。高密度聚乙烯(PE-HD)质地坚硬,耐高温,可以煮沸消毒,主要用于塑料容器和塑料袋的制作。低密度聚乙烯(PE-LD)质地柔软,耐油性较差,耐热性不强,通常用于制作保鲜膜、塑料膜。用保鲜膜包裹食物加热,食物中的油脂很容易将保鲜膜中的有害物质溶解出来。因此,食物进入微波炉前,要取下包裹着的保鲜膜。

② 聚丙烯(PP)

聚丙烯是丙烯的聚合物,透明度好,其防潮性(不透气性)是包装薄膜中最佳的。聚丙烯耐热性、耐油性比聚乙烯好,可耐 130 ℃高温。聚丙烯是目前广泛使用的最理想的包装材料和食具材料,主要用于包装面包、糖果、海产品等,也可制成微波炉餐盒、食品周转箱等。用聚丙烯制成的餐盒是唯一可以放进微波炉的塑料盒。

③ 聚苯乙烯(PS)

常用品种有透明聚苯乙烯和泡沫聚苯乙烯两类。泡沫聚苯乙烯曾用于制作发泡快餐饭盒,因造

成白色污染,加之盛放滚烫食物时易释放出对人体有害的化学物质,现已禁用。聚苯乙烯塑料不适宜做食具,也不能用于盛装酸性(如橙汁、醋)、碱性物质。

④ 聚氯乙烯(PVC)

聚氯乙烯透明度高,易分解及老化,可制成薄膜及盛装液体的瓶子(主要用于工业)。PVC 本身无毒,但残留氯乙烯单体和增塑剂,若随食物进入人体,具有致癌和致畸作用。如果使用,千万不要让它受热。

⑤ 聚对苯二甲酸乙二醇酯(PETE)

矿泉水瓶、碳酸饮料瓶都是用这种材料做成的。这种塑料制品使用 10 个月后,可能会释放出致癌物,对人体具有毒性。因此,饮料瓶用完了就要丢掉,不要用来作为水瓶反复使用。

⑥ 聚碳酸酯(PC)

聚碳酸酯多用于制造奶瓶、水壶、太空杯等。使用时不要加热,也不要在阳光下直射。

⑦ 三聚氰胺甲醛树脂(MF)

MF 硬度高,耐刻划、耐热,有光泽,着色性好,可制成各种食具、容器,但会含有一定量的游离甲醛,可破坏肝细胞和淋巴细胞。

(二)塑料安全要求

(1)塑料本身应纯度高,禁止使用有可能游离出有害物质(例如酚、甲醛)的塑料,如酚醛树脂食具,因出现酚中毒的事例,现已禁止使用。

(2)树脂和成型品应符合国家规定的塑料卫生标准,单体分子等塑料回收残留物不能超标。餐饮业在选购食具和食品包装材料时应注意选择符合国家卫生标准的塑料制品,不得使用再生塑料。

(三)其他包装材料的安全性

① 纸类包装材料

1)纸制品的安全问题　纸制品主要有以下安全问题:纸浆中农药残留;回收纸中油墨及颜料残留的铅、镉、甲苯、二甲苯和多氯联苯等有害物质污染;劣质纸浆漂白剂的毒性和致癌作用,如荧光增白剂;造纸加工助剂的毒性;原料或成品不洁、发霉,带有大量对人体有害的霉菌和细菌等。

2)防止包装纸对食品污染的措施　生产加工包装用纸的各种原料必须保证无毒无害,不得使用回收再生纸;使用食品包装材料印刷专用油墨,包装食品时油墨颜料的印刷面不得直接接触食品;禁止使用荧光增白剂;制造蜡纸所用的蜡应是食用级石蜡,不得使用工业级石蜡,以防多环芳烃致癌物污染;食品包装纸在存放、使用过程中应注意卫生,避免微生物、有毒化学物的污染。

② 金属包装材料

由于金属包装材料的化学稳定性较差,不耐酸碱,尤其对酸性食品敏感,因此,用金属包装的食品放置一定时间后,涂层可能溶解,应注意金属离子析出而影响产品质量的问题。近年来,流行病学调查和动物实验发现,铝是导致老年痴呆症的一个重要因素。长期使用铝制品盛放盐、碱、酸类食物,容易使容器表面的氧化铝保护膜遭到腐蚀破坏,从而使部分铝进入食物中,对人体造成危害。

③ 玻璃包装材料

食品包装用的玻璃主要是钠—钙—硅系玻璃。玻璃材料本身一般不存在安全性问题,但这类包装材料一般都是循环使用,在使用过程中瓶内可能存在异物和清洗、消毒剂的残留,对人体造成危害。

④ 陶瓷包装材料

陶瓷包装有着悠久的历史,主要有瓶、罐、缸、坛等,用于酒类、调味品以及传统食品的包装。陶瓷包装的安全问题主要是釉,陶瓷表面釉层中重金属元素铅或镉的溶出,对人体健康可造成危害。

⑤ 橡胶包装材料

橡胶可分为天然橡胶与合成橡胶两大类。天然橡胶是天然的长链高分子化合物,本身对人体无害,其主要的食品安全性问题在于生产不同工艺性能的产品时所加入的各种添加剂。合成橡胶是由单体聚合而成的高分子化合物,影响食品安全性问题主要是单体和添加剂残留。

任务四　物理性食品安全危害及其控制

任务描述

物理性食品安全危害是指食品和菜品中非正常性出现物体和异物而引起的疾病(包括心理性外伤)和身体伤害,与生物性和化学性危害一样,物理性危害可以在食品生产的任何环节中进入食品。物理性危害的投诉是公众投诉最多的,虽然产品中存在异物不会导致对健康产生严重危害,但足以证明产品的加工、包装和储藏等环节存在危害健康的风险。认识物理异物来源和危害对于提高安全生产水平非常重要;了解放射性核素污染对人体健康的伤害,对了解当前"辐食"等热点问题具有较大帮助。

任务目标

(1)掌握物理性食品安全危害的定义、来源和预防措施。
(2)了解食品放射性核素污染的危害性。

任务导入

自 2011 年日本福岛核事故以来,澳门市政署一直对进口食品中的放射性核素水平采取严格的风险管理措施,并且在进口检疫和市场销售层面持续监察食品中的辐射水平。在 2020 年全年和 2021 年首季度,分别抽取 802 个和 162 个不同种类及产地的食品样本进行了辐射水平检测,所有食品样本均符合食品安全标准,未见异常。目前澳门市政署对进口食品的管理措施中,仍暂缓处理来自日本福岛县所有鲜活食品或动物源性食品的进口申请,故澳门市场并没有来自福岛的水产等食品出售。另外,来自日本千叶县、栃木县、茨城县、群马县、宫城县、新泻县、长野县、埼玉县及东京都 9 个县区的鲜活食品或动物源性食品,在申请进口澳门时,除须符合现行进口卫生管理规定文件要求外,还须同时附有由日本当局发出的辐射监控声明书及来源地证明,才可接纳相关申请,并在进口时通过相关检验检疫措施后才可进口。

任务实施

一、异物性物理危害及其控制

物理性危害主要是食品中的各种有害异物,如金属、玻璃、碎骨等,人误食后可能造成外伤、窒息或其他健康问题。异物是食品中最常见的物理性危害因素,食品中发现的任何非正常性出现的物理材料都可称为异物。

(一)食品中异物的主要来源

(1)植物收获过程中掺进玻璃、铁丝、铁钉、石头等。

(2)水产品捕捞过程中掺杂鱼钩等。

(3)畜禽在饲养过程中误食铁丝。

44

（4）畜禽肉和鱼肉剔骨时遗留骨头碎片或鱼刺。

（5）不良的设备和设施在食品加工制作过程中脱落，如金属或玻璃碎片等。

（6）食品制作人员因为个人卫生不良掉落毛发等。

（二）预防措施

应仔细检查食品验收、加工等环节，并采取措施使食品不会在加工操作过程中混入异物，具体措施如下。

（1）把好原材料采购关，要求原料供应商采取有效措施保证原材料的卫生安全，原材料进货后抽样检验合格后才允许使用。

（2）强化加工操作过程中的食品安全和个人卫生的管理，防止因个人不良的操作和卫生习惯而引入异物。

（3）加强对设备、设施的维护和保养。

二、放射性物理危害及其控制

案例导入

日本福岛核事故后释放到大气中的放射性核素随着大气运动快速扩散，对北京公众造成内外照射剂量影响较大的核素以 ^{131}I、^{137}Cs 和 ^{134}Cs 为主，它们在核事故发生时可作为监测本地区环境早期受到污染的信号核素。气载放射性污染物除通过吸入进入人体外，还可以通过食物链等途径被人体吸收，事故后对食品类样品进行放射性污染监测是非常必要的。监测结果显示，北京地区露天种植的各种大叶蔬菜受到的 ^{131}I 污染与大气受污染的时期一致，与全国其他省市的蔬菜监测结果一致（最高为济南菠菜 3.10 Bq/kg），远低于苏联切尔诺贝利核事故时北京地区监测到的蔬菜结果（最高为莴苣叶 112.5 Bq/kg）。受到 ^{131}I 轻微污染的蔬菜经清洗后可去除 ^{131}I 放射性核素污染，即使有少量残留也不足以对人体造成损伤。原乳中未发现 ^{131}I、^{137}Cs 等人工放射性核素的污染，通过食物链等途径被人体吸收后，不会对人体的健康产生放射性危害。究其原因是冬季奶牛的食用饲料多为前期贮存饲料，且贮存饲料均在室内保存，受到外界放射性污染的可能性较小；另外，造成空气污染的放射性核素浓度较低，北京地区 ^{131}I 污染高峰时也仅为 5.89 mBq/m³，奶牛通过呼吸途径吸入虽可能导致所分泌的乳汁受到污染，但这种污染水平并不明显且难以探测出来。

【思考与讨论】

（1）环境中人为的放射性核素污染来源是什么？

（2）辐照食品和核污染食品的区别是什么？

由于生物体与其生存的环境之间存在物质交换过程，因此，绝大多数的动物性、植物性食品中都含有不同量的天然放射性物质，亦即食品的天然放射性本底。食品中的天然放射性核素主要是 ^{40}K 和少量的 ^{210}Ra（镭）、^{210}Po（钋）以及天然钍和天然铀等。由于外在的原因，放射性物质沾染在食品表面，分布或混合在食品中，或者构成食品的组成成分，这种现象叫作食品放射性污染。

食品中的放射性污染物分为天然放射性污染物和人工放射性污染物，其中，食品中的天然放射性污染物占主要地位。

（一）食品放射性核素污染来源

环境中放射性核素污染主要来源：①意外事故产生的放射性核素泄漏；②核工业生产中的"三废"排放；③核武器爆炸时落下的灰。

环境中的放射性核素可通过水、土壤、空气向植物性食品转移,通过与外界环境接触和食物链向动物性食品转移。如水生藻类对放射性核素有很强的浓集能力,鱼通过摄入低等水生植物或动物而富集放射性物质,最后通过食物链进入人体。

(二)控制食品放射性核素污染的措施

控制食品放射性核素污染的措施主要是严格执行国家卫生标准,使食品中放射性物质的含量控制在允许浓度范围以内。我国于 1994 年颁布的《食品中放射性物质限制浓度标准》(GB 14882—1994)中规定了粮食、薯类、蔬菜及水果、肉、鱼虾类和鲜乳等食品中人工放射性核素和天然放射性核素的限制浓度,并同时颁布了相应的检验方法和标准。2016 年颁布的《食品中放射性物质限制浓度标准》(GB 14883—2016)对食品中放射性物质的测定方法进行了修订和更新。

预防食品放射性污染及其对人体危害的主要措施分为两个方面:一方面防止食品受到放射性物质的污染,即加强对放射性污染源的管理;另一方面防止已经污染的食品进入体内,应加强对食品中放射性污染的监测。

实训 2　食品安全危害知识科普宣教活动方案策划

一、实训目的

(1)能掌握生物性、化学性、物理性危害的区别和对人体健康的影响。
(2)能识别身边各类食品和餐饮企业出现的各类危害。
(3)熟悉各类危害的预防措施。

二、技能要求

(1)能对不同餐饮企业的可能危害进行调查分析。
(2)能根据不同类型的危害制订预防措施。
(3)能够宣讲食品安全知识。

三、实训要求

策划具体要求包括:①物理性、生物性和化学性危害及其预防措施;②食品管理中具体危害分析,指出食堂可能常见的危害及其预防措施;③涵盖学校食品安全活动,开展学校食品安全科普活动和开展"食堂开放日"活动。

策划书包括:①活动指导思想;②活动主题;③活动内容;④活动步骤等。字数不低于 1000 字,PPT 讲授 10 min 左右。

食源性疾病的预防与控制

项目描述

　　人体通过饮食、呼吸等多种途径接触病原微生物、化学毒物、有毒动植物而发生疾病,其中由于饮食引起的疾病即为食源性疾病。食品为人类生活中的必需品,一般情况下并不具有毒性,但被污染时,便会带有毒性。使食品带有危害性物质的途径多种多样,从食品的生产、加工、贮存、销售到食用过程,以及在烹饪过程中烹饪原料带病原菌、初加工不当、加热调味不当、成品污染等均会造成不同形式和程度的食品污染,引发不同种类的食源性疾病。在食品安全领域研究的食源性疾病主要包括食源性传染病、食源性寄生虫病、食物中毒三大类。本项目将从三类疾病的病原特性入手,阐述每类食源性疾病的致病原因、流行特点、临床表现和预防措施。

扫码看课件

知识目标

　　(1)了解食源性传染病、食源性寄生虫病、食物中毒的一般概念。
　　(2)熟悉食源性疾病的基本分类及每种类型下的主要代表性疾病。
　　(3)掌握每种食源性疾病的特征及预防措施。

技能目标

　　(1)掌握食源性疾病的主要特征及发生食物中毒后的处理与管理。
　　(2)能够根据疾病的流行学特点,针对性地制订预防措施,防止疾病发生。

素质目标

　　(1)能够搞好食品安全工作,掌握食品安全与卫生的相关知识和技术。
　　(2)有能力改善食品安全质量,杜绝食源性疾病的发生,为切实提高我国人民的身体素质做出努力。

案例导入

校园食品安全事件

2022年6月我国发生的校园食品安全事件,涉及多家幼儿园、中学和大学。

案例一:26名中学生因吃汉堡中毒,涉事企业被处罚

2022 年 6 月,重庆某食品有限责任公司因违反《食品安全法》,被重庆市九龙坡区市场监督管理局罚款 2 万元。起因是重庆某食品有限责任公司生产的香辣鸡翅汉堡 708 个,供应给重庆市某中学学生食用后,造成 26 名学生出现不明原因发烧、腹痛、腹泻、呕吐。通过流行病学调查发现,该批次香辣鸡翅汉堡是造成此次部分学生沙门氏菌感染的致病食品。

案例二:湖南一幼儿园被曝使用变质果蔬

6 月 14 日,湖南株洲有家长称一幼儿园存在食品安全问题,给孩子食用低价食材以及变质的蔬果。对此园方称,有部分坏的水果被家长拿出来拍照,目前相关部门已介入,幼儿园将进行整改。

案例三:西安一幼儿园多名儿童呕吐、腹泻、发烧

6 月 17 日,陕西西安莲湖区某幼儿园多名儿童出现不同程度发烧、呕吐、腹泻等疑似食物中毒的症状。

6 月 19 日,莲湖区疾控中心随即到幼儿园展开排查,共搜集到病例 135 例。截至 6 月 22 日,仍有 8 名幼儿在住院治疗。

陕西省疾控专家根据患儿临床症状和实验室检测结果,判断为由沙门氏菌感染引起的食源性疾病。随后针对幼儿园瞒报、漏报等行为进行立案调查。幼儿园工作人员表示,将给患病幼儿报销医疗费、营养费等。

案例四:山西一高校百余名学生食物中毒

6 月 20 日,有网友爆料称"山西某科技学院,100 多人食物中毒送进中铁 17 局医院,疑似水质问题"。对此,高校相关人员回应称,20 日早上约有 70 名学生被送往医院,具体原因正在调查。学校怀疑是供水站外管网泄漏导致,已告知当地疾控中心。

【思考与讨论】

(1)针对以上食品安全的案例,你有什么切身感受?

(2)如果你是学校的管理人员,将如何预防此类事件的发生?

任务一 常见食源性疾病及其预防控制

→ 任务描述

随着经济全球化,食品安全已成为全球备受关注的热门话题。由于食品加工过程中化学品和新技术的广泛应用,世界上食品安全恶性事件不断发生。食源性疾病是由食用携带致病元素的食物引起的,对人体危害极大,其致病原因及有效预防措施成为我国高度关注的食品安全问题。

→ 任务目标

(1)明确食源性疾病的定义及分类。

(2)熟悉各类食源性疾病的特征。

(3)掌握食源性疾病的预防措施,提升食品安全意识。

任务导入

2023年2月8日,黔南州中医医院检验科医务人员经过6 h漫长的驱虫过程,为一名特地从平塘县赶来的寄生虫病患者成功驱出一条4 m长的绦虫。

该患者男性,35岁,无基础疾病。3个月前发现自己的排泄物中出现约3 cm长的"宽面条"样虫子,并且还会蠕动,随后辗转到黔南州中医医院检验科寻求帮助,该院检验科利用"墨汁染色法"鉴定虫种为"牛带绦虫"后,给患者口服传统驱虫中药南瓜籽及口服硫酸镁导泻,最终历经6 h,成功将4 m长的完整成虫驱出体外。

带绦虫成虫均呈乳白色,扁长似带,薄而半透明,虫体分头节、成节和孕节。孕节可单独一节或数节相连从连体脱落,每一孕节子宫内含有数万个虫卵。虫卵圆形或近圆形,放射状条纹棕黄色胚膜及其内含六钩蚴为其主要特征。虫卵对中间宿主有感染性(人是唯一的中间宿主)。带绦虫病是一类因食入含有感染活性囊尾蚴的猪肉(链状带绦虫)、牛肉(肥胖带绦虫)所致的重要的食源性人兽共患寄生虫病。

在贵州少数民族地区,有部分少数民族有吃腌肉(生肉)的习惯,还有部分人喜欢生吃猪肝、猪血、牛肉、牛血。经患者回忆,患者常生吃牛肉。所以,患绦虫病与患者的不良生活习惯分不开。

任务实施

国家卫生健康委员会关于印发《食源性疾病监测报告工作规范(试行)》的通知中明确了不同种类食源性疾病的名称,其中包括:①细菌性疾病,如非伤寒沙门氏菌病、致泻性大肠埃希菌病、肉毒毒素中毒、葡萄球菌肠毒素中毒、副溶血性弧菌病、米酵菌酸中毒、蜡样芽孢杆菌病、弯曲菌病、单核细胞增生李斯特菌病、克罗诺杆菌病、志贺氏菌病、产气荚膜梭菌病;②病毒性疾病,如诺如病毒病;③寄生虫性疾病,如广州管圆线虫病、旋毛虫病、华支睾吸虫病(肝吸虫病)、并殖吸虫病(肺吸虫病)、绦虫病;④化学性疾病,如农药中毒(有机磷、氨基甲酸酯)、亚硝酸盐中毒、瘦肉精中毒、甲醇中毒、杀鼠剂中毒(抗凝血性、致惊厥性);⑤有毒动植物性疾病,如菜豆中毒、桐油中毒、发芽马铃薯中毒、河鲀毒素中毒、贝类毒素中毒、组胺中毒、乌头碱中毒;⑥真菌性疾病,如毒蘑菇中毒、霉变甘蔗中毒、脱氧雪腐镰刀菌烯醇中毒;⑦其他疾病,包括医疗机构认为需要报告的其他食源性疾病、食源性聚集性病例(包括但不限于以上病种)。

一、食源性疾病的概念及特点

食源性疾病是指通过摄食而进入人体的有毒有害物质(包括生物性病原体)等致病因子所造成的疾病,一般具有传染性或中毒性。

传染性食源性疾病的特点如图3-1所示,一是在流行过程中包含传染源,指体内有病原体生长繁殖并能向体外排出的人和动物,包括患者、病原体携带者、患病或带病原体动物。二是在流行过程中包含传播途径,指病原体从传播源体内排出,再侵入易感者所经过的途径称为传播途径,常见传播途径有经空气、飞沫和尘埃传播;经水、食物和苍蝇传播;日常生活接触传播;虫媒传播;经血液、体液和血液制品传播;经土壤传播。三是流行过程中包含易感人群,人群的易感性取决于该人群的免疫水平,人群免疫水平低,易感性就高,这类人群被称为易感人群。

中毒性食源性疾病的特点:潜伏期较短,具有暴发性、症状相似、有相同食物史等特点,具体内容见本项目任务二。

二、食源性疾病的分类

食源性疾病种类繁多,其分类可按各种方式进行,如引起发病的食物种类、致病因子、发病机制

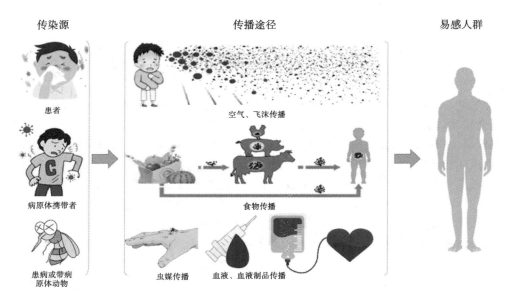

图 3-1 传染性食源性疾病的特点

和临床症状等。按致病因子可将食源性疾病分为食源性细菌传染病、食源性病毒传染病、食源性寄生虫病、细菌性食物中毒、真菌性食物中毒、有毒动植物食物中毒、化学性食物中毒,归纳起来分为食源性传染病、食源性寄生虫病、食物中毒三大类。任务一主要讲述前两大类。

三、食源性传染病及其预防

(一)食源性细菌传染病及其预防

❶ 细菌性痢疾

细菌性痢疾,简称菌痢,是由志贺氏菌引起的肠道传染病,该病属急性肠道溃疡性结肠炎。主要表现是腹痛、腹泻,里急后重,排黏液脓血便等,可伴有发热及全身中毒症状。急性期一般数日即愈,少数患者因治疗不彻底,可转为慢性。

(1)病原。志贺氏菌为革兰氏阴性杆菌,归属于肠道杆菌科。该菌对外界的适应能力很强,随患者的粪便排出后,在适当的温度和湿度下能够存活几天,甚至数星期。该菌污染食品后,可能造成人群的暴发流行。志贺氏菌易引起细菌性痢疾,常发生在夏秋季节,主要致病因素为毒性很强的内毒素,在肠道内可引起黏膜发炎与坏死,形成溃疡。此外,还能产生外毒素,即神经毒素,可引起神经麻痹等较严重的临床症状。

(2)流行特点。菌痢的传染源是患有急、慢性细菌性痢疾的患者及病原携带者。急性患者排菌多,传染性强,比较容易引起关注;不典型病例则很难诊断,可形成隐蔽的病菌散布者。慢性病例能排菌达数年以上,环境散发病例大都是由此而来的。

志贺氏菌随患者的粪便排出后,通过手接触餐用具、食品、生活用品和水等,再经口感染,此种生活接触是造成非流行季节散发病例的主要原因。在流行地区,苍蝇也起着一定的传播作用。

无论男女老幼对菌痢都有易感性。感染后能产生一定的免疫力,但免疫期很短,也不稳固。本病全年均有发生,但有明显季节性,多发生在夏秋季节,患者常因饮食不卫生而得病。

(3)临床表现。志贺氏菌引起菌痢的潜伏期短,多数为1～2天。轻者无腹泻或仅有轻度水样便,重者会突然出现剧烈的腹痛、呕吐、频繁腹泻,出现里急后重,初为黄绿色水样便,后为脓血黏液便。病人发热,体温高达40 ℃以上。

有少数患者,尤其是儿童或老年人可发生中毒性菌痢,其肠道症状不明显,但会很快出现中枢神经系统中毒,循环衰竭,以至休克等严重症状。

（4）预防措施。

①管理传染源。这是控制菌痢的关键措施,应及时隔离患者并彻底治疗至粪便培养细菌阴性。饮食从业人员应定期粪检,如发现带菌者,应将其调离工作岗位并彻底治疗。

②切断传播途径。搞好饮食、饮水卫生,养成良好个人卫生习惯,做到饭前便后洗手,不吃不洁食物,搞好三管一灭工作(管水、管粪、管理饮食及消灭苍蝇)。

❷ 伤寒

伤寒是由伤寒杆菌引起的一种急性肠道传染病。它以持续高热、相对脉缓、全身中毒症状及消化道症状、玫瑰疹、肝脾肿大及白细胞减少等临床表现为特征。

（1）病原。伤寒杆菌随污染的食物进入消化道后,可穿过小肠黏膜到肠道淋巴组织及肠系膜淋巴结大量繁殖。当病菌进入血液,释放内毒素可致全身性感染,如肠道壁淋巴结破溃,可造成肠出血、肠穿孔等严重并发症。

伤寒杆菌在自然环境中生命力强,耐低温,在水中可存活 2～3 周,在粪便中可维持 1～2 个月,冰冻环境可维持数月。在奶制品和肉类食品中不仅可长期存活,当温度适宜时还能生长繁殖,在苍蝇体表和体内能存活数天。但伤寒杆菌对热与干燥环境抵抗力弱,60 ℃、15 min 或煮沸后即可将其杀灭,且对一般化学消毒剂敏感。

（2）流行特点。伤寒的传染源是患者和带菌者。患者从潜伏期末即可排出病菌,得病 2～4 周内传染性最大,病好以后患者还可以从肠道排出伤寒杆菌,带菌时间短的为 2～3 周,长的达数年。

伤寒杆菌可因食物、饮水和日常生活接触造成暴发。暴发流行主要是由水源污染引起。在流行地区,蚊蝇和蟑螂也能传播此病。人对伤寒杆菌普遍易感,病后可获得牢固免疫力,很少再发病。

（3）临床表现。伤寒的临床表现:发病初期症状徐缓,有头痛、发热症状,并伴有食欲不振、腹胀、便秘或腹泻等;患者先发冷打寒战,后发高烧;几天后在胸、腹和背部出现浅红色的红疹,称玫瑰疹;严重时可导致肠穿孔,造成内出血而死亡。伤寒的自然病程平均为 4 周,经治疗病程可缩短。

（4）预防措施。

①管理传染源。发现患者,应立即隔离以保护健康人群。临床症状消失后,连续 2 次被检阴性,可解除隔离,病人排泄物及用具（便器、食具和生活用品等）均须消毒处理。饮食从业人员应定期检查,及时发现带菌者。带菌者应调离饮食服务工作岗位,慢性带菌者要进行治疗、监督和管理。

②切断传播途径。做好卫生宣教,搞好粪便、水源和饮食卫生管理,消灭苍蝇。养成良好的个人卫生习惯与饮食卫生习惯,饭前便后洗手,不吃不洁食物,不饮用生水、生奶等。

③提高人群免疫力。易感人群可进行预防接种伤寒减毒活菌苗。

❸ 霍乱

霍乱是由霍乱弧菌所致的烈性肠道传染病。起病急、传播快,是亚洲、非洲大部分地区人群腹泻的重要原因,属国际检疫传染病。

（1）病原。霍乱弧菌是革兰氏阴性菌,菌体弯曲呈弧状。人工培养后即失去弧形,常变为杆状,不易与其他肠道杆菌区别。霍乱病原体对热、干燥、日光及消毒剂敏感,加热至 55 ℃持续 10 min 或干燥 2 h 易死亡;对酸抵抗力特别弱,正常胃酸中霍乱弧菌仅能生存 4 min。

（2）流行特点。霍乱的传染源为患者和带菌者,典型患者的呕吐物和排泄物中含菌很多,这是疾病传播的主要途径。若患者的呕吐物和带菌者的排泄物污染了水源,通过水传播可造成暴发性流行。被污染的食品如鱼、虾、蟹、牡蛎等对传播疾病也起着一定作用。

人对霍乱弧菌均易感,本病流行期间男女发病率无差异。自然感染或预防接种可产生免疫力。

（3）临床表现。霍乱潜伏期一般为 1～3 天,短者数小时,长者可达 7 天。典型患者发病急骤,少数患者在发病前有头晕、疲倦、腹胀或轻度腹泻。绝大多数患者由急剧腹泻、呕吐开始,出现上吐下泻症状,泻出物呈"米泔水样",这是本病的典型特征。

由于频繁的腹泻、呕吐及大量的水和电解质丧失,患者会出现脱水、循环衰竭、肌肉痉挛等症状,严重者可致死亡。如果患者得到及时治疗,大多症状可逐渐消失并恢复正常。患过霍乱的人可获得牢固的免疫力,再次感染者很少见。

（4）预防措施。

①控制传染源。及时发现患者,尽早予以隔离治疗。疫区应控制人群流动,禁止各种宴会,暂停大型集会。对密切接触者应严格检疫,也可给予预防性服药（如诺氟沙星）。

②切断传播途径。在烹饪卫生工作中,大力开展"三管一灭"（管水、管粪、管饮食、灭苍蝇）工作,改善卫生设施和环境卫生,加强饮水消毒和食品管理。对患者或带菌者的粪便与排泄物应严格消毒。

❹ **结核病**

结核病是由结核分枝杆菌引起的人畜共患的慢性传染病。结核病在人群集居的地方都可能存在和发生,至今仍为重要的传染病。

（1）病原。肺结核的病原体为细长、略弯曲、长短粗细不一的分枝状杆菌,革兰氏染色为阳性,但不易着色。医学上常用抗酸染色法染色,将结核分枝杆菌染成红色。病原体在实验室培养生长很慢。

结核分枝杆菌对外界环境条件尤其是干燥的环境抵抗力比较强,在患者吐出后的干燥痰液、病变组织及尘埃中能存活半年之久。但其对湿热敏感,在 60 ℃环境中经半小时即可死亡。污染的用具、书籍等都有传播结核病的危险。

（2）流行特点。结核分枝杆菌常存在于患者的病灶、痰液及分泌物和排泄物中,干燥后散布在空气中,通过呼吸道、消化道侵入易感机体引起感染,也可通过接触患者用过的东西,或与患者共食引起传染。人类结核感染率较高,但发病率很低,因为人对结核分枝杆菌有相当强的免疫力。

（3）临床表现。感染肺结核后患者表现为疲乏无力,体重减轻,常有发烧（午后微烧）,夜间盗汗,有轻重不等的咳嗽,咳黏液样痰或痰中带血。

（4）预防措施。

①活动性肺结核患者或痰中带菌者是传播的主要来源,应立即将这类人群调离食品制作和销售工作岗位,尽早隔离治疗。临床症状消失后,可恢复一般工作,但不能从事直接入口食品的制作、销售及食品消毒工作。反复治疗 2 年以上痰中仍带菌者,则应调离烹饪工作岗位。

②食用乳制品与肉类食物,须煮熟烧透,防止病菌感染。患者应单独使用餐具并经常煮沸消毒,分别存放。

❺ **布氏杆菌病**

布氏杆菌病又称波浪热,由布氏杆菌引起,是一种人畜共患病。

（1）病原。布氏杆菌在环境中抵抗力较强,尤其在干燥土壤、尘埃、病畜器官和粪尿中能存活数周至数月,在乳制品、皮毛、冻肉中能长时间生存。但对热、日光、常用消毒剂较敏感,60 ℃湿热环境 20 min 即可将其杀灭。

（2）流行特点。布氏杆菌病的传染源主要是绵羊、山羊、黄牛、水牛、奶牛及猪等病畜。病菌可随病畜的粪、尿、流产物与乳汁等排出,通过消化道及皮肤破损处侵入人体。在食物传播中,主要是食用了病畜的生奶、乳制品,生的、半生的病畜肉类,或被病畜污染的食具及被污染的食物,导致经口传播。

布氏杆菌病流行于世界各地,在我国内蒙古、新疆、黑龙江等地呈明显季节性流行。凡与感染牲畜、畜产品接触者均可感染发病,如屠宰工、挤奶员、烹饪从业人员等。

（3）临床表现。本病以长期发热、关节疼痛、肝脾肿大为特征。

（4）预防措施。加强畜产品的卫生监督,做好个人防护和职业人群防护。病毒肉卫生处理原则为内脏均应高温处理或盐腌两个月后再食用,所谓高温处理是指将肉切成厚 8 cm、重 2 kg 以下的肉块,煮沸 2 h,使肉中心温度超过 80 ℃;盐腌时肉块宜小于 2.5 kg,用盐量为肉重的 15%,生殖器官及乳房必须废弃。凡在乳牛群中检出病变,应隔离饲养,其乳汁必经煮沸消毒 5 min 后才能食用。

❻ 炭疽

炭疽是由炭疽杆菌引起的人畜共患传染病,对人畜威胁性极大。食入未煮熟的病畜肉类、病畜奶或被炭疽杆菌污染的食品可引起肠炭疽。

(1)病原。炭疽杆菌在形成芽孢前,对日光、热和常用消毒剂都很敏感,但其芽孢对外界因素的抵抗力很强,在煮沸 10 min 后仍有部分存活,在干热 150 ℃可存活 30～60 min,在湿热 120 ℃、40 min 可被杀死。炭疽杆菌的芽孢可在动物尸体及其污染的环境和泥土中存活多年。

(2)流行特征。炭疽的传染源主要是染病的草食动物,如牛、马、羊、骡和猪,还有犬。人类感染炭疽杆菌的主要方式是通过接触病畜及其皮、毛、肉等引起皮肤炭疽,或从空气中吸入含有大量病菌芽孢的尘埃引起肺炭疽。

(3)临床表现。炭疽杆菌主要从皮肤侵入引起皮肤炭疽,使皮肤坏死,形成焦痂、溃疡,中央有黑痂、周围有脓肿,最终出现毒血症。也可引起肺炭疽或肠炭疽,肠炭疽表现为急性肠炎,剧烈腹泻、腹痛、呕吐及排水样便。

(4)预防措施。

①严格管理传染源,严格隔离病畜。

②病畜死亡后应立即焚毁后深埋,不准食用,以防传播。

③感染患者应予以严格隔离,直至溃疡愈合与临床痊愈。

④对污染的皮毛、猪鬃等应进行有效的消毒处理。

(二)食源性病毒传染病及其预防

食源性病毒传染病主要是指病毒性肝炎。病毒性肝炎是由多种肝炎病毒引起的传染病,主要有甲型肝炎、乙型肝炎和非甲非乙型肝炎等。急性肝炎通常在 2～4 个月后恢复,乙型和非甲非乙型肝炎容易转为慢性,少数可发展成为肝硬化。

❶ 甲型肝炎

(1)病原。甲型肝炎病原体为甲型肝炎病毒,其为球形,直径为 27 μm,属于微 RNA 病毒。甲型肝炎主要经口传播,而后进入肝脏,能引发肝脏细胞病变。甲型肝炎病毒抵抗力较强,加热至 56 ℃持续 30 min 还能存活,但加热至 100 ℃持续 5 min,可将其灭活。

(2)流行特点。甲型肝炎的主要传染源是患者,通过粪便排出病毒而造成环境污染,通过饮水和摄食经口感染健康者。感染甲型肝炎后,可获持久的免疫力。

(3)临床表现。甲型肝炎潜伏期较短,一般为 15～45 天。起病较急,患者体温升高快,明显症状为全身乏力、食欲不好、恶心、呕吐、腹痛、腹泻等。患者尿色深,巩膜及皮肤出现黄疸,肝部有压痛,临床上也常见急性无黄疸型肝炎,临床表现与急性黄疸型肝炎相似,只是症状稍轻,整个病程看不出黄疸。

❷ 乙型肝炎

(1)病原。乙型肝炎病原体为乙型肝炎病毒,分外壳和核心两部分。外壳有表面抗原,核心部分含有 DNA 聚合酶及核心抗原,是病毒复制的主体。乙型肝炎病毒对外界环境的抵抗力很强,对低温、干燥、紫外线均有耐受性,不能被 75% 乙醇灭活,因此,常规的消毒方法不能用于乙型肝炎病毒的消毒。加热到 100 ℃持续 10 min 可使乙型肝炎病毒失去传染性,但仍然保留表面抗原的活性。乙型肝炎病毒在 100 ℃温度煮沸 20 min 或 120 ℃高压蒸汽加热 15 min 才能被杀死。

(2)流行特点。乙型肝炎的传染源主要是患者和病毒携带者,通过输血和生活中密切接触造成传播。乙型肝炎感染以儿童为多,也有再次感染的可能。

(3)临床表现。乙型肝炎潜伏期较长,为 45～160 天,临床发病可急可缓,很容易转变为慢性肝炎。乙型肝炎具有急性肝炎的症状,但以无黄疸型为主,如体征及肝功能发生改变,可导致慢性肝炎、肝硬化或肝癌。

❸ 非甲非乙型肝炎

(1)病原。非甲非乙型肝炎病原体很可能有多种,病毒的颗粒及抗原均未检出。

(2)流行特点。非甲非乙型肝炎的传染与乙型肝炎很相似,非甲非乙型肝炎之间没有相互免疫,可重复感染。

(3)临床表现。非甲非乙型肝炎介于甲型、乙型两者之间,潜伏期为 14~140 天。非甲非乙型肝炎与输血关系密切,而且也易转为慢性,临床症状与慢性肝炎很相似。

❹ 传染性肝炎预防措施

(1)加强对传染源的管理。认真贯彻执行饮食从业人员的定期体检制度,做到早发现、早诊断、早隔离。对急性患者应隔离治疗,基本治愈后观察半年,慢性肝炎患者治愈后继续观察一年。观察期间不得从事直接入口的食物制作工作及食具消毒工作。

(2)切断传播途径。搞好饮食卫生、饮水卫生、食具卫生、个人卫生等是防止经口感染、切断传播途径的重要措施,具体措施有以下几种。

①严格执行餐具消毒制度。饮食行业的食、饮具必须进行严格消毒,被乙型肝炎病毒污染的餐具,必须在开水中煮沸消毒 15~20 min。较大型的宾馆、饭店有条件的可使用洗碗机、消毒柜等设备,使洗涤与消毒同步进行;规模中等及小型餐馆可采取煮沸、蒸汽或化学药物消毒法。

②餐饮从业人员重视个人卫生。从业人员应保持手的经常性清洁,养成良好的卫生习惯,这是防止食品受到污染的重要防护手段之一。

③食品加工操作卫生。熟食要烧熟煮透,食用贝类、水产品要反复冲洗,并在清水中放养一段时间,经煮 15~30 min 才可食用。

④饮水卫生。保护好水源,做好饮食用水的消毒工作。

⑤实行分餐进食制。开展卫生知识宣传,改革传统的不良饮食习惯,实行分餐进食制,多人共餐时设置公筷公勺。

(3)保护易感人群。在甲型肝炎流行期间易感人群均可用接种疫苗进行预防。

四、食源性寄生虫病及其预防

❶ 旋毛虫病

旋毛虫病是由旋毛虫寄生于生物体骨骼肌所引起的一种人畜共患的寄生虫病。人因生食或半生食含旋毛虫幼虫包囊的猪肉或其他动物肉类而感染。

(1)病原。旋毛虫是雌雄异体的细小线虫,雌虫长 3~4 mm,雄虫长 1.5 mm。成虫和幼虫均寄生于同一宿主体内,宿主可以是人体及猪、狗、猫、鼠等几十种哺乳动物,不需要在外界发育。人或动物吞食含有活的旋毛虫幼虫包囊的肉类后,包囊被胃液消化,幼虫脱囊而出,2 天后发育为成虫。旋毛虫系卵胎生,雌虫交配后 5~7 天起胎生出幼虫,每条雌虫可产幼虫 200~500 条。这些幼虫随血液循环到达身体各器官。

旋毛虫幼虫包囊对外界抵抗力较强,耐低温,在 −12 ℃可保持活力达 5~7 天,在腐肉中能存活 2~3 个月。熏烤、腌制、暴晒等加工制作方法常不足以杀死香肠、腌肉等肉制品中的旋毛虫幼虫,如加热烹调时间不足,食后亦可感染,但在 70 ℃时包囊可被杀死。

(2)流行特征。旋毛虫病分布于全世界,欧洲及北美尤为多见。我国除西藏及云南少数民族好吃生猪肉的地区有病例报告外,四川、辽宁、黑龙江、吉林、河南、湖北等地也有病例发生。旋毛虫的宿主范围甚广,有的地区养猪采取野外放牧,任意觅食,猪常因吞食垃圾中含有旋毛虫幼虫包囊的肉屑而感染。

（3）临床表现。轻度感染常无临床症状，重度感染有发热、眼睑水肿等过敏反应以及肌肉剧烈疼痛、乏力等症状。

（4）预防措施。

①加强卫生宣传教育，不食生的或半熟的猪肉和其他动物及其制成品，提倡熟食。

②改善养猪方法，不任意放牧，应当圈养。

③饲料加热处理。勿使猪吃到感染了旋毛虫的肉屑或死鼠，饲料需加热处理。

④加强肉类检验。私宰猪肉未经检验不准出售。库存猪肉需低温冷冻处理，在－15 ℃以下冷冻 20 天，或－20 ℃以下冷冻 24 h，均可杀死旋毛虫幼虫。

❷ 中华分支睾吸虫病

中华分支睾吸虫病是由中华分支睾吸虫（简称华支睾吸虫）寄生在人体肝内胆管所引起的寄生虫病。人因进食未煮熟的淡水鱼（虾）而感染。

（1）病原。中华分支睾吸虫成虫体形扁平，状如葵花子仁，长 10～25 mm，宽 3～5 mm，褐红色。雌雄同体。成虫寄生在肝内胆管。成虫产卵后，虫卵随粪便一起排出体外。虫卵细小、呈芝麻籽形。虫卵在水中可存活，在池塘或溪沟水中被淡水螺（沼螺、豆螺等）所吞食，孵出毛蚴，发育成许多尾蚴，逸出螺体，侵入淡水鱼或小虾体内形成尾蚴。人或哺乳动物如猫、狗和猪等进食含有尾蚴而未煮熟的鱼虾后，即被感染。从感染尾蚴至成虫成熟排卵需 1 个月左右，成虫的寿命可长达 20～30 年。

（2）临床表现。主要临床表现为慢性消化机能紊乱、肝大、上腹隐痛、疲乏以及精神不振等，严重感染可导致胆管炎、胆结石以及肝硬化等并发症。

（3）预防措施。

①改变不良的饮食习惯，不吃生鱼、生虾及一切未煮熟的鱼类、虾类，生熟食具分开，避免尾蚴污染食品。不用未煮熟的鱼、虾喂养猫、狗。

②加强粪便管理，防止粪便污染水源及鱼塘。

③积极开展普查诊断，治疗患者及病畜，以消灭传染源。

❸ 绦虫病

绦虫病是各种绦虫寄生于人体小肠所引起的一种人畜共患的寄生虫病，常见有猪肉绦虫病和牛肉绦虫病，是由于吃了未煮熟的感染了牛囊虫或猪囊虫的牛肉或猪肉等造成的。

（1）病原。绦虫属于扁形动物门的绦虫纲。该纲成虫体背腹扁平、左右对称、大多分节，长如带状，无口和消化道，缺体腔，除极少数外均为雌雄同体。绦虫全部为寄生生活，绝大多数成虫寄生在脊椎动物的消化道中，需 1～2 个中间宿主，在中间宿主体内发育的时期被称为中绦期，各种绦虫的中绦期幼虫的形态结构和名称不同。寄生于人体的绦虫有 30 余种。成虫寄生于脊椎动物，幼虫主要寄生于无脊椎动物或以脊椎动物为中间宿主。

（2）流行特征。绦虫病在国内分布较广，东北地区、华北地区及云南、河南、西藏、贵州、广西等地均有发现，少数民族地区尤为多见。

猪肉绦虫病和牛肉绦虫病的终宿主是人，故患者是唯一的传染源。影响猪肉绦虫病和牛肉绦虫病的流行因素主要是饮食习惯及猪、牛饲养方法。喜食生干牛肉或未煮熟猪肉者容易感染。生熟菜共用同一砧板与炊具，造成熟食污染。猪、牛成群放牧吞食人粪机会较多，囊虫感染率高，感染程度重。

（3）临床表现。绦虫病初期，成虫居于肠中，引起腹部或上腹部隐隐作痛，腹胀不适，甚至恶心、呕吐。常在内裤、被褥或粪便中发现白色节片，或伴肛门瘙痒。上述症状基础上常伴有面色萎黄或苍白，形体消瘦，倦怠乏力，食欲不振等。

（4）预防措施。

①大力开展卫生宣传教育，加强猪、牛及粪便管理，改善家畜饲养方式，防止饲料被污染。

②肉类必须烧熟煮透,坚持不吃生的或半生不熟的猪肉。加工生熟食品的刀具、砧板应严格分开使用,避免污染。

③认真做好上市肉品的检疫工作,禁止出售含囊尾蚴的肉类,－10 ℃贮存 72 h 囊尾蚴即可死亡,有条件者可冷藏生猪牛肉。

④对患者进行驱虫治疗,以控制和消除传染源。

任务二 食物中毒的预防及控制

→ 任务描述

生活中总是有各种各样的意外出现,食物中毒也是非常多见的。我们每天的生活离不开饮食,食物中毒是常见的急症之一,如果不及时处理会致命。因此如何防止食物中毒,以及食物中毒后怎样及时处理就变得非常重要。

→ 任务目标

(1)掌握食物中毒的分类、相关风险及风险环节。

(2)掌握各类食物中毒的预防措施。

(3)了解食物中毒的一般急救处理方法,掌握餐饮企业在发生食物中毒时的处理程序。

(4)让学生具备安全、健康、文明的生活习惯,增强社会责任感和团队合作精神,树立牢固的食品安全意识。

→ 任务导入

2020 年 10 月 19 日晚,国家卫生健康委员会微信公众号"健康中国"发布消息称,10 月 5 日黑龙江某县发生一起因家庭聚餐食用酸汤子引发的食物中毒事件,9 人食用后全部死亡。现已查明,致病食物是被致病菌污染的酸汤子。

在北方,酸汤子是用玉米水磨发酵后做成的一种粗面条样的酵米面食品。夏秋季节制作发酵米面制品容易被椰毒假单胞菌污染,该菌能产生致命的米酵菌酸,高温煮沸不能破坏毒性,中毒后没有特效救治药物,病死率达 50％以上。北方的臭碴子、酸汤子、格格豆,南方的发酵后制作的汤圆、吊浆粑、河粉等最容易致病(图 3-2)。这些食品或原料一旦被椰毒假单胞菌(酵米面亚种)污染,经过长时间浸泡发酵,容易产生米酵菌酸等毒素引起中毒。2010 年至今,全国已发生此类中毒 14 起,84 人中毒,37 人死亡。

临床症状主要为头晕、恶心、呕吐、意识模糊、烦躁不安、抽搐、惊厥、少尿或血尿,重症患者多呈肝昏迷、多脏器衰竭、中枢神经麻痹,最终因呼吸衰竭而死亡。酵米面中毒没有特效药物,救治难,死亡率高。

→ 任务实施

根据《中华人民共和国食品安全法》第十四条、第一百零三条、第一百零四条等规定,国家卫生健康委员会组织制定了《食源性疾病监测报告工作规范(试行)》,2019 年 10 月 17 日发布,自 2020 年 1 月 1 日起施行。

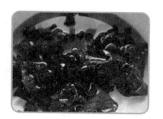
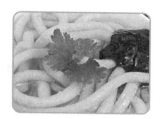

发酵玉米面制品　　　　　　久泡的木耳　　　　　　酸汤子、臭碴子

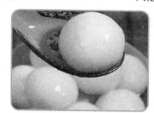
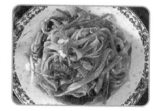

糯米面汤圆　　　　　　　河粉等湿米粉

图 3-2　容易变质含有米酵菌酸的食品

扫码看彩图

一、食物中毒概念及特点

（一）食物中毒的概念

食物中毒是人们食用了各种"有毒食物"而引起的非传染性的急性疾病的总称。"有毒食物"是指健康人食入可食状态和正常数量而引起发病的食品。因此摄取非可食状态、非正常数量的食品，以及非经口摄取而由其他方式引入体内，非健康人群食入和由食物污染引起的肠道传染病、寄生虫病均不属于食物中毒的范围。

（二）食物中毒的特点

食物中毒的种类很多，虽然发病情况和食物中毒原因各不相同，但一般都具有以下共同特点。

❶ 潜伏期较短，具有暴发性

食物中毒通常是在食用有毒食物后，短时间内迅速发病，相继有大量患者出现，发病人数很快达到最高峰，继而逐渐消失。潜伏期一般在 24 h 或 48 h 以内。

❷ 症状相似

同一起食物中毒事件的患者，其症状可因有毒食物的摄入量多少、人的体质强弱等因素表现出轻重不同，但患者均有类似的临床症状。食物中毒最常见的症状为急性胃肠炎，如恶心、呕吐、腹痛、腹泻等。

❸ 有相同进食史

同起食物中毒事件的患者，都在相近的时间内食用了某种共同的致病食物，中毒也都局限在食用了同一致病食物的人群中，没有吃这种食物的人绝对不会发病，即使在同一食堂甚至同桌就餐，也不会发病。停止食用有毒食物后，会很快终止发病。

❹ 无传染性，发病曲线上无余波

中毒患者与健康人之间不直接传染，所以，只要对中毒患者及时抢救治疗，停止食用有毒食物，就不会再出现新的中毒患者，没有传染病流行曲线上的尾端余波。

上述这些特点在暴发集体性食物中毒中表现比较明显，在个体散发性病例中表现不太明显，应注意区别。

Note

二、食物中毒的原因及分类

（一）食物中毒的原因

被各种有毒物质污染的食物被摄入人体内并达到一定量时，均可引起食物中毒。其原因主要有以下几个方面。

（1）食物被致病菌污染，致病菌在适宜条件下迅速生长繁殖，使食物带有大量活菌（沙门氏菌属）或在其生长繁殖过程中产生毒素（如葡萄球菌肠毒素）时，可引起食物中毒。

（2）有毒化学物质污染食物或被误食，达到中毒剂量时，可引起食物中毒，如有机磷农药误作食用油食入引起的农药中毒。

（3）动植物中含有天然毒素，因加工、烹调方法不当，未能将有毒物质除去，食入后引起食物中毒，如急火快炒四季豆引起的中毒。

（4）某些外形与食物相似，本身含有毒成分的物质被误食引起的中毒，如毒蕈中毒。

（5）食物因储藏条件不当，发生了生物性、物理性或化学性变化，产生了有毒物质引起中毒，如腐烂变质的蔬菜引发的亚硝酸盐中毒。

（6）经食物链作用，毒素发生了转移和生物富集作用，使食物中存在一定量的毒素引起中毒，如食用蜜蜂采集有毒植物花粉后酿造的有毒蜂蜜引起中毒。

食品从生产加工到销售食用的整个过程，有很多因素可以使食品具有毒性，被人体摄入后引起中毒。如未经检疫的病死畜禽肉及其加工制品；掺假奶粉、白酒；食品加工中使用不符合卫生标准的添加剂、助剂；生产工艺设备、容器和包装材料不符合卫生要求或带有毒性；熟食加工生熟不分，交叉污染等。使食品污染并产生毒性的物质多种多样，途径也异常复杂，人体摄入有毒物质，就可发生食物中毒。

（二）食物中毒的分类

食物中毒的种类有以下几种：①细菌性食物中毒；②真菌性食物中毒；③有毒动植物性食物中毒；④化学性食物中毒。

三、细菌性食物中毒的预防及控制

细菌性食物中毒是人们吃了含有大量活的细菌或细菌毒素的食物而引起的食物中毒。通常由活细菌本身引起的中毒称为感染型；由菌体产生的毒素引起的中毒称为毒素型。

细菌性食物中毒是食物中毒中最普遍、最常见的疾病，几乎占食物中毒病例总数的90%，细菌性食物中毒多发生在气温较高的夏秋季节。

细菌性食物中毒多发生在抵抗力低的人群中，如儿童、老人和病弱者，只要能及时治疗，一般病程短、恢复快、愈后良好，仅肉毒杆菌毒素中毒例外。

引起细菌性食物中毒的食品主要有动物性食品，如肉类、鱼类、乳类和蛋类等；植物性食品，如剩饭、糯米凉糕、豆制品、面类发酵食品等。

常见的细菌性食物中毒有以下几种。

（一）沙门氏菌属食物中毒

（1）病原菌：沙门氏菌属是一类分布广、适应力较强的细菌，在温度为 18～20 ℃环境下能大量繁殖，食盐浓度在 1%～2%时可正常繁殖，当 pH 值在 4.5 以下能抑制其生长，其在 80 ℃水中煮 5 min 可被杀灭。

引起食物中毒的沙门氏菌属有鼠伤寒沙门氏菌、猪霍乱沙门氏菌、肠炎性沙门氏菌等，在正常健康的牲畜肠道内也有这样的细菌。

（2）中毒食物：沙门氏菌属食物中毒的食物多为动物性食品，如肉类、鱼类、禽蛋类、乳类等。沙

58

门氏菌一般不分解蛋白质,所以被污染的食物在外观上一般不易被觉察。

(3)中毒症状:沙门氏菌属食物中毒多引起急性胃肠疾病,表现为恶心、头痛、发热、腹痛、腹泻,病程为2~3天,很少出现死亡病例。

(4)预防措施:对于沙门氏菌属食物中毒,除加强食品安全监测措施外,还应做到以下几点:①严禁食用病死家畜禽肉;②肉类食物的贮存应采用低温冷藏;③食物烹调要充分加热、煮熟、煮透;④严格执行生、熟分开存放制度(图3-3);⑤增强环境和个人卫生的意识,杜绝污染源。

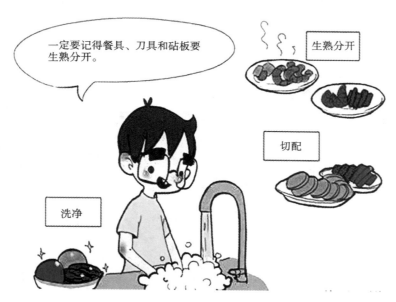

图 3-3　食物烹调时注意生熟分开

(二)致病性大肠杆菌和变形杆菌属食物中毒

(1)病原菌:致病性大肠杆菌和变形杆菌在自然界分布广泛,人和动物的带菌率都比较高。

(2)中毒食物:致病性大肠杆菌和变形杆菌食物中毒,主要是因为食品被高度污染。

(3)中毒症状:致病性大肠杆菌和变形杆菌属食物中毒的症状多为急性胃肠类疾病和急性细菌型痢疾,前者腹泻、大便米泔水样、呕吐,后者腹泻、便血、高热。

(4)预防措施:对致病性大肠杆菌和变形杆菌属食物中毒的预防与沙门氏菌属相同,应特别强调防止熟食品被带菌的厨房水、容器具、厨师和服务员等污染。

(三)副溶血性弧菌食物中毒

(1)病原菌:副溶血性弧菌又称嗜盐弧菌,在海水中广泛分布,在海产鱼类和贝蛤类中多见,当温度为18~22 ℃时可迅速繁殖,短时间内即可达到致病菌量。pH值在4.5以下时繁殖停滞。

(2)中毒食物:副溶血性弧菌食物中毒的食物主要为海产品和家庭腌制食品,如咸菜、咸肉、咸蛋等。

(3)中毒症状:副溶血性弧菌的中毒症状多为急性肠胃炎,表现为腹痛、腹泻、呕吐,病程为3~4天。

(4)预防措施:①水产品采用低温冷藏;②烹调食物的温度在80 ℃以上,时间5~10 min;③凉拌菜先洗后切,采用食醋处理。

(四)葡萄球菌肠毒素中毒

(1)病原菌:葡萄球菌广泛存在于自然界,是化脓性球菌之一,健康人的皮肤、鼻、咽、喉和手均可带菌,在食物中能产生大量的肠毒素。肠毒素耐热性强,带有肠毒素的食物,煮沸120 min方能被破坏,故在一般烹调中不能被破坏。

(2)中毒食物:引起中毒的食物主要有肉类、水产类、乳类、剩米饭、糯米凉糕、凉粉和米酒等。

(3)中毒症状:葡萄球菌中毒症状为恶心、呕吐、腹痛、腹泻,呕吐频繁,病程1~2天,很少发生死亡。

(4)预防措施:①讲究食品安全,对易腐食品采用低温冷藏;②对患有疮疖、化脓性创伤或皮肤病以及上呼吸道炎症、口腔疾病等饮食工作者,应暂时调换工作,并及早治疗;③剩饭剩菜应放在通风处,避免污染。

(五)肉毒杆菌食物中毒

(1)病原菌:肉毒杆菌是一种厌氧的梭状芽孢杆菌,广泛分布于土壤中。该菌在20 ℃以上才能繁殖并产生毒素,肉毒杆菌毒素在80 ℃以上20~30 min即被破坏。

(2)中毒食物:引起中毒的食物有罐头和发酵性食品,如家庭自制的臭豆腐、豆瓣酱等。

(3)中毒症状:肉毒杆菌中毒会引起神经麻痹、视物模糊、眼肌麻痹,严重的出现呼吸功能麻痹,循环衰竭而死亡。

(4)预防措施:①食品原料应注意卫生质量,避免污染;②罐头食品选购时防止有胖听;③少食生冷食物。

(六)李斯特菌食物中毒

(1)病原菌:主要是单核细胞增生性李斯特菌,该菌在70 ℃加热2 min即可死亡,不耐酸,在20 ℃能存活一年。

(2)中毒食物:长时间冷藏的肉类和奶制品多见,蔬菜、水果、水产品中也含有。

(3)中毒症状:孕妇及新生儿为高发人群,主要中毒症状为胃肠炎症状,常发生脑膜炎、流产,病死率达30%。

(4)预防措施:冷藏的熟肉制品及奶制品等,食前要充分加热。

(七)链球菌食物中毒

(1)病原菌:链球菌广泛分布于自然界,一般从水、乳、尘埃、人和动物的粪便以及健康人的鼻咽部皆可检出。其病原体为革兰氏阳性球菌,呈球形或卵圆形,直径为0.5~1 μm,呈链状排列。菌链长短不一,随菌种类及生长环境而异。

(2)中毒食物:链球菌食物中毒常由乳、肉类食品引起,如炒菜、乳粉、香肠、奶油、蛋糕、火腿、烧牛肉、豆腐等。

(3)中毒症状:潜伏期1.5~3.6 h,发热不明显,有恶心、呕吐、下痢、腹痛为主的急性胃肠炎症状,无里急后重,多为痉挛性腹痛,表现与葡萄球菌食物中毒症状类似。

(4)预防措施:链球菌主要通过飞沫传染,应对患者和带菌者及时治疗,以减少传染源。注意环境和个人卫生,防止粪便对食品原料、熟食品及加工设备的污染,空气、器械、辅料等应注意消毒。

(八)志贺菌食物中毒

(1)病原菌:细菌性痢疾又称志贺菌病,是由志贺菌属痢疾杆菌引起的一种肠道传染性疾病,是夏秋季节常见的肠道传染病之一。

(2)中毒食物:中毒食物主要是肉、乳及其制品等。

(3)中毒症状:潜伏期一般为6~24 h,主要症状为剧烈腹痛,多次腹泻,高热等。

(4)预防措施:①政府行为方面。要搞好食品安全,保证饮水安全,做好疫情报告。出现疫情后,立即找出传染源并控制传染源,禁止患者或带菌者从事餐饮业和保育工作,限制大型聚餐活动。②个人卫生方面。喝开水,不喝生水;用消毒过的水洗瓜果、蔬菜和碗筷及漱口;饭前便后要洗手,不要随地大小便;吃熟食不吃凉拌菜,剩饭剩菜要加热后吃;做到生熟分开,防止苍蝇叮爬食物。

（九）椰毒假单胞菌（酵米面亚种）食物中毒

（1）病原菌：椰毒假单胞菌（酵米面亚种）。

（2）中毒食物：椰毒假单胞菌（酵米面亚种）食物中毒多发生在夏、秋季节，食品因潮湿、阴雨天气贮存不当变质。主要中毒食品为发酵玉米面制品、变质鲜银耳及其他变质淀粉类（糯米、小米、高粱米和马铃薯粉等）制品。

（3）中毒症状：进食后，患者开始出现上腹部不适、全身无力等症状，少数患者出现腹泻，但症状较轻。严重者出现昏迷、四肢抽搐等。有些发病很急，出现中毒休克而死亡。

（4）预防措施：严禁用浸泡、霉变的玉米制作食品。家庭制备发酵谷类食品时要勤换水，要保持卫生，保证食物无异味产生，最好的预防措施是不制作、不食用酵米面。禁止出售发霉变质的鲜银耳。要学会正确辨别银耳的质量，正常干银耳经水泡发后，朵形完整、较大，菌片呈白色或微黄，弹性好，无异味；变质银耳不成形、发黏、无弹性，菌片呈深黄至黄褐色，有异臭味。发好的银耳要充分漂洗，食用前要摘除银耳的基底部。

（十）蜡样芽孢杆菌食物中毒

（1）病原菌：蜡样芽孢杆菌可产生腹泻毒素和呕吐毒素，前者不耐热，56 ℃经 5 min 可被破坏；后者耐热，126 ℃90 min 仍有活性。该菌 100 ℃经 20 min 可被杀灭。

（2）中毒食物：以剩米饭、剩米粉为主。

（3）中毒症状：主要有以腹泻为主的腹泻型肠胃炎症状和以呕吐为主的呕吐型肠胃炎症状。

（4）预防措施：剩饭剩菜应低温短时保存，食前需彻底加热，配备防蝇防鼠防尘设施，注意容器具卫生。

四、真菌性食物中毒的预防及控制

真菌性食物中毒是由真菌产生毒素引起的。易引起中毒的食品主要是富含糖类、水分含量适宜、霉菌易生长繁殖的粮谷类、甘蔗等食品。有些发霉谷类食品如玉米、大米、面点等，即使霉粒、霉斑、霉点被去除，但毒素还存在于食品中，也可能引起食物中毒。这里主要介绍霉菌，霉菌在自然界中分布很广，同时由于其可形成各种微小的孢子，因而很容易污染食品。

（一）黄曲霉毒素

黄曲霉毒素（简称 AFT）是黄曲霉和寄生曲霉的代谢产物。寄生曲霉的所有菌株都能产生黄曲霉毒素，但我国寄生曲霉罕见。黄曲霉是我国粮食和饲料中常见的真菌，由于黄曲霉毒素的致癌性强，因而受到重视。但并非所有的黄曲霉都是产毒菌株，即使是产毒菌株也必须在适合产毒的环境条件下才能产毒。

（1）病原菌：黄曲霉毒素的化学结构是一个二呋喃环和一个氧杂萘邻酮，现已分离出 B1、B2、G1、G2、B2a、G2a、M1、M2、P1 等十几种。其中以 B1 的毒性和致癌性最强，它的毒性比氰化钾大 100 倍，仅次于肉毒毒素，是真菌毒素中毒性最强的。致癌作用比已知的化学致癌物都强，比二甲基亚硝胺强 75 倍。黄曲霉毒素具有耐热的特点，裂解温度为 280 ℃，在水中溶解度很低，能溶于油脂和多种有机溶剂。

（2）中毒食物：黄曲霉生长产毒的温度范围是 12～42 ℃，最适合产毒的温度为 33 ℃，最适合产量的 Aw 值为 0.93～0.98。黄曲霉在水分为 18.5％的玉米、稻谷、小麦上生长时，第三天开始产生黄曲霉毒素，第 10 天产毒量达到最高峰，以后便逐渐减少。菌体形成孢子时，菌丝体产生的毒素逐渐排出到基质中。黄曲霉产毒的这种迟滞现象，意味着高水分粮食如在两天内进行干燥，粮食水分降至 12％以下，即使污染黄曲霉也不会产生毒素。

黄曲霉毒素污染可发生在多种食品上，如粮食、油料、水果、干果、调味品、蔬菜、肉类、乳和乳制品等。其中玉米、花生和棉籽油最易受到污染，其次是稻谷、小麦、大麦、豆类等。花生和玉米等谷物是黄曲霉菌株适宜生长并产生黄曲霉毒素的基质。花生和玉米在收获前就可能被黄曲霉污染,故成熟的花生也可能带有毒素,玉米果穗成熟时,不仅能从穗上分离出黄曲霉,且能够检出黄曲霉毒素。

(3)中毒症状:黄曲霉毒素具有强烈的肝毒性,对肝脏有特殊亲和性并有致癌作用。它主要强烈抑制肝脏细胞中 RNA 的合成,破坏 DNA 的模板作用,阻止和影响蛋白质、脂肪、线粒体、酶的合成与代谢,干扰动物的肝功能,导致突变、癌症及肝细胞坏死。同时,饲料中的毒素可以蓄积在动物的肝脏、肾脏和肌肉组织中,人食入后可引起慢性中毒。中毒症状分为以下三种类型。

①急性和亚急性中毒。短时间摄入黄曲霉毒素量较大,迅速造成肝细胞变性、坏死、出血以及胆管增生,在几天或几十天后死亡。

②慢性中毒。持续摄入一定量的黄曲霉毒素,使肝脏出现慢性损伤,生长缓慢,体重减轻,肝功能降低,最后肝硬化,在几周或几十周后死亡。

③致癌性。实验证明,许多动物小剂量反复摄入或大剂量一次摄入皆能引起癌症,主要是肝癌。

(4)预防措施:①花生、玉米等粮油及其制品尽量存放在阴凉干燥的位置,避免霉菌繁殖。②购买粮油时要注意查看保质期,不要储存太久,以免食物过期变质。③烹调食品前需开袋检查食品有无变质,如发现霉点、霉斑应立即丢弃,不可食用。④黄曲霉毒素易溶于有机溶剂,如果发现厨具有霉点、霉斑,用洗洁精清洗,然后用大量水冲净,有助于减少残留的黄曲霉毒素。

(二)其他霉菌毒素

❶ 赤霉病麦毒素

(1)病原菌:麦类、玉米等谷物被镰刀菌菌种侵染引起的赤霉病是一种世界性病害,谷物赤霉病的流行除造成严重减产外,谷物中存留镰刀菌的有毒代谢产物——赤霉病麦毒素,可引起人畜中毒。

(2)中毒食物:被菌种污染的麦类、玉米等谷物。

(3)中毒症状:赤霉病麦中毒潜伏期一般为十几分钟至半小时,长的可延至 2~4 h,主要症状有恶心、呕吐、腹痛、腹泻、头昏、头痛、嗜睡、流涎、乏力,少数患者有发热、畏寒等症状,一般持续一天左右,慢的一周左右自行消失。

(4)预防措施:①加强田间和储藏期的防菌措施,包括选用抗霉品种,降低田间水位,改善田间小气候,及时脱粒、晾晒。②降低谷物水分含量至安全水分 12%。③贮存的粮食要勤翻晒,注意通风,去除或减少粮食中的病粒或毒素。

❷ 节菱孢霉毒素

(1)病原菌:毒性物质为节菱孢霉及其产生的毒素 3-硝基丙酸。长期储藏的变质甘蔗是节菱孢霉发育、繁殖、产毒的良好培养基。甘蔗节菱孢霉产生的毒素 3-硝基丙酸是一种神经毒,主要损害中枢神经系统。

(2)中毒食物:霉变甘蔗。

(3)中毒症状:多先头晕、视物模糊、腹痛、腹泻,继而下肢无力、不能睁眼、眩晕、不能站立,较重者呕吐剧烈、大便呈黑色、血尿、发热、神志恍惚、阵发性抽搐、牙关紧闭、出汗、流口水、意识丧失,严重者中枢神经系统损伤及昏迷中出现呼吸衰竭而死亡,存活者留有似乙型脑炎样的后遗症,并终身丧失生活能力。

(4)预防措施:

①对甘蔗加强管理,甘蔗必须于成熟后收割,收割后需防冻、防霉菌污染繁殖。存期不可过长,定期对甘蔗进行感官检查,严禁出售霉变甘蔗。

②食品安全监督机构、甘蔗经营者和广大消费者应掌握辨认变质甘蔗的方法。变质甘蔗外观无光泽,质软,结构疏松,表面可无霉点。

五、有毒动植物性食物中毒的预防及控制

有毒动植物性食物中毒主要指有些动植物中含有某种天然有毒成分,由于外观形态上与无毒品种相似,容易被误食,或加工、食用方法不当引起中毒。此类中毒事件时有发生,应引起重视。

（一）有毒动物引起的食物中毒

❶ 有毒鱼类的中毒

有毒鱼类的中毒可分为以下几种。

（1）河豚中毒:河豚（鲀）在我国沿海和长江中下游分布很广,该鱼味道鲜美,因其体内含有剧毒——河豚毒素,误食后可使人中毒。我国、日本以及南海沿岸各国都有人因食河豚而中毒死亡的,死亡率高达 50% 以上。

①有毒部位:头、血液、皮、内脏,尤以肝脏和卵巢毒性最强,有的品种肌肉有毒,如东方鲀、暗纹东方鲀等。

②有毒成分:河豚毒素,其分子式为 $C_{11}H_{17}N_3O_8$,是自然界中毒性最强的非蛋白神经毒素,该毒素耐热性较强。

③中毒症状:河豚中毒发病急,食后半小时内出现口、唇、舌、四肢麻木,然后恶心、呕吐,严重的出现运动神经麻痹、血压下降、呼吸衰竭而死亡。

④预防措施:宣传普及河豚中毒的有关知识,禁止出售和食用鲜河豚,饮食店不得加工制作河豚。

（2）肉毒鱼类:肉毒鱼类是指肌肉有毒的鱼类,在我国的南海和东海分布较多,大约有 20 种,如花斑裸胸鳝、黄边裸胸鳝、棕点石斑鱼、侧牙鲈、斑点九棘鲈等,餐饮业不能选用和加工这些鱼类。

（3）血毒鱼类:血毒鱼类是指血液中含有毒素的鱼类,我国目前已知的有两种,即黄鳝和鳗鲡。中毒原因是生饮鱼血引起中毒。该毒素能被高温所破坏。中毒症状多为腹泻、恶心、皮痒、呼吸困难等,因此,应普及这类科学知识,防止悲剧发生。

（4）胆毒鱼类:胆毒鱼类是指鱼胆含有毒素的鱼类,在我国的一些地区有吞服鱼胆治疗眼病的传说,故这些地方时常发生中毒现象。鱼胆有毒的鱼类主要是鲤科鱼类,如青鱼、草鱼、鲤鱼和鳙鱼等,因此,在治疗疾病时不能听信传说随意吞服鱼胆,以防中毒的发生。

（5）鱼类组胺中毒:鱼类组胺中毒主要是指食用了不新鲜或腐败的鱼,个别案例与人的过敏体质有关。组胺是蛋白质的分解产物,在酶的作用下,鱼肉中的组胺酸分解为有毒的组胺。含组胺高的鱼类具有青皮红肉的特点,常见的有鲐鱼、鲹鱼、马鲛鱼、金枪鱼、沙丁鱼等。中毒症状多为皮肤潮红、眼结膜充血,同时伴有头痛、呼吸急促、血压下降,少数人也有腹痛、腹泻等胃肠症状。预防组胺中毒应做到:不吃不新鲜的鱼类;对于含组胺较高的鱼类,烹调时采取适当措施减少组胺的含量;体弱、过敏体质的人尽量少食用此类鱼,以防中毒的发生。

❷ 贝类中毒

海洋中的贝类可能含有一种可麻痹神经的毒素,称为石房蛤毒素,据研究,这可能与海水中的"赤潮"有关。可引起中毒的常见贝类有牡蛎、扇贝、螺类、蛤类和贻贝等。石房蛤毒素是一种可溶于水、耐高温、相对分子质量小的非蛋白质神经毒素,可阻断神经和肌肉间的神经冲动的传导,对人的致死量为 0.54～0.90 mg。人感染后 0.5～3 h 即可出现中毒症状,主要表现为初期唇、舌、指端麻木,继而四肢和颈部麻痹,小脑受到损害,运动失调、眩晕、发音不清、流涎、头痛、口渴、恶心、呕吐,甚至出现呼吸困难而死亡,死亡率可达 10% 左右。目前尚无特效解毒药。贝类毒素多存在于贝类的内脏中,故应先除去其内脏及周围的暗色部分再烹调食用。

❸ 动物甲状腺中毒

动物甲状腺中毒一般皆因牲畜屠宰时未摘除甲状腺而使其混在喉颈等碎肉中被人误食所致。人一旦误食了动物甲状腺,因突然增加大量的外来甲状腺激素,可导致下列不良影响。

（1）扰乱机体正常的内分泌系统活动。内分泌系统（如垂体、胰岛、甲状腺、性腺等）所分泌的激素,可经血液循环转运或通过细胞外液弥散到附近的器官或组织中,进行体液性调节。内分泌系统与神经系统都是各器官活动的调节系统,两者配合而发挥作用。

(2)严重影响了下丘脑功能,造成一系列精神症状。下丘脑通过神经和血管途径调节脑垂体前、后叶激素的分泌和释放,调节内脏活动和参与调节自主神经系统。

(3)机体内甲状腺激素的增加,使组织细胞氧化速率提高,代谢加快,分解代谢作用增强,产热增加,各器官系统活动的平衡失调,因而具有类似甲状腺功能亢进的症状,同时又出现一系列中毒症状。

中毒症状:潜伏期为 1~10 天,一般为 12~36 h。主要临床症状是头晕、头痛、胸闷、烦躁、乏力、四肢肌肉和关节痛,伴有出汗、心悸等,同时发生恶心、呕吐、腹泻或便秘等胃肠道症状。部分患者于发病后 3~4 天出现局部或全身出血性丘疹,皮肤瘙痒,兼有水疱、皮疹,个别患者全身脱皮或手足掌侧脱皮,也可导致慢性病复发和孕妇流产等。病程短者仅 3~5 天,长者可达数月,有些人中毒之后很久会患头晕、头痛、无力、脉快等症状的疾病。

预防措施:由于甲状腺激素的理化性质非常稳定,在 600 ℃以上的高温才可被破坏,一般烹调方法难以去除,故最有效的预防措施是屠宰者和消费者都应特别注意检查并摘除干净家畜的甲状腺,不得与"碎肉"混在一起出售,以防误食。

❹ 动物肾上腺中毒

人和猪、牛、羊等动物一样,也有自身的肾上腺,它是一种内分泌腺。肾上腺左、右各一,分别跨在两侧肾脏上端,所以叫肾上腺,俗称"小腰子",大部分包在腹腔油脂内。肾上腺的皮质能分泌多种重要的脂溶性激素,现已知有 20 余种,它们能促进体内非糖化合物(如蛋白质)或葡萄糖代谢,维持体内钠、钾离子间的平衡,对肾脏、肌肉等都有影响。一般都因屠宰牲畜时未摘除或髓质软化在摘除时流失,被人误食,使机体内的肾上腺素浓度增高,引起中毒。

此病的潜伏期很短,食后 15~30 min 发病,血压急剧升高,伴恶心呕吐、头晕头痛、四肢与口舌发麻、肌肉震颤,重者面色苍白,瞳孔散大。重症患者多见于高血压、冠心病者,可诱发中风、心绞痛、心肌梗死等,死亡率很高。

❺ 动物肝脏中毒

动物的肝脏(如犬肝、熊肝、鲨鱼肝、海豹肝等)含有丰富的维生素。动物肝脏中毒是由于维生素 A 过量引起。维生素 A 是人体必需的一种营养物质,成年人每日膳食中的推荐摄入量为 800 μg。如果摄入大量的维生素 A,则可引起中毒。成年人一次摄入量达到推荐摄入量的 100 倍、儿童大于 20 倍即可出现中毒。

中毒症状:中毒的潜伏期 0.5~12 h。有头痛、恶心、呕吐、腹部不适、皮肤潮红,继而脱皮等症状,一般可自愈。

预防措施:肝脏是动物最大的解毒器官,动物体内各种毒素大多经肝脏处理、转化、排泄或结合,故肝脏中暗藏毒素。此外,进入动物体内的细菌、寄生虫往往在肝脏中生长、繁殖,其中肝吸虫病、包虫病在动物中较为多见,而且动物也可能患肝炎、肝硬化、肝癌等疾病。由此可见,动物肝脏潜在许多不安全因素,故最好的预防措施就是不过量食用含大量维生素 A 的动物肝脏。

❻ 蟾蜍中毒

蟾蜍的腮腺和皮肤腺能分泌毒素。进食煮熟的蟾蜍(特别是头和皮)、服用过量的蟾蜍制剂或伤口遭其毒液污染均可引起中毒。蟾蜍毒的主要成分是蟾蜍二烯醇化合物(包括蟾蜍毒素和蟾蜍配基),作用类似洋地黄,可兴奋迷走神经,直接影响心肌,引起心律失常。此外,还有刺激胃肠道、抗惊厥和局麻的作用;儿茶酚胺类化合物有缩血管和升压作用;吲哚烷基类化合物可引起幻觉,对周围神经有类似碱样作用。

潜伏期为 0.5~1 h,消化系统上的主要症状为剧烈恶心、呕吐、腹痛、腹泻、腹水、休克;呼吸及循环系统上的主要症状为胸闷、心悸、发绀、心律不齐,心电图可出现类似洋地黄中毒的 ST 段、T 波改变及传导阻滞症状,重者可导致阿-斯综合征、呼吸和循环衰竭;神经系统上的主要症状为头晕、头痛、嗜睡、出汗、口唇及四肢麻木、惊厥;蟾毒误入眼内,可引起眼睛红肿,甚至失明;偶有剥脱性皮炎。

(二)有毒植物引起的食物中毒

❶ 毒蕈中毒

蕈类俗称蘑菇,属真菌类植物,按来源分为野生和人工培植两类,目前已发现有 80 多种蕈类含有毒素,其中约 10 种含有剧毒(图 3-4)。

(1)中毒原因:多为误采、误食。

(2)有毒成分:原浆毒、神经毒、胃肠毒和溶血毒。

(3)中毒症状:胃肠症状和神经症状,导致肝、肾受损。

(4)预防措施:进行广泛宣传,不要误采、误食,对可疑的蕈类应送卫生部门检验。一旦中毒,及时采用催吐、洗胃、导泻和灌肠等方法,迅速排出毒素,及时抢救。

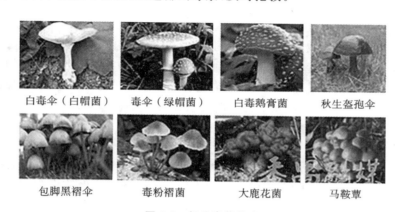

白毒伞(白帽菌)　　毒伞(绿帽菌)　　白毒鹅膏菌　　秋生盔孢伞

包脚黑褶伞　　毒粉褶菌　　大鹿花菌　　马鞍蕈

图 3-4　部分毒蘑菇类

❷ 含氰苷类植物中毒

含氰苷类植物中毒常见的食物有木薯和各种果仁,如杏仁、桃仁、李子仁、枇杷仁等。木薯是一种多年生小灌木,其块根称木薯,含有大量淀粉及少量脂肪、蛋白质、维生素等。

(1)中毒原因:多为生吃引起中毒。

(2)有毒成分:氰苷经过水解过程形成氢氰酸,氢氰酸有剧毒,对人的致死量为 0.5~3.5 mg/kg 体重。

(3)中毒症状:恶心、呕吐、头晕、头痛、血压下降、昏迷,严重的因缺氧休克、器官衰竭而死亡。

(4)预防措施:不要生吃木薯和苦杏仁等各种果仁,尤其儿童应特别注意。

❸ 四季豆中毒

四季豆又名菜豆、刀豆、芸豆、梅豆等,是居民经常食用的蔬菜。

(1)中毒原因:烹调不当未能炒熟或煮透四季豆,食后可能引起中毒。

(2)有毒成分:豆素、皂素。

(3)中毒症状:引起胃肠充血、肿胀、出血性肠炎、白细胞增高等,出现恶心、呕吐、呕血、腹痛、腹泻、腹胀、头晕、头痛等症状,个别会有胸闷、心跳加快、出冷汗、四肢麻木、发热等症状。

(4)预防措施:烹调四季豆时应将四季豆在开水中先烫再炒、煮,食用时无生味,此时毒素已被破坏。

❹ 鲜黄花菜中毒

鲜黄花菜的干制品称金针菜。

(1)中毒原因:未经焯水处理,直接炒食可能引起中毒。

(2)有毒成分:秋水仙碱(无毒)在体内氧化成二秋水仙碱,二秋水仙碱有剧毒,对人致死量为 2~

20 mg/kg 体重。

(3)中毒症状:引起恶心、呕吐、腹痛、腹泻、头昏、口渴等症状。

(4)预防措施:食用鲜黄花菜时须经焯水沥干后再炒食。

❺ 发芽马铃薯中毒

马铃薯又称土豆,是西餐中的常见食品,也是我国的主要蔬菜品种,但贮存时受条件影响会发芽或皮变绿,人食后易引起中毒,尤以春天较为多见。

(1)中毒原因:食用了发芽和皮变绿严重的马铃薯。

(2)有毒成分:龙葵素。

(3)中毒症状:麻嘴、胃痛、腹泻,严重的出现瞳孔散大、耳鸣、神经兴奋、抽搐、意识丧失等症状,甚至死亡。

(4)预防措施:选购土豆时注意看有没有发芽,贮存时应放在阴凉干燥处,烹调时应注意将绿皮、芽去除后浸泡在水中加滴食醋。

❻ 木薯中毒

木薯又名树薯、臭薯,属大戟科植物,是我国广东、广西、海南、江西、湖南、河南等地的主要杂粮之一。木薯的块根含有丰富的淀粉、蛋白质、脂肪及维生素等,为我国南方人喜爱的副食品之一。

(1)中毒原因:木薯中的生氰苷在亚麻仁苦苷酶作用下水解出游离氢氰酸,氢氰酸吸收后其氰离子可与细胞色素氧化酶中的铁结合,使细胞色素氧化酶失去活性,致组织细胞处于窒息状态,从而导致组织缺氧而中毒。

(2)有毒成分:生氰苷。

(3)中毒症状:木薯中毒后潜伏期为 2~3 h。轻度中毒者症状出现相对较晚,主要表现为恶心、呕吐、腹痛、腹泻等消化道症状,伴有头痛、头晕、心悸、无力、倦怠,呕吐物多为白色泡沫及黏液。重度中毒者起病较快,除上述症状加剧外还出现心率加快、呼吸先快后慢、面色苍白、发绀、瞳孔散大、对光反应迟钝,甚至出现昏迷、血压下降及休克等症状。

(4)预防措施:千万不能生吃木薯,木薯要煮熟、蒸透后方可食用。

❼ 豆浆中毒

(1)中毒原因:生豆浆中含有胰蛋白酶抑制剂,胰蛋白酶抑制剂进入机体后可抑制体内胰蛋白酶的正常活性,并对胃肠有刺激作用。豆浆中毒常常是因为喝了生豆浆或未煮开的豆浆。

(2)有毒成分:胰蛋白酶抑制剂。

(3)中毒症状:一般在食用生豆浆或未煮开的豆浆后数分钟至 1 小时出现恶心、呕吐、腹痛、腹胀等胃肠炎症状,其中毒表现和菜豆角中毒类似。

(4)预防措施:豆浆一定要煮熟煮透,煮开后继续加热数分钟后才能食用。

❽ 白果中毒

(1)中毒原因:白果中毒是食用过量白果引起的中毒。白果又名银杏,为民间食品,含银杏酸和银杏酚。

(2)有毒成分:氢氰酸。

(3)中毒症状:有恶心、呕吐、腹痛、腹泻、食欲不振等消化道症状;严重中毒者还会出现烦躁不安、恐惧、惊厥、肢体强直、抽搐、四肢无力、瘫痪、呼吸困难等症状,甚至死亡。

(4)预防措施:切忌过量食用或生食,婴儿勿食。白果的有毒成分易溶于水,加热后毒性减轻,所以食用前用清水浸泡 1 h 以上,再加热煮熟,均可大大提高食用白果的安全性。如发现中毒症状,要及时到医院就诊。

六、化学性食物中毒的预防及控制

化学性食物中毒包括金属、农药和其他有毒化学物质引起的食物中毒。

（一）亚硝酸盐中毒

（1）中毒原因：亚硝酸盐食物中毒是由于食用了含有大量硝酸盐及亚硝酸盐的食物或直接误食亚硝酸盐而引起的。

（2）中毒症状：口唇、指甲、皮肤出现发绀症状，身体组织缺氧，呼吸急促，心律不齐，昏迷。

（3）预防措施：①蔬菜应妥善贮存，防止腐烂，不吃腐烂的蔬菜；②腌菜要腌透后再吃；③不食用苦井水、蒸锅水；④按国家规定的使用量使用发色剂。

（二）有机农药类中毒

农药污染食品引起的危害是全世界共同面临的一个重要的食品安全问题。农药污染食品引起的中毒事件在我国频繁出现。近年来我国发生的农药中毒主要是有机磷农药中毒，其中用甲胺磷喷洒蔬菜致使残留量过高引起的中毒较多。有机磷农药是我国目前普遍使用的一类高效、分解快、残留期短的农药，主要品种有对硫磷（1605）、内吸磷（1059）、甲拌磷（3911）、乐果、敌百虫等，大多数为油状液体，少数为固体。而甲胺磷是一种高效但毒性非常强的有机磷农药，我国禁止在蔬菜作物上使用，但近年来已经发生了多起因在蔬菜上施用甲胺磷而导致中毒的事件。

（1）中毒原因：有机农药类中毒原因主要有以下几个方面。

①刚喷过有机磷农药的蔬菜瓜果，未达到安全间隔期就采摘加工食用，或在蔬菜成熟期喷洒了国家禁用的高毒农药，均可引起中毒。

②用装过有机磷农药的器具盛放食用油、酱油、酒等食物而引起中毒。

③误把有机磷农药当作食用油、酱油或其他食物食用造成中毒。

④误食了被有机磷农药毒死的畜禽而中毒。

⑤食品在加工、贮存、运输、销售等环节被有机磷农药污染，导致中毒。

（2）中毒症状：有机磷农药是一种神经毒物，经胃肠道吸收后可抑制体内胆碱酯酶的活性，使中枢神经系统受损。口服有机磷农药对成人致死量：对硫磷 0.7 g/kg 体重，内吸磷 0.5 g/kg 体重，敌百虫 16 g/kg 体重，马拉硫磷 42 g/kg 体重。有机磷农药中毒潜伏期多在 0.5 h 内，短的 5 min，长的 2 h。初期有胃肠炎症状，随后表现为肌肉震颤、抽搐和紧束感，多汗，瞳孔缩小，血压上升、胸闷等，重者呼吸困难、发绀、惊厥、昏迷，甚至死亡。中毒的轻重与摄入量有关，中毒严重的死亡率较高。对硫磷、马拉硫磷、乐果、敌百虫等有机磷农药发生急性中毒后，在中毒症状消失后第 2～3 周，可出现迟发性神经毒症状，常表现为肌无力、共济失调和神经麻痹等症状。

（3）预防措施：①广泛宣传安全使用农药的知识及对人体的毒害作用，严格控制农药的施用量，蔬果作物要在安全间隔期后方可收获。②不可用装过农药的器具盛装酒、油、酱油及其他食品。③专人专库保管农药，不得与食品混放，以确保食品在加工、贮存、运输、销售等环节的安全。

（三）甲醇（工业酒精）中毒

（1）中毒原因：甲醇的急性中毒多是将工业酒精或甲醇直接勾兑成食用酒而导致中毒。用含膳食纤维和果胶较高的原料（如水果、薯类、硬果类、糠麸等）酿制酒时，如原料发生腐烂变质，酿制出的蒸馏酒中甲醇含量也较高，饮后可引起中毒。

饮用甲醇含量高的蒸馏酒、食用工业酒精配制的酒引起中毒的后果很严重，成人误饮甲醇后，中毒量一般为 5～10 ml，超过 10 ml 就可能发生失明，60～250 ml 会发生死亡。

（2）中毒症状：甲醇中毒潜伏期为 8～36 h，通常为 12～24 h，表现为恶心、呕吐、腹痛、头痛、头晕、视物模糊等，严重者失明、昏迷，直至死亡。患者恢复后多出现视力障碍或失明。

（3）预防措施：①严禁用工业酒精或甲醇兑制食用酒。②限制蒸馏酒的甲醇含量。③使用符合卫生标准的蒸馏酒作为配制酒的原料。④预防甲醇中毒的关键在于加强对白酒生产的监督、监测，未经检验合格的酒类不得销售。

（四）盐酸克仑特罗中毒

盐酸克仑特罗是一种 β-肾上腺素受体激动剂，简称 β-兴奋剂，在医学上专门用来治疗支气管痉挛和哮喘，因此也叫氨哮素、克喘素。如果在饲料中添加一定量的盐酸克仑特罗，则可促进畜禽生长，并能提高饲料转化率和瘦肉率，俗称瘦肉精。

盐酸克仑特罗为白色或近白色的结晶性粉末，耐高温，经 126 ℃加热 5 min 才被破坏 50%。所以，一般烹调方法不能将其破坏，食后可发生中毒。

（1）中毒原因：盐酸克仑特罗中毒是由于食入了残留盐酸克仑特罗的畜禽肉类食品而引起的急性中毒。

（2）中毒症状：盐酸克仑特罗中毒潜伏期为 2～4 h，最短仅 15 min，最长 24 h，主要损害神经系统和心血管系统，常表现为恶心、呕吐、腹痛、心悸、心跳加速、肌肉颤抖、头晕乏力、头痛、呼吸困难等神经中枢中毒后的失控现象，严重者引起死亡。儿童慢性中毒会导致性早熟。

（3）预防措施：禁止盐酸克仑特罗用作饲料添加剂。加强畜禽卫生检疫，限制动物组织内盐酸克仑特罗的残留量。

为了保证肉品的消费安全，我国制定的盐酸克仑特罗残留量标准如下：马、牛肌肉不得超过 0.1 g/kg，肝、肾不得超过 0.5 μg/kg，牛奶不得超过 0.05 g/kg。FAO/WHO 制定的畜产品中盐酸克仑特罗的最高残留限量：肉、肝脏、肾、脂肪和奶粉分别为 0.2 g/kg、0.6 g/kg、0.6 g/kg、0.24 g/kg 和 0.054 g/kg。我国的标准与国际标准基本一致。

（五）甲醛中毒

（1）中毒原因：人由于摄入过量甲醛引起中毒反应。

（2）中毒症状：急性甲醛中毒为接触高浓度甲醛蒸气引起的以眼、呼吸系统损害为主的全身性疾病。甲醛浓度在空气中达到 0.08～0.09 mg/m³ 时，儿童就会发生轻微气喘。当室内空气中甲醛浓度达到 0.1 mg/m³ 时，就有异味和不适感；达到 0.5 mg/m³ 时，可刺激眼睛，引起流泪；达到 0.6 mg/m³ 时，可引起咽喉不适或疼痛；浓度更高时，可引起恶心呕吐、咳嗽胸闷、气喘甚至肺水肿；达到 30 mg/m³ 时，会立即致人死亡。

长期接触低剂量甲醛会引起慢性呼吸道疾病，引起鼻咽癌、结肠癌、脑瘤、月经紊乱、细胞核的基因突变、DNA 单链内交联和 DNA 与蛋白质交联及抑制 DNA 损伤的修复、妊娠综合征，引起新生儿染色体异常和白血病，造成青少年记忆力和智力下降。

（3）预防措施：①加强市场检测检验管理，严禁生产销售含有甲醛的食品。②加强卫生知识宣传，强化自我保护意识，在购买时注意鉴别。

（六）硼砂中毒

硼砂又称四硼酸钠，为硼酸盐，是无色半透明的晶体或白色结晶性粉末，对肾脏有损害，常用作化学试剂、缓冲剂。民间常将硼砂掺入粮食中作为杀虫防腐剂使用，也有不法分子将硼砂掺入肉丸、面条及牛乳中使用。

（1）中毒原因：多因食用添加有硼砂的食品引起中毒。

（2）中毒症状：可出现恶心、呕吐、腹泻等症状。

（3）预防措施：加强管理，严禁在食物中添加硼砂。

（七）重金属中毒

❶ 砷化物中毒

砷化物一般都有剧毒，常见的有三氧化二砷，俗称砒霜、白砒、信石，中毒剂量为 5～50 mg/kg 体重。

（1）中毒原因：①食品制作过程中添加了含砷量高的添加剂，如色素、有机酸等；②误当食品原料使用,如碱、糖等;③用砷化物灭鼠、杀虫,造成污染。

(2)中毒症状:咽喉有烧灼感,心脏部位疼痛,剧烈者有呕吐、腹泻症状,严重的可引起休克、死亡。

(3)预防措施:①砷及其制品必须有明显的毒物标记,以防误用;②食品添加剂必须符合卫生质量要求,按规定使用;③加强农药管理,防止污染食品。

❷ 铅中毒

铅中毒多为慢性中毒,由于铅有蓄积作用,长期摄入体内将引起中毒(图 3-5)。

(1)中毒原因:①用含铅、锡金属容器盛装酒类饮料;②用劣质陶瓷或搪瓷容器来盛装酸性食物。

(2)中毒症状:无力、恶心、类风湿性疼痛。

(3)预防措施:①不用含铅、锡金属容器盛装酒类饮料;②选购陶瓷或搪瓷容器时应购买合格产品。

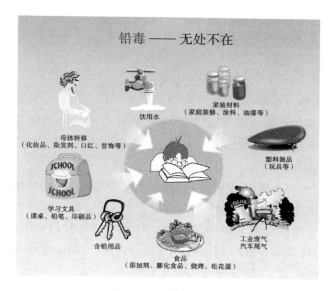

图 3-5　铅中毒的途径

❸ 锌中毒

(1)中毒原因:锌中毒是由于镀锌容器或锌溶于酸性溶液,人食用后引起中毒,中毒剂量为 0.2~0.4 g/kg 体重。

(2)中毒症状:头痛、头晕、感觉障碍、抽搐,严重者会引起休克。

(3)预防措施:①不用镀锌容器盛装饮料和酸性食品;②炊具选用不锈钢制品。

几种饮料放置于镀锌桶后的含锌量如表 3-1 所示。

表 3-1　几种饮料放置于镀锌桶后的含锌量　　　　　　　单位:mg/L

饮 料 名 称	放置 17 h	放置 41 h
汽　水	193	281
牛　乳	438	1054
橘子水	530	850
柠檬水	1411	2700

七、食物中毒的处理

(一)食物中毒事件的分级

食物中毒事件的中毒人数达到 30 人及以上时,或造成严重影响时,应按照突发公共卫生事件进行处理,具体分级如下。

① 特别重大食物中毒事件(Ⅰ级)

影响特别重大的食物中毒事件由国务院卫生行政部门报国务院批准后确定。

② 重大食物中毒事件(Ⅱ级)

一次食物中毒人数超过 100 人并出现死亡病例;或出现 10 例以上死亡病例;或食物中毒发生在地区性或全国性重要活动期间,一次中毒人数 5 人及以上或死亡 1 人及以上。

③ 较大食物中毒事件(Ⅲ级)

一次食物中毒人数超过 100 人;或出现死亡病例;或食物中毒发生在学校、幼儿园、建筑工地等集体单位,一次中毒人数 5 人及以上。

④ 一般食物中毒事件(Ⅳ级)

一次食物中毒人数 30～99 人,未出现死亡病例。

对影响特别重大的食物中毒事件,由国务院卫生行政部门报国务院批准后可确定为特别重大食物中毒事件(Ⅰ级)。省卫生行政部可根据实际情况,对特殊环境和场所的食物中毒事件分级标准进行调整和补充。

(二)食物中毒的处理原则

餐饮企业应在当地餐饮服务监管机构的指导和协助下,制订食物中毒等食品安全事故处置方案,建立食物中毒和肠道传染病等突发事件的应急处理机制,定期检查本单位各项食品安全防范措施的落实情况,及时消除食物中毒事故隐患。严格执行食物中毒和传染病报告制度,一旦发生或者怀疑发生食物中毒和肠道传染病,应立即根据具体情况,沉着、冷静地进行处置,防止事故扩大。

(三)食物中毒的处理步骤

如因各种原因导致餐饮企业发生了食物中毒、食品污染等食品安全事故,食品安全管理员必须积极面对所发生的事件,首要任务是救治中毒患者,配合政府监管部门做好调查和善后,具体处理步骤如下(可多步骤同时并行操作)。

(1)立即停止供应可疑中毒食物。

(2)尽快将患者送附近医院治疗。

(3)立即报告当地餐饮服务监管机构和疾病预防控制中心,发生在学校的应同时报告教育部门。

(4)保护好中毒现场,保留剩余食物与可疑中毒食品、患者吐泻物和相应的食品加工用具等物品,以便尽快查明中毒原因,正确抢救患者,防止中毒事故进一步扩大,把事态控制在最小范围。

(5)积极配合卫生、公安部门开展事故调查,如实提供有关材料和样品,并在疾控机构指导下对中毒现场进行消毒等善后处理;在政府监管机构监督下对确认属于被污染的中毒食品及其原料进行销毁处理。

(6)认真总结经验教训,引以为戒,提高预防食物中毒意识,加强食品安全管理,落实相关食品安全规章制度与卫生规范,消除食物中毒隐患,防止类似事件再次发生。

(四)现场调查取证

① 现场卫生监督检查及食品生产经营过程、污染环节调查

首先调查食谱,如是送餐公司,还必须调查供餐范围,立即追踪其他供餐范围内有无患者。再根据食谱和流行病学特点确定调查以下情况:①重点食品、原辅料来源,食品加工、烹调方法,加热温度、时间；②运输情况；③工具容器的卫生及使用情况（生熟是否分开），洗刷消毒过程，食品存放条件、温度和时间；④剩饭剩菜的保存、处理等情况；⑤食品加工人员健康状况和卫生知识等。以上情况均应以现场卫生监督笔录或调查笔录的形式记录。对加工人员提供的每一句话、每一个环节，要认真记录、分析，判断真伪，对加工人员应分别单独调查，必要时进行现场重复操作。

❷ **患者流行病学调查**

调查患者发病和进餐情况，首先调查食品的来源，是送餐单位供餐时，立即通知供餐单位所在地的卫生监督机构进行调查。认真填写"食物中毒事故个案调查登记表"（食源性疾病个案现场调查表），对最早发病和症状较重的患者进行重点调查，大规模食物中毒可以先整群抽样调查。对每个症状进行仔细调查和记录，发热、腹痛、腹泻、恶心、呕吐等应注意程度、频率、部位、先后顺序等；注意首发症状、主要症状及特殊症状，如指甲口唇青紫（亚硝酸盐中毒），阵发性剧烈抽搐（毒鼠强中毒），手颤、心慌、头晕（瘦肉精中毒）。具体调查以下内容。

（1）潜伏期：统计最早发病时间、最晚发病时间，推算平均潜伏期。

（2）临床检验结果：血常规、便常规等。

（3）进餐情况：首先掌握食谱，中毒餐次比较清楚时，没有必要对发病前 72 h 内的食品都进行调查，一餐食品品种较多时，可以先对食品进行列表，再进行统计；中毒餐次不清时对 72 h 内食谱均要进行调查。对同餐次就餐而没有发病人员的进餐情况也要调查一定数量（健康对照）。应有被调查人签字，如被调查人不具备独立承担民事责任能力时，应有其监护人签字。

❸ **采集样品要及时全面**

（1）食品：尽量采取中毒餐次的剩余食品，无剩余食品时，采食品包装或用灭菌的生理盐水洗涤盛过食品的容器后取洗液，必要时采半成品或原料。

（2）涂抹：包括刀、墩、容器、冰箱、水池下水道口等可能直接或间接接触可疑中毒食品的物品，也可用刀刮物品表面取样。

（3）大便：必须用采便管采样。

（4）呕吐物：取呕吐物或洗胃液，呕吐物已处理掉时，涂抹采集被呕吐物污染的物品。

（5）血液：怀疑细菌性食物中毒时，采急性期（3 天内）和恢复期（2 周左右）静脉血 3 mL，同时采正常期对照（由有采血资质的人员进行）。

（6）食品加工人员带菌采样：采便，涂抹手、鼻、咽和有感染灶的皮肤等。

（7）特殊采样：如怀疑化学性中毒时，应采尿液。

❹ **采样注意事项**

食物中毒采样量不受常规数量的限制；样品应尽快送实验室，最迟不超过 4 h；细菌性食物中毒必须无菌采样；采样记录要详细；化学性食物中毒的容器必须彻底洗刷干净，对洗刷消毒间、冷藏间、冰箱、可疑食品存放地点等可能存留细菌的部位进行重点采样。采样主要具体事项如下。

（1）现场快速检测、检疫动物实验。

（2）追溯、追踪可疑食品。

（3）现场调查完毕，做出初步印象诊断，写初步调查报告并上报。

（4）几个方面的调查可以交叉进行。

（5）复杂的食物中毒现场调查可能需要反复调查，因此，对可疑现场必须进行行政控制以保护现场，在调查未结束之前，不能责令当事人进行清洗消毒，破坏现场。

（6）复杂的食物中毒，及时请专家讨论。

（7）考虑心理因素的影响。

（8）考虑刑事案件的可能性。

（9）考虑食物过敏。

（五）采取卫生行政控制措施

防止食物中毒续发，封存造成食物中毒或者可能导致食物中毒的食品及其原料；封存可能被污染的食品工具及器具，并责令进行清洗消毒；责令收回已售出的中毒食品或有证据证明可能导致食物中毒的食品；封存应使用封条，封条加盖卫生行政部门印章，并制作卫生行政控制决定书；在封存之日起 15 日内完成检验或卫生学评价，属于被污染的食品，做出销毁的行政处罚决定。属于未被污染的食品，予以解封。可以延长封存时间，但应做出延长封存时间的决定。

（六）食物中毒诊断及调查报告

（1）建立食物中毒的病例诊断定义，确定患者人数。

（2）充分应用流行病学知识对调查资料进行整理分析。

（3）对实验室检验结果进行分析。

（4）依据食物中毒诊断标准及技术处理总则和各类诊断标准做出诊断。

（5）未能取得实验室诊断资料的，必要时由 3 名副主任医师以上的食物中毒专家进行评定。

（6）每起食物中毒事件应进行案例讨论，总结经验教训。

（7）由承办人员写出调查报告，主要内容包括：中毒发生的经过概述、调查资料及临床资料的流行病学分析、现场监督及调查情况分析、实验室检验结果、结论、处理意见等，调查报告须经领导审阅并加盖公章。

（8）对于疑似食物中毒，各卫生监督机构应尽快确定。排除食物中毒后，1 周内由最先接报的卫生监督机构负责撰写排除报告，排除报告须经领导审阅并加盖公章。

（9）认定为食物中毒事故，但无法确定责任单位或中毒单位非本市管辖的，由最先接报的卫生监督机构负责撰写食物中毒调查报告。

（10）每月的 5 日前将本辖区内上个月已发生的疑似食物中毒和确定的食物中毒事件情况报市卫生监督机构，处理完毕的应注明处理结果，做出行政处罚的案件应将行政处罚决定书复印件一同上报。

（11）归档内容包括食物中毒事故个案调查登记表（食源性疾病个案现场调查表）、现场卫生监督笔录、调查笔录、样品采集记录表、卫生检测结果报告单、食物中毒事故调查报告表、食物中毒调查报告、专家评定意见、其他有关资料。调查处理完毕后 2 周内由承办监督员对资料进行整理归档、上报。

除以上三类食源性疾病外，当前医学中还存在另外一种与食源性相关的疾病，即营养失调所致疾病。人类为了维持正常的生命活动，每天必须摄入一定量的食物，这些食物向机体提供日常所需的一切营养物质，包括糖类、脂肪、蛋白质、维生素、无机盐和水。以上这些营养物质必须满足合理的营养要求，才能维持人体健康。但是，在日常生活中，由于人们缺乏营养学的知识，往往不能合理地安排饮食，从而导致膳食结构不均衡和营养失调。通常人们所说的"贫困病"和"富裕病"就是由于饮食不当和营养失衡所致，"贫"意味着营养素缺乏，"富"则意味着营养素过剩。

常见的营养失调所导致的疾病可分为两类：一是营养素缺乏性食源性疾病，如贫血、维生素缺乏、热能蛋白质营养不良、微量元素失调等；二是营养素过剩性食源性疾病，如糖尿病、高血脂、冠心病等。

知识拓展：
食物过敏

→ 复习思考题

（1）食源性疾病的分类和预防措施有哪些？

（2）食物中毒的种类有哪些？

（3）食物中毒的特点有哪些？

从业人员的安全控制

扫码看课件

项目描述

　　人体是常见的食品污染来源,餐饮从业人员是餐饮食品加工过程的直接参与者,其食品安全知识水平、身体健康状况和卫生行为决定了餐食品质,直接影响着广大餐饮消费者的安全和健康。美国疾病控制与预防中心统计数据显示,75％的食源性疾病由从业人员不卫生行为引起。因此,餐饮行业从业人员具有良好的食品安全行为对食品安全有着重要意义。研究显示,餐饮行业从业人员食品安全知识水平的高低、相关行为的好坏,对人们的安全和健康有着直接影响。世界卫生组织认为,预防食品安全问题最有效的措施是教育食品从业人员如何正确加工制作安全的食品。

　　目前,我国餐饮行业从业人员食品安全意识薄弱、食品安全相关知识水平较低,特别是从业时间较短、文化程度较低、流动性较大的从业人员的相关知识水平有待提高。因此,如何提高餐饮行业从业人员的食品安全意识和知识,使他们认识到自己的行为对于消费者生命健康的重要性,是餐饮食品安全控制与管理的一个重要内容。

知识目标

　　(1)理解餐饮食品安全管理员配备的原则。
　　(2)熟悉餐饮食品安全管理员的基本要求。
　　(3)熟悉从业人员健康证的管理。
　　(4)熟悉从业人员的个人卫生要求。

技能目标

　　(1)能够根据餐饮食品安全管理员的职责开展工作。
　　(2)能够建立从业人员健康档案。
　　(3)能对从业人员的个人卫生进行检查。

素质目标

　　(1)提高学生的食品安全素养,帮助学生积极正确管理个人健康,提高学生的身体素质,有助于各种教学活动的顺利开展。
　　(2)培养学生运用辩证思维的能力,能够使用唯物辩证法看待问题、思考问题、解决问题;培养学生在学习过程中的"知行统一",能够将所学的食品安全与健康知识熟练地运用到实际生活和未来工作岗位中。

（3）提高学生的职业素养,建立对职业的热爱,有助于学生在未来的工作中坚守职业道德,维护餐饮食品安全。

案例导入

2021年3月16日下午,某某粥店将吃剩的排骨再下锅一事登上微博热搜榜第一位。15日,福建省广播影视集团电视新闻综合频道《第一帮帮团》栏目报道,某某粥店某某分店,多名员工在长时间未洗手的情况下徒手抓取食材,更有甚者,将当晚吃剩的排骨捞出回收,放进给顾客的山药排骨粥中。16日,该粥店总部发布处理通报,强制关停某某粥店某某分店的第三方外卖平台账户和线下店铺,对店铺全面彻查,责令负责人主动向政府监管部门汇报整改情况。另外,线上线下全面排查该粥店卫生、食品安全问题,避免再次发生此类问题;加强门店实时监控,对违规门店要做通报批评和处理。此外,对该店所有加盟店进行卫生制度管理、食品安全、卫生操作培训,为期3个月完成。

此外,《第一帮帮团》栏目还曝出了某知名连锁外卖品牌某某粥铺的后厨卫生情况:没有健康证的记者成功入职成为帮厨,发现后厨人员边吸烟边装菜、米未清洗直接下锅的情况;店内的招牌皮蛋瘦肉粥,皮蛋竟是在后厨人员没洗手没戴手套的状态下徒手捏碎的,各种不良卫生状况令人担忧。该知名连锁外卖品牌官方微博3月16日发表致歉声明,公布了整改措施:对涉事门店作出严肃处理,对涉事店铺关停外卖账户和线下实体店铺,同时对店铺卫生状况全面彻查和停业整改。

【思考与讨论】

（1）以上事件中有哪些违反餐饮食品安全操作的行为?

（2）如果你是该企业管理人员,应如何预防和杜绝此类事件再次发生?

任务一　认识餐饮食品安全管理员

任务描述

食品安全管理员是食品生产经营单位指定或者授权从事食品安全管理的人员,可以是直接负责食品安全管理的法定代表人或主要负责人,也可以是食品安全管理负责人、食品安全管理部门（如质量部门）负责人,以及其他部门（如采购管理部门、生产部门和检验部门）的负责人。

任务目标

（1）理解餐饮食品安全管理员配备的原则。

（2）熟悉餐饮食品安全管理员的基本要求。

（3）理解餐饮服务提供者应具备必要的食品安全意识、诚信管理意识和自律意识。

食品安全
管理员

→ 任务导入

　　近年来,在各方共同努力下,食品生产经营企业的主体责任意识、法律意识明显提升,食品产业获得长足发展。但同时仍存在企业未依法配备食品安全管理人员以及职责任务不清晰、安全管控不到位等情况,导致主体责任落实不到位。为推动真正落实企业主体责任,市场监管总局依据《中华人民共和国食品安全法》及其实施条例等法律法规有关要求,制定了《企业落实食品安全主体责任监督管理规定》(以下简称《规定》)。

　　《规定》的出台,将推动企业进一步建立健全食品安全责任制,配齐配强食品安全管理人员,完善食品安全主体责任体系;有利于抓住企业关键,推动履职尽责,落实企业主体责任;有利于监管触角深度延展,确保出了问题后找得到人、查得清事、落得了责;有利于及时防范,化解风险隐患,守住食品安全底线。

　　2022年9月国家市场监管总局发布的《企业落实食品安全主体责任监督管理规定》中进一步强化了企业主要负责人食品安全责任,规范了食品安全管理人员行为。

→ 任务实施

　　为进一步提高餐饮服务提供者的食品安全意识、诚信管理意识和自律意识,落实企业主体责任,规范餐饮服务管理行为,保障消费者的食品安全,我国实施了餐饮食品安全管理员制度。

一、餐饮食品安全管理员配备

　　《中华人民共和国食品安全法》及其实施条例、《餐饮食品安全操作规范》等法律法规中均明确了对于食品生产经营企业内部食品安全管理人员的配备及岗位工作要求。

　　《中华人民共和国食品安全法》第四十四条明确规定:食品生产经营企业应当建立健全食品安全管理制度,对职工进行食品安全知识培训,加强食品检验工作,依法从事生产经营活动。食品生产经营企业的主要负责人应当落实企业食品安全管理制度,对本企业的食品安全工作全面负责。食品生产经营企业应当配备食品安全管理人员,加强对其培训和考核(图4-1)。经考核不具备食品安全管理能力的,不得上岗。食品安全监督管理部门应当对企业食品安全管理人员随机进行监督抽查考核并公布考核情况。监督抽查考核不得收取费用。

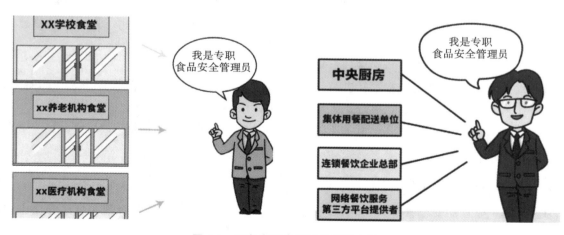

图4-1　配备专职食品安全管理人员

《餐饮食品安全操作规范》第十三条规定：

(1)餐饮服务企业应配备专职或兼职食品安全管理人员,宜设立食品安全管理机构。

(2)中央厨房、集体用餐配送单位、连锁餐饮企业总部、网络餐饮服务第三方平台提供者应设立食品安全管理机构,配备专职食品安全管理人员。

(3)其他特定餐饮服务提供者应配备专职食品安全管理人员,宜设立食品安全管理机构。

(4)食品安全管理人员应按规定参加食品安全培训。

《＊＊省市场监督管理局关于餐饮食品安全管理员的管理办法》规定：

(1)中央厨房、集体用餐配送单位、连锁餐饮企业总部、网络餐饮服务第三方平台提供者应设立食品安全管理机构,配备专职高级食品安全管理人员。

(2)供餐人数为1000人以上的单位食堂(含学校食堂、养老机构食堂、企业食堂、医疗机构食堂等)、餐饮管理企业、食品连锁经营企业(含餐饮连锁企业总部、有销售食品的连锁药店总部和含食品制售大型连锁超市总部等)食品经营者应配备专职高级食品安全管理人员;1000人以下的学校(含幼儿园)食堂、养老机构食堂、医疗机构食堂应配备专职食品安全管理人员。

(3)网络食品交易第三方平台提供者应当设置专门的网络食品安全管理机构,并配备专职中级及以上级别食品安全管理人员。

(4)其他食品经营单位应当根据实际情况,配备相应级别的专职或兼职的食品安全管理人员。

(5)食品安全管理人员不得同时在两家及以上食品生产经营单位从事食品安全管理工作。

二、餐饮食品安全管理员职责

食品安全管理人员负责组织制订本单位食品安全各项管理制度并组织实施,建立本单位质量安全管理体系,对本单位的食品安全工作负直接管理责任。食品安全管理人员的主要职责如下。

食品安全管理员的职责

(1)对本单位食品安全管理制度执行情况和效果、食品生产经营过程中对食品安全控制情况、食品安全操作规范执行情况、食品安全管理体系运行情况等定期开展检查并做好记录和存档。对检查中发现的不符合食品安全要求的行为及时制止并提出处理意见。食品生产企业的食品安全管理人员还应定期全面汇总本企业食品安全信息,定期或根据实际情况向企业法定代表人汇报食品安全工作情况,召开食品安全分析会和年度食品安全自查、回顾分析会,查找并消除食品安全隐患。

(2)制订本单位从业人员食品安全管理制度、食品安全知识和技能的培训计划并组织实施,建立培训档案(图4-2)。

(3)对从业人员进行健康管理,建立健康管理档案,督促从业人员按规定定期进行健康检查,监督执行每日人员健康情况每班次前检查,对患有有碍食品安全疾病的人员提出工作岗位调整意见并督促落实。

(4)对食品加工场所环境卫生和餐厨垃圾处理进行管理。

(5)所在单位发生疑似食物中毒和食品污染事故时,及时将事故发生情况报告当地食品安全、卫生防疫等有关部门,采取措施防止事态扩大,配合有关部门调查处理。

(6)积极配合监管部门开展食品安全监督检查工作,并如实提供有关情况。

(7)其他保障食品安全有关的管理工作。

三、餐饮食品安全管理员要求

为规范各企业食品安全管理人员的管理工作,指导和督促食品生产经营者落实食品安全主体责任,企业食品安全管理员还应符合以下要求。

(1)食品安全管理人员应当具备相应食品安全专业知识,能正确执行食品安全法律法规、食品安全标准;具备食品安全管理工作实践经验,并在食品生产经营单位从事食品安全管理工作2年以上

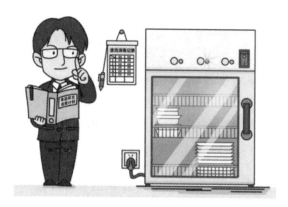

图 4-2 从业人员食品安全宣讲培训

（图 4-3）。

（2）食品安全管理人员应为食品生产经营单位正式员工，无违法、违纪等不良记录。

（3）食品安全管理人员应当掌握下列知识：①食品安全法律、法规、规章、规范性文件、标准；②食品安全职业道德规范；③食品安全专业知识；④食品安全控制技能；⑤食品安全管理技能；⑥食品安全事故应急处置知识与能力；⑦其他应具备的知识与技能。

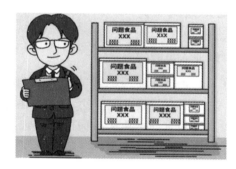

图 4-3 从业人员食品安全知识培训

任务二 餐饮从业人员的健康管理

 任务描述

人体是常见的食品污染来源，餐饮从业人员的健康管理是餐饮食品安全风险管控中的重要一环。餐饮从业人员健康体检是为用人单位提供从业人员岗前健康状况的证明文件，是餐饮企业职工的健康档案及基础资料。

 任务目标

（1）熟悉餐饮从业人员健康管理的内容。
（2）熟悉餐饮从业人员健康证的管理。
（3）理解餐饮从业人员健康管理工作的必要性。

食品从业人员的健康管理

2020 年 6 月 23 日下午,北京市召开新冠肺炎疫情防控第 130 场例行新闻发布会,北京市疾病预防控制中心等相关部门通报最新疫情以及防控举措等情况,并答记者问。会上,国家卫生健康委员会专家组专家、国家食品安全风险评估中心微生物实验室主任李凤琴表示:新冠病毒是不会在食品之间传播的,因为目前全世界还没有发现食品传播新冠病毒的报道,有大量的科学数据表明,食品是不会感染新冠病毒的,但是有可能被污染新冠病毒。食品被新冠病毒污染的可能途径主要有两个:一是受到含有病毒的水、食品包装材料的污染;二是受到携带病毒的食品加工者的污染,如果食品加工者没有按照正确的生产操作规范来经营食品,通过病毒携带者或者患者的飞沫以及密切接触等途径,是可能污染食品的表面的。因此,在食品的生产经营过程中,应该严格按照良好的操作规范进行操作,做好食品加工环境(包括食品包装材料)的卫生消毒,严禁新冠病毒携带者或者感染者经营食品,这些措施对于避免食品被新冠病毒污染是非常重要的。

餐饮从业人员是食品加工过程的直接参与者,不良的身体健康状况会影响其制作的餐食品质,直接影响消费者的健康。加强对餐饮行业从业人员的健康管理是餐饮食品安全监管的重点和难点。

→ 任务实施

一、从业人员的健康要求

为了预防由于食品污染引起的食源性疾病的传播及食物中毒事件的发生,保证消费者的身体健康,《中华人民共和国食品安全法》第四十五条对食品从业人员健康管理制度进行了规定:食品生产经营者要加强对食品从业人员的健康管理,食品生产经营者应当建立并执行从业人员健康管理制度。这是食品生产经营安全管理制度的重要内容之一,也是贯彻预防为主的重要措施之一。

(一)从业人员的健康检查

从事接触直接入口食品工作的食品生产经营人员应当每年进行健康检查,取得健康证明后方可上岗工作。患有国务院卫生行政部门规定的有碍食品安全疾病的人员,不得从事接触直接入口食品的工作,这些疾病包括痢疾、伤寒、病毒性肝炎等消化道传染病(含病原携带者)以及活动性肺结核、化脓性或渗出性皮肤病等有碍食品安全的疾病。乙肝患者可以在食品生产经营行业中从事非接触直接入口食品的工作,如上货员、收银员、仓库管理员、保安、技工、文秘等。

(二)餐饮从业人员需持证上岗

《关于餐饮服务从业人员健康检查的管理办法》规定,餐饮服务从业人员必须每年取得健康证明才能参加工作,健康证的有效期是 1 年(图 4-4)。从业人员需在省市场监督管理局公布的承担餐饮服务从业人员健康检查工作的医疗卫生机构进行检查,检查的项目包括:①既往病史;②肝、脾触诊;③皮肤检查;④胸部透视或摄片,应当隔年检查一次(除新参加工作和临时参加工作的人员外);⑤痢疾、伤寒带菌检查;⑥临床上有疑似或一年内有其他肠道传染病史的,需加做相应的实验室检查;⑦肝功能检查,发现谷丙转氨酶异常的应当检查 HAV-IgM、HEV-IgM。

餐饮服务从业人员在工作时要随身携带健康证明。监督执法人员对从业人员进行"三查",即核查体检表姓名与身份证姓名是否一致;检查身份证与体检者是否一致;检查体检表照片与体检者是否一致。若执法人员在监督检查过程中发现从业人员不能出示健康证明,按未取得健康证明处理。

```
＊＊省餐饮服务从业人员健康证明

姓名：              性别：

身份证号码：                                  小
                                              一
体检单位(盖章)：                              寸
                                              照
(或其他有效证明)

体检日期：    年    月    日(有效期壹年)
```

```
＊＊省餐饮服务从业人员


健康证明



＊＊省市场监督管理局印制
```

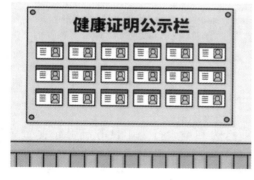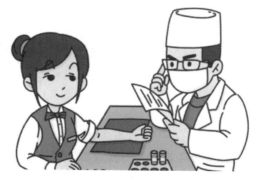

图 4-4　从业人员健康检查和健康证明

二、从业人员健康状况的检查和报告

(一)每日晨检

餐饮企业应建立每日晨检制度,发现有以下症状时,应立即暂停接触直接入口食品岗位,并立即向食品安全管理员或主管人员报告,待查明原因并将有碍食品安全的病症治愈后,方可重新上岗:

· 皮肤尤其是手部外伤;

· 手部皮肤湿疹、长疖子;

· 咽喉疼痛;

· 眼、耳、鼻发炎甚至分泌脓性液体;

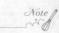

79

- 发热;
- 呕吐;
- 腹泻。

每日晨检过程中发现有以上症状的从业人员,都意味着其体内潜伏着病原微生物,极有可能污染食品,应及时治疗,直到痊愈才能恢复上岗(图4-5)。因为感染者在这些疾病的发病初期甚至症状出现之前,就可能已经开始排出致病的细菌或病毒,从一定意义上讲,这比每年一次的健康检查更为重要。

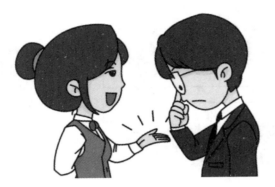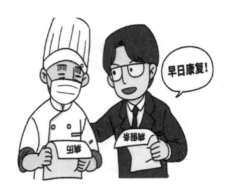

图 4-5　每日晨检制度

（二）建立从业人员健康档案

人体的健康状况随时都在发生变化,健康证明只是表明从业人员体检时的健康状况,并不能保证其在一年的体检周期内不会患上可能污染食品的疾病,因此要随时进行自我检查。

食品安全管理员应对企业员工健康状况采取常规性监测和管理,建立并留存从业人员的健康档案,包括从业人员的基本情况、健康证明、体检日期及有效期、每日晨检情况记录表等。

任务三　餐饮从业人员个人卫生管理

任务描述

餐饮从业人员安全意识淡薄、健康知识缺乏、从业行为和健康行为不良等是引起食品安全问题的主要原因,餐饮从业人员的健康素养直接关系着餐食卫生质量的好坏及消费者的健康。对餐饮行业从业人员开展食品安全方面的健康教育,可提高他们的食品安全知识水平及法律意识、安全意识和责任意识,并能在工作中落实保障食品安全的各项制度要求和规范操作,最大限度地避免食品安全事故的发生。

任务目标

(1)熟悉餐饮从业人员的个人卫生要求。
(2)熟悉餐饮从业人员健康管理培训要求。
(3)增强餐饮从业人员的健康管理能力。
(4)增强餐饮从业人员的食品安全意识。

→ 任务导入

　　2022年7月,广东省市场监管局针对广东餐饮行业特点,为解决餐饮从业人员培训集中难、时间协调难、系统性学习难的突出问题,依托"食安快线通用版"APP在线培训考核平台,为广大餐饮从业人员提供随时随地免费学习的便捷培训。培训内容丰富实用、通俗易懂,实施按岗按需培训,将餐饮操作全流程细分为15个操作岗位并设置微课(15 min),主要包括法人、食品安全管理员、粗加工人员、采购员、专间人员等岗位,不同岗位可有针对性地选学,通过生动易懂和接地气的案例解读最新政策法规要求,解答实际操作常见问题,内容全面,案例典型,针对性强。

　　据了解,在广东省内注册登记的餐饮服务单位均可自行下载"食安快线通用版"APP,注册关联餐饮服务单位,即可接受免费的线上培训服务,获取食品安全管理、餐饮加工制作规范技能教学。据不完全统计,2022年以来,该APP已累计为49万家餐饮服务单位提供免费培训服务,培训餐饮从业人员90.6万人。

　　餐饮业是劳动密集型的传统服务行业,入行门槛低,人员流动性大。如何通过合适的食品安全知识和健康知识的宣传和教育,提高从业人员个体获取、理解和处理基本的安全信息和操作,并运用这些信息对服务操作做出正确判断,维持和促进食品安全,是从业人员食品安全培训过程中的重难点问题。市场监管机构结合餐饮从业人员的知识水平和流动性大等特点,以图文并茂、生动活泼的形式,采用新媒体平台将食品安全知识、公共卫生知识进行精准化传播,不仅体现了监管机构贯彻和落实习近平总书记关于"疫情要防住、经济要稳住、发展要安全"的要求,也助力广东省市场监管部门"稳经济"十六条措施落地见效、大力推动餐饮质量安全提升等"以人为本"方面的服务初心。

→ 任务实施

一、认识从业人员污染食品的途径

　　食品从业人员不良的健康状况、不良的个人卫生习惯与行为,再加上缺乏食品安全操作知识与卫生防护措施,都有可能使食品受到污染(图4-6)。

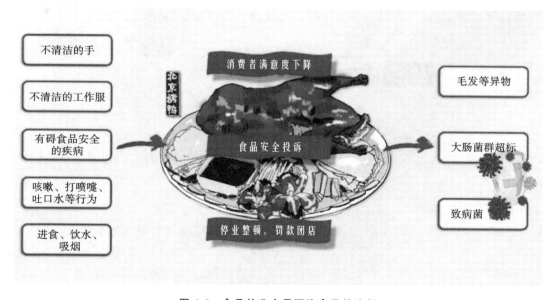

图4-6　食品从业人员污染食品的途径

（一）不良的健康状况

食品从业人员如出现以下症状或行为，就可能自身携带或传播可引导食物中毒的细菌或病毒：①胃肠道不适；②咽痛、发热；③眼、耳、鼻分泌液体；④手部存在发炎甚至化脓的伤口（图4-7）。从业人员没有上面这些症状也并不意味着完全健康，因为许多食物中毒或食源性传染病无症状的携带者，在感染后无症状的潜伏期内也可能传播疾病（如甲型肝炎）。

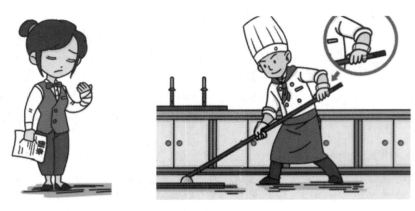

图 4-7　手部存在发炎甚至化脓的伤口

（二）不洁净的手部

食品从业人员进行下列活动后不洗手就有可能污染食物：①上厕所；②触摸头发、耳朵、鼻子、脸等部位；③对着手咳嗽或打喷嚏；④处理垃圾；⑤进食、饮水或吸烟（在非食品加工场所内）。

手部接触食品原料、半成品后应清洗消毒后接触成品（图4-8），加工非直接入口食品后，再加工冷菜；加工非直接入口食品后，再进行备餐。

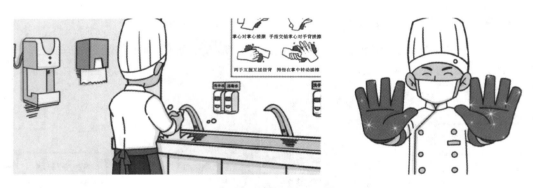

图 4-8　接触成品前清洗消毒双手

（三）工作服的交叉污染

工作服的交叉污染包括：①未穿工作服、未戴工作帽，或者工作服不洁；②食品原料、成品加工操作的工作服不分或混用。

（四）其他

食品从业人员在加工场所进食、饮水、吸烟、吐痰、吐口水、咳嗽或打喷嚏等都可以污染食品。

二、食品从业人员个人卫生要求

食品从业人员的个人卫生要求包括学习掌握个人卫生知识，养成良好的个人卫生习惯等。良好的个人卫生体现在严格按规程和要求进行岗位操作。从原料粗加工、烹调、配餐到餐饮具洗刷消毒、环境清洁等工作都应将良好个人卫生习惯和岗位操作规程结合起来。

（一）保持良好的个人清洁

从业人员的个人清洁卫生程度直接关系到食品可能受到污染的机会和程度。因此，从业人员应勤洗澡、洗头发、剪指甲，保持良好的个人清洁卫生，尽量降低食品受到病原微生物污染的风险。指甲要符合卫生要求，长指甲会藏有难以去除的污垢，应经常剪短；不佩戴假指甲，不涂指甲油，因为这些都有可能对食品造成污染。

（二）重要的手部卫生

手是人体接触食品机会最多的部位。手部皮肤上存在的细菌无论从种类还是数量上都较身体其他部位要多，尤其以皮肤皱褶处及指尖为多。手指在任何情况下都有被金黄色葡萄球菌、痢疾杆菌、伤寒杆菌、甲型肝炎病毒等肠道病原体污染的可能，未经清洗的双手可以携带大量的细菌和病毒，绝大部分人体对食品的污染都是由不清洁的手传播引起，因此手部的卫生是从业人员个人卫生中最为重要的部分。要保持手部的清洁卫生，应该做到以下几点。

❶ 按照规定的程序洗手与消毒

按照要求洗手可以去除手上的污物和大部分的微生物。操作前手部应洗净，操作时应保持清洁。接触直接入口食品时，手部还应进行消毒。

（1）必须要洗手的情形（图 4-9）：

①工作开始前。

②处理食物前。

③上厕所后。

④处理生食物及未经消毒的餐具、容器、设备和用具或废弃物后。

⑤咳嗽、打喷嚏或擤鼻涕后。

⑥触摸耳朵、鼻子、头发、口腔或身体其他部位后。

⑦休息或打电话等任何可能会污染双手的活动后。

⑧连续工作 2 h 后或认为有需要时。

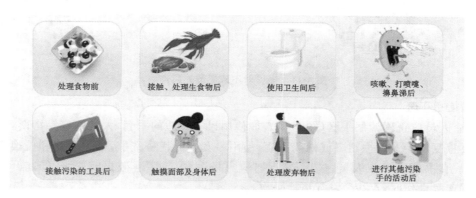

图 4-9　必须洗手的情形

（2）洗手的程序：

①在水龙头下先用水（最好是温水）把双手弄湿。

②双手涂擦上肥皂等洗涤剂。

③双手互相搓擦 20 s 以上使充分起泡（必要时以干净的指甲刷刷洗指甲）。

④用流水充分冲洗双手，工作服为短袖的应洗到肘部。

⑤用清洁纸巾或暖风机干燥双手。

⑥关闭水龙头（使用非手动式水龙头）。

（3）洗手的方法如图 4-10 所示。

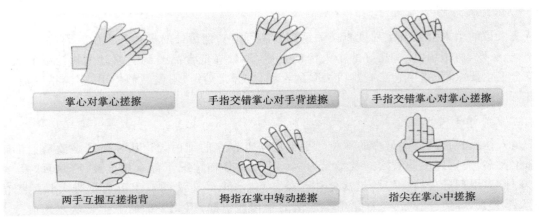

掌心对掌心搓擦	手指交错掌心对手背搓擦	手指交错掌心对掌心搓擦
两手互握互搓指背	拇指在掌中转动搓擦	指尖在掌心中搓擦

图 4-10　洗手的方法

（4）消毒：清洗后的双手在消毒剂溶液中浸泡 20～30 s，或涂擦消毒剂后充分揉搓 20～30 s 后，用暖风机吹干。

❷ **操作时不佩戴外露饰物**

手表、手镯和戒指等饰物表面的凹陷处是藏污纳垢的地方，可导致食品加工过程受到细菌污染。操作时不佩戴外露饰物（图 4-11）。

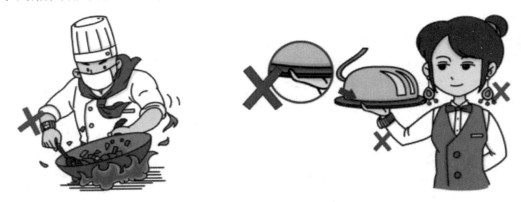

图 4-11　操作时不应佩戴外露饰物

❸ **正确使用手套**

食品从业人员应正确使用手套（图 4-12），如使用尺寸合适的手套，太大的容易滑落，太小的则容易破损；不要重复使用一次性塑料或橡胶手套；使用手套不能代替洗手，戴手套前和更换新的手套前都应该洗手。食品加工操作人员在以下情况时应更换手套：①手套破损或变脏；②在开始进行不同的操作前；③连续操作时，至少每 4 h 更换一次。

（三）规范穿戴工作服

食品从业人员应穿戴清洁的工作服、工作帽（专间从业人员还需戴口罩），头发不应外露，长发应戴发网（如图 4-13）。工作服（包括衣、帽、口罩）最好用白色或浅色布料制作，便于辨别干净程度并及时清洗。不同区域员工的工作服可根据其工作场所从颜色或式样上进行区分，如分为专间、烹调、粗加工、仓库、清洁等，既便于定人定岗的管理，也便于工作服的分类清洗、消毒。工作服应做到定期更换，保持清洁，接触直接入口食品人员的工作服应每天更换后清洗、消毒。准备清洗的工作服应放置在远离食品加工处理的区域，以免污染食品。每名从业人员至少应有两套工作服，以备更换。不能穿戴工作服走出食品加工场所（区），如要外出，应脱掉工作服。

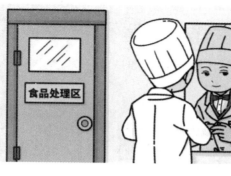
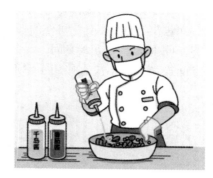

图 4-12　规范穿戴工作服和正确使用手套

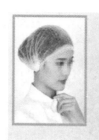
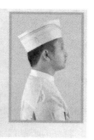
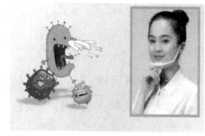

工作帽　　　　　　　　　　　　　　　　口罩

图 4-13　规范穿戴工作服

（四）其他

❶ **进食、喝水、抽烟注意场合**

人的口水中含有数以千计的细菌，在进食、喝水、抽烟时，口水就可以传播到操作人员的手中或直接污染食品，因此，不要在食品加工和存放场所进食、喝水和吸烟，或做出其他可能污染食品的行为。在员工休息区完成上述活动之后，进入食品处理区前必须洗手。

❷ **注意日常饮食**

操作人员的健康状况直接影响着食品的安全，因此作为食品加工操作人员，在日常生活中就应自觉地不食用那些不干净或可能使人致病的食品。

❸ **个人物品存放**

与食品加工制作无关的个人衣物及私人物品不应带入食品加工区域，应存放在更衣室。

❹ **其他人员**

进入食品加工区域的非食品加工操作人员（如食品安全管理员、经营管理人员等）也应做好个人卫生，符合现场操作人员的卫生要求后方可进入食品加工区域。

三、专间操作人员卫生要求

专间指接触直接入口食品的操作间，包括熟食间、凉菜或冷拼间、裱花间、备餐间、盒饭分装间等，是餐饮业清洁程度要求最高的场所（图 4-14）。因此，对专间操作人员个人卫生方面的要求也最严格，除了以上所介绍的一般要求外，专间操作人员还必须做到以下几点。

（1）进入专间前应更换专用、清洁的工作衣帽并佩戴口罩，工作衣帽应每天进行更换、清洗和消毒。

（2）在操作中不宜频繁进出专间，走出专间时应脱掉专用工作服，不得穿戴专间工作衣帽从事与专间内操作无关的工作，严禁穿专用工作服上厕所或进入粗加工区域。

专用操作间

（3）专间操作人员特别强调操作前对双手的严格清洗消毒,操作期间适时消毒(如用 75％酒精擦手消毒)。在进出专间、触摸专间外的任何物品后都要清洗、消毒双手。

（4）非专间人员不得进入专间。

（5）专间操作人员不应直接用手拿取菜单、托盘等任何未经消毒的物品。

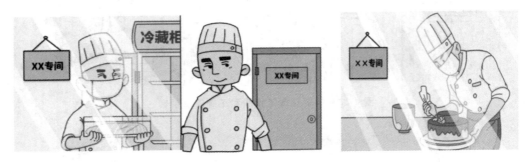

图 4-14　专间和专间操作人员

四、从业人员健康知识培训

餐饮企业应每年对其从业人员进行一次食品安全培训考核,特定餐饮服务提供者应每半年对其从业人员进行一次食品安全培训考核。培训考核内容包括有关餐饮食品安全的法律法规知识、基础知识及本餐饮企业的食品安全管理制度、加工制作规程等。从业人员在食品安全培训考核合格后方可上岗。

复习思考题

（1）餐饮企业如何配备食品安全管理员?

（2）餐饮食品安全管理员有何职责?

（3）如何对食品从业人员进行健康管理?

（4）食品从业人员的个人卫生包括哪些方面?

实训 3　餐饮从业人员健康管理

一、实训目的

（1）能掌握餐饮企业后厨工作人员个人卫生管理的要求。

（2）能对餐厅从业人员的个人卫生进行检查和管理。

二、技能目标

（1）能掌握餐饮企业不同岗位工作人员个人卫生管理的要求。

（2）能够对从业人员建立健康档案。

（3）能对从业人员的个人卫生进行检查和管理。

三、实训内容

某市茶苑餐厅共有 48 位员工,其中厨师 12 位、切配人员 8 位、服务员 10 位、保洁员 4 位、餐具洗消员 6 位、迎宾接待及管理人员 4 位,采购与运输人员 4 位。仔细阅读《餐饮食品安全操作规范》中关于人员健康的内容,根据员工的岗位要求制作每日晨检记录表和洗手消毒要求表(表 4-1、表 4-2)。

餐饮服务从业人员健康检查表见附表 1。

表 4-1 餐饮企业员工每日晨检记录表

岗位名称	姓名	健康证	体温/℃	眼睛	口鼻	手/足皮肤	指甲	其他
1. 原料采购及配送	张＊＊	有,未过期	36.2	正常	正常	无外伤	正常	正常
2. 切配岗								
3. 餐具洗消								
4. 厨师								
5. 服务员								
6. 迎宾接待								
7. 保洁员								

表 4-2 餐饮企业员工洗手消毒要求表

岗位名称	员工姓名	洗手要求	消毒要求	消毒方法	检 查	备注
1. 原料采购及配送	张＊＊	1. 开始每项工作前及完成每项工作后,或必要时 2. 六步洗手法	必要时	1. 喷洒消毒酒精 2. 搓揉 30 s 以上	1. 晨检 2. 不定时抽检	
2. 切配岗						
3. 餐具洗消						
4. 厨师						
5. 服务员						
6. 迎宾、接待						
7. 保洁员						

附表 1

编号：

＊＊省餐饮服务从业人员健康检查表

检查日期：　　　年　　　月　　　日　　　　单位：

[一寸照片]

身份证号码：

姓名：　　　　　性别：　　　年龄：　　　民族：　　　文化程度：

既往病史	病　名	肝炎	痢疾	伤寒	肺结核	皮肤病	其他
	患病时间						

体 征	心			肝				
	脾			肺				
	皮肤	手癣　　指甲癣　　手部湿疹　　银屑（或鳞屑）病 渗出性皮肤病　　化脓性皮肤病						
	其他				医师签名			

X线胸透或胸部拍片				医师签名：		

实验室检查（化验单附后）		检查项目	检查结果	医师签名
	大便培养	痢疾杆菌		
		伤寒或副伤寒		
	肝功能	谷丙转氨酶		
		HAV-IgM＊		
		HEV-IgM＊		
	其他			

检查结论： 　　　主检医师签名：	体检机构意见： 　　　　　　　（公章）　年　月　日

＊说明：发现谷丙转氨酶异常的，应加做 HAV-IgM、HEV-IgM 两个指标。

编号：

＊＊省餐饮服务从业人员健康检查回执

检查日期：　　　　　年　　　　月　　　　日

姓名：　　　　　性别：　　　　单位：

姓名、单位涂改无效，发表之日起限 30 天内体检有效，超期此表作废。办证查询电话：

场所设施设备的安全控制

项目描述

　　餐饮企业的硬件设施包括各种与食品加工经营直接或间接相关的场所,例如,食品加工处理区、非食品加工处理区和就餐场所等,也包括餐饮食品加工制作过程中使用到的各种器具、设备等。餐饮加工场所的面积适当、布局符合食品安全要求、各类设施符合食品安全标准,不仅能够满足生产经营的需求,而且更有利于确保各项食品安全控制措施的正确实施。

知识目标

　　(1)理解餐饮企业布局设计中关于食品安全的要求。
　　(2)掌握餐饮场所、设施、设备、工具等保洁要求。
　　(3)熟悉必须清洁和消毒的情形。

技能目标

　　(1)能够站在食品安全的角度对餐饮场所、设备、设施、工具等进行合理的管理。
　　(2)能够配备消毒液,能正确完成餐用具的清洗和消毒。
　　(3)能够正确使用保洁和消毒的设备和工具。

素质目标

　　(1)强化学生的食品安全观念,培养食品安全意识,并能用于解决企业设施、设备等硬件领域相关的问题。
　　(2)引导学生关心餐饮食品生产设施、设备等领域相关技术的发展,培养学生严谨细致、求真务实的学习态度。
　　(3)引导学生严格遵守餐用具清洗、消毒的规范、标准,增强法律意识和食品安全意识,培养严谨认真的工匠精神。

案例导入

餐饮服务单位"互联网+明厨亮灶"建设工作指南
　　为规范引导餐饮服务单位"互联网+明厨亮灶"建设工作,加快推进"互联网+明厨亮灶"建设与智慧监管融合,保障消费者的知情权和监督权,某省市场监管局于 2020 年 12 月 30 日印发《餐饮服务单位"互联网＋明厨亮灶"建设指南》(以下简称《指南》),对餐饮服务单位"互联网＋明厨亮灶"平台建设、系统建设、网络建设和安全系统建设等提出概要性指引。

"互联网＋明厨亮灶"融合了视频监控、互联网、云计算、物联传感、AI 图像识别等技术手段,将餐饮服务全过程通过显示终端、移动设备终端等向消费者展示,主动接受消费者监督;餐饮服务单位管理方可通过平台对从业人员进行自我警示、自我管理;监督管理部门可通过平台实现远程监管、目标性监管,最终实现餐饮服务食品安全社会共治。

针对餐饮服务食品安全监管的信息化应用探索,《指南》提出了四个方面的要求:一是整合各市(州)、县(市、区)现有"明厨亮灶"视频图像,形成区域性视频联网共享平台,满足远程集中监管的需求;二是餐饮服务单位应积极加入属地"互联网＋明厨亮灶"平台,并利用移动终端设备对食品安全风险点开展真实可信的主体自查工作,自觉落实食品安全的主体责任;三是充分运用现代化信息技术手段,为餐饮服务食品安全监管应用提供及时可靠的监控图像信息、业务数据,提升监管的靶向性、真实性和时效性;四是加强信息公开力度,鼓励消费者参与食品安全监督,形成"主体自律、靶向监管、社会监督"的氛围,逐步实现消费者喜欢看、餐饮单位愿意干、监管手段智能管的餐饮行业智慧监管体系(图 5-1)。

此外,《指南》还对"互联网＋明厨亮灶"平台端建设、平台移动端建设、餐饮服务单位前端设备建设、网络建设、安全建设和可持续运行等方面的技术要领进行了明确安排。其中,监管移动端主要供市场监督管理人员对负责辖区的餐饮服务单位进行管理,应包括餐饮服务单位信息、日常自查信息、餐饮服务单位人员信息、食品溯源信息查看等功能;企业移动端主要供餐饮服务单位安全管理人员对餐饮服务单位进行自我管理,应包括餐饮服务单位信息、日常自查信息、人员信息、食品溯源信息上传管理等功能;消费者移动端主要供消费者对餐饮服务单位进行远程监督和查看相关食品安全信息,应包括实时视频、餐饮服务单位信息、新闻公告、日常信息查看,以及评价、投诉反馈等功能。

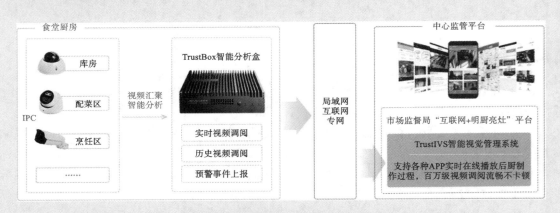

图 5-1　学校食堂与餐饮机构的"互联网＋明厨亮灶"建设

【思考与讨论】

(1)"互联网＋明厨亮灶"建设是否只利于行政机构的监管?

(2)"互联网＋明厨亮灶"建设工作可以从哪些方面强化企业的餐饮食品安全管理?

任务一 餐饮企业加工场所的安全控制

任务描述

餐饮企业的硬件设施包括各种与食品加工经营直接或间接相关的场所,例如,食品处理区、非食品处理区和就餐区。《食品安全法》《食品安全法实施条例》《餐饮食品安全监督管理办法》《食品经营许可管理办法》等法律法规文件中都明确规定了加工经营场所的食品安全要求。加工场所(图 5-2)的安全控制措施是保证餐饮食品安全的必备条件,也是餐饮企业经营者申请餐饮食品生产经营许可时的重点核查内容。

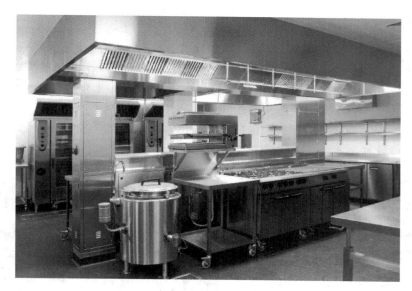

图 5-2 餐饮企业加工场所

任务目标

(1)掌握餐饮企业布局设计中关于食品安全的要求(如地点、布局流程、面积等)。

(2)强化学生的食品安全观念,增强食品安全意识,并能用于解决企业设施、设备等硬件领域相关的问题。

任务导入

某餐饮有限公司于上海市闵行区＊＊路开设某品牌餐饮店,从事餐饮服务经营活动。2021 年11 月市场监督管理局执法人员对上述经营场所进行检查,发现生食专间内存放有不能直接入口的牛肉原料。该餐饮店的上述行为违反了《中华人民共和国食品安全法》第三十三条第一款第(四)项"食品生产经营应当符合食品安全标准,并符合下列要求:(四)具有合理的设备布局和工艺流程,防止待加工食品与直接入口食品、原料与成品交叉污染,避免食品接触有毒物、不洁物"的规定,构成了待加工食品与直接入口食品交叉污染的违法行为。

市场监督管理局对当事人做出行政处罚决定书(沪市监闵处〔2021〕122021009592号),责令当事人改正此违法行为。2023年1月再次检查时发现当事人仍未就该行为进行改正,故按照当事人拒不改正的情况予以行政处罚。依据《中华人民共和国食品安全法》第一百二十六条第一款第(十三)项"违反本法规定,有下列情形之一的,由县级以上人民政府食品安全监督管理部门责令改正,给予警告;拒不改正的,处五千元以上五万元以下罚款;情节严重的,责令停产停业,直至吊销许可证:(十三)食品生产企业、餐饮服务经营者未按规定制定、实施生产经营过程控制要求"的规定和《中华人民共和国行政处罚法》第三十二条第(一)项"当事人有下列情形之一,应当从轻或者减轻行政处罚:(一)主动消除或者减轻违法行为危害后果的"的规定,责令当事人改正违法行为,并建议对当事人罚款人民币壹万元。

→ 任务实施

一、餐饮企业选址的要求

餐饮企业应选择地势干燥、有给排水条件和电力供应的地区,不得设在易受到污染的区域,应远离各种污染源,同时还需要符合规划、环保和消防等方面的有关要求(图5-3、图5-4)。

生物性污染源包括各种粪坑、污水池、垃圾场(站)、旱厕等,在此类污染源中滋生的昆虫(如苍蝇)可能会污染食品及其加工操作环境。考虑到昆虫通常的飞行距离,餐饮企业距离生物性污染源应在25 m以上。常规物理化学性污染源包括粉尘、有害气体、放射性物质等,此类污染源可能具有扩散性,餐饮企业要设置在这些扩散性污染源的影响范围之外。

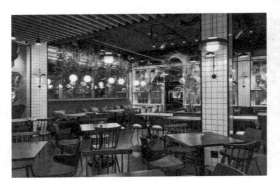

图5-3 餐饮企业场所选址之一

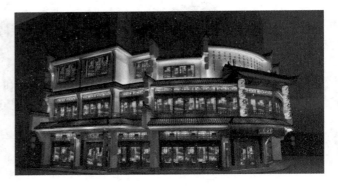

图5-4 餐饮企业场所选址之二

二、餐饮企业加工经营场所功能区的划分

餐饮机构场所的分类

餐饮企业加工经营场所指与食品制作供应直接或间接相关的场所,包括食品处理区、非食品处理区和就餐区。食品处理区指食品的粗加工、切配、烹饪和备餐场所、专间、食品库房、餐用具清洗消毒和保洁场所等区域,分为清洁操作区、准清洁操作区、一般操作区。非食品处理区指办公室、更衣区、门厅、大堂休息厅、歌舞台、卫生间非食品库房等非直接处理食品的区域。就餐区指供消费者就餐的场所,但不包括供就餐者专用的卫生间、门厅、大堂休息厅、歌舞台等辅助就餐的场所。

清洁操作区指为防止食品被环境污染,清洁要求较高的操作场所,包括专间、专用操作区。专间指处理或短时间存放直接入口食品的专用操作间,包括冷食间(熟食间)、生食间(生食海产品加工间)、裱花间、备餐专间、集体用餐分装专间等。专用操作区指成品的整理、分装、分发、暂时置放直接入口食品的专用场所,如现榨果蔬汁加工操作区、果蔬拼盘加工制作区、备餐区。

准清洁操作区指清洁要求次于清洁操作区的操作场所,包括烹饪区、餐用具保洁区。烹饪区指

Note

对经过粗加工、切配的原料或半成品进行煎、炒、炸、焖、煮、烤、烘、蒸及其他热加工处理的操作场所。餐用具保洁区指对经清洗消毒后的餐饮具和接触直接入口食品的工具、容器进行存放并保持清洁的场所。

一般操作区指其他处理食品和餐具的场所，包括粗加工制作区、切配区、餐用具清洗消毒区和食品库房等。粗加工制作区指对食品原料进行挑拣、整理、解冻、清洗、剔除不可食部分等加工处理的操作场所。切配区指对经过粗加工的食品进行洗、切、称量、拼配等加工处理使之成为半成品的操作场所。餐用具清洗消毒区指对餐饮具和接触直接入口食品的工具、容器进行清洗、消毒的操作场所。

餐饮服务场所功能区域划分如图 5-5 所示。

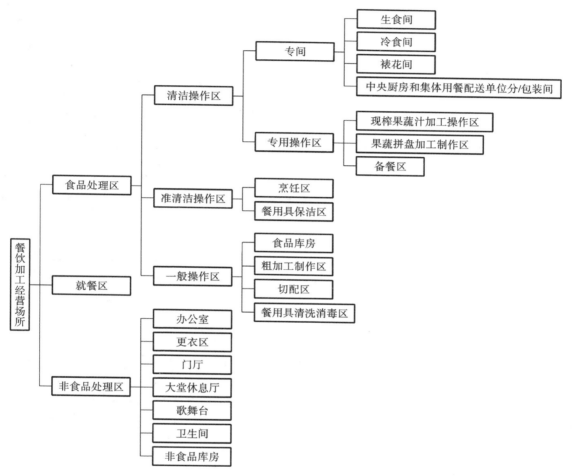

图 5-5　餐饮加工经营场所相关名词关系图

三、餐饮企业各加工场所功能区的面积要求

餐饮企业供餐的人数和供应的食品数量越多，加工操作场所所需的面积越大。加工操作场所的加工能力如小于最大供应量，就可能产生因设施不足所引起的食品加热不彻底、存放时间过长（尤其是凉菜）、交叉污染、从业人员不规范操作等问题，从而使食品变得极为不安全。这些场所中与加工能力直接有关的主要是切配烹饪场所（有的餐饮企业称为主厨房）和凉菜专间，以及需要在短时间内批量供餐的盒饭、宴席及饭菜分装专间。这些场所是食品最后制作完成的场所，场地狭小会使食品安全问题更易发生。

餐饮企业加工操作场所的面积应与就餐场所面积（最大就餐人数）相适应，《餐饮食品安全操作规范》中提出了各种类型、规模的餐饮企业加工操作场所与就餐场所的面积比例以及切配烹饪场所、凉菜专间面积的推荐要求（表 5-1）。

表 5-1　餐饮服务提供者场所布局要求

场　　所	加工经营场所面积或人数	食品处理区与就餐场所面积之比（推荐）	切配烹饪场所面积	凉菜专间面积	食品处理区（独立隔间的场所）
餐馆	≤150 m²	≥1∶2	≥食品处理区面积 50%，且≥8 m²	≥5 m²	加工烹饪、餐用具清洗消毒
	150～500 m²（不含 150 m²，含 500 m²）	≥1∶2.2	≥食品处理区面积 50%	≥食品处理区面积 10%，且≥5 m²	加工、烹饪、餐用具清洗消毒
	500～3000 m²（不含 500 m²，含 3000 m²）	≥1∶2.5	≥食品处理区面积 50%	≥食品处理区面积 10%	粗加工、切配、烹饪、餐用具清洗消毒、清洁工具存放
	>3000 m²	≥1∶3	≥食品处理区面积 50%	≥食品处理区面积 10%	粗加工、切配、烹饪、餐用具清洗消毒、餐用具保洁、清洁工具存放
快餐店小吃店饮品店	≤50 m²	≥1∶2.5	≥8 m²	≥5 m²	加工、备餐
	>50 m²	≥1∶3	≥10 m²	≥5 m²	加工、备餐
食堂	供餐人数 50 人以下的机关、企事业单位食堂	≥30 m²	≥食品处理区面积 50%	≥5 m²	备餐及其他参照餐馆相应要求设置
	供餐人数 300 人以下的学校食堂，供餐人数 50～500 人的机关、企事业单位食堂	[30＋（N－100）×0.3] m²	≥食品处理区面积 50%	≥食品处理区面积 10%，且≥5 m²	备餐及其他参照餐馆相应要求设置
	供餐人数 300 人以上的学校（含托幼机构）食堂，供餐人数 500 人以上的机关、企事业单位食堂	[30＋（N－100）×0.2] m²	≥食品处理区面积 50%	≥食品处理区面积 10%	备餐及其他参照餐馆相应要求设置
	建筑工地食堂	≥30 m²	≥食品处理区面积 50%	≥5 m²	备餐及其他参照餐馆相应要求设置
集体用餐配送单位	食品处理区面积与最大供餐人数相适应，小于 200 m²，面积与单班最大生产份数之比为 1∶2.5；200～400 m²，面积与单班最大生产份数之比为 1∶2.5；400～800 m²，面积与单班最大生产份数之比为 1∶4；800～1500 m²，面积与单班最大生产份数之比为 1∶6；面积大于 1500 m² 的，其面积与单班最大生产份数之比可适当减小。烹饪场所面积≥食品处理区面积 15%，分餐间面积≥食品处理区面积 10%，清洗消毒区面积≥食品处理区面积 10%				粗加工、切配、烹饪、餐用具清洗消毒、餐用具保洁、分装、清洁工具存放

续表

场　　所	加工经营场所 面积或人数	食品处理区 与就餐场所 面积之比（推荐）	切配烹饪场所 面积	凉菜专间面积	食品处理区 （独立隔间的场所）
中央 厨房	加工操作和贮存场所面积原则上不小于 300 m²；清洗消毒区面积不小于食品处理区面积的 10%	≥食品处理区面积 15%	≥10 m²	粗加工、切配、烹饪、面点制作、食品冷却、食品包装、待配送食品贮存、工用具清洗消毒、食品库房、更衣室、清洁工具存放

注：1. 各省级市场监管部门对小型餐馆、快餐店、小吃店、饮品店的场所布局，可结合本地情况进行调整，报国家市场监督管理局备案。

2. 全部使用半成品加工的餐饮服务提供者以及单纯经营火锅、烧烤的餐饮服务提供者，食品处理区与就餐场所面积之比在上表基础上可适当减小，有关情况报市场监督管理局备案。

四、餐饮加工场所建筑结构和布局要求

餐饮企业主要加工操作场所的合理布局可防止食品在存放、加工、供应等各环节产生交叉污染。食品处理区的布局可按照食品的加工操作工序由生至熟的单一流向设置，操作流程尽可能短，有助于加工操作人员按照食品安全要求操作，避免食品受到污染及长时间处在危险温度带条件下；也有助于防止害虫的侵入，避免食品废弃物和残渣的积聚。

原料与成品加工的场所应分开设置，可以设置为没有独立分隔的操作区域，有条件的餐饮企业应设为独立的操作间。《餐饮食品安全操作规范》中明确要求设立专间的加工场所必须设置成独立隔间的操作间。规模越大的餐饮企业，功能越是细分，设置为独立隔间的场所也越多。

此外，成品通道、出口应与原料通道、入口和使用后的餐饮具回收通道分开设置；有条件的餐饮企业，餐具和接触直接入口食品用具的清洗消毒应设独立的操作间；直接入口食品操作专间应设置在成品通道、出口附近。上述通道和出、入口如不能分开设置，应注意从运送时间（如原料、成品进出的时段分开）、方式（分别采用专用密闭式车辆运送原料或成品）等方面避免食品受到污染。

餐饮单位食品处理区（厨房）平面布局图和盒饭生产厂平面布局图分别如图 5-6、图 5-7 所示。

餐饮企业加工建筑结构的安全要求

五、餐饮加工场所设施安全控制与要求

餐饮加工场所设施主要包括建筑结构一般设施与围护结构（包括地面、墙壁、门窗、屋顶与天花板等）、库房、专间设施、更衣场所及洗手消毒设施、餐用具清洗消毒和保洁设施、"三防"设施、通风排烟设施、采光照明设施、供水设施及废弃物暂存设施等（图 5-8、图 5-9）。

从提高效率和便于管理来看，这些设施在布局上既要有利于搞卫生，能有效与外界隔开，尽可能避免有害动物的侵入和减少外环境的污染，又要便于清洁，尽量无死角，方便使用和操作。各种设施要专用，不得用于与食品加工无关的用途；要有清洁制度和维修保养制度，随时保持设施清洁卫生和处于良好状态，还应符合《餐饮食品安全操作规范》的要求。

餐饮企业建筑场所的安全要求

（一）地面与排水设施安全控制与要求

食品处理区地面应使用无毒、无异味、不透水、不易积垢、耐腐蚀和防滑的材料铺设，且平整、无裂缝。粗加工、切配、烹饪和餐用具清洗消毒等需经常冲洗的场所及易潮湿的场所，其地面应易于清洗、防滑，并有一定的排水坡度（≥1.5%）及排水系统。排水沟应有坡度、保持通畅、便于清洗，沟内不应设置其他管路，侧面和底面接合处应有一定弧度（曲率半径≥3 cm），并设有可拆卸的盖板。排

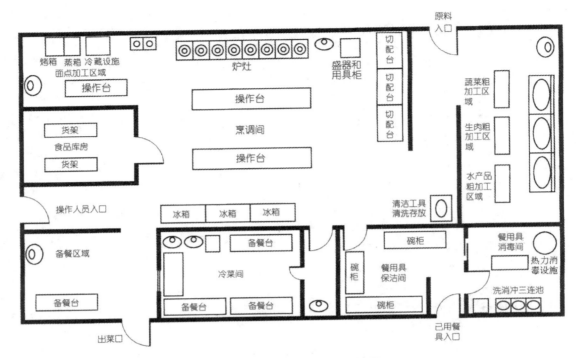

图 5-6　餐饮企业后厨平面设计图

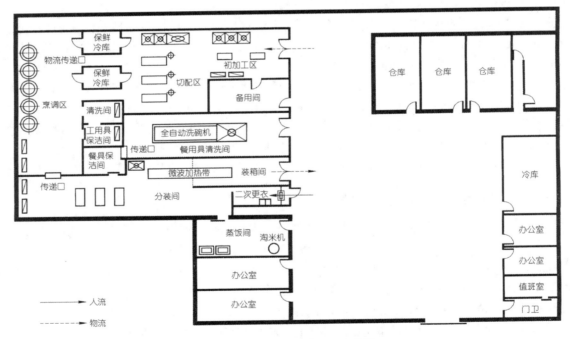

图 5-7　盒饭企业后厨平面设计图

水的流向应由高清洁操作区流向低清洁操作区,并有防止污水逆流的设计(最常用的设计就是排水沟有一定的坡度)。排水沟出口应有防止有害动物侵入的设施。

　　排水沟一般应为明沟,以便于污水的排放。但为了避免污水对操作环境的污染,专间、备餐等清洁加工区域不得设置明沟,这些区域的地漏的结构应能够防止污水、浊气等污染环境,如可使用水封地漏。废水应排至废水处理系统或经其他适当方式处理(接入市政污水管道前应进行滤油处理)。

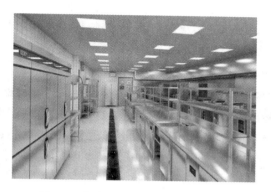

图 5-8　餐饮企业后厨设施设备之一

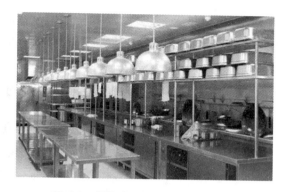

图 5-9　餐饮企业后厨设施设备之二

（二）墙壁与门窗安全控制与要求

食品处理区墙壁应采用无毒、无异味、不透水、不易积垢、平滑的浅色材料构筑。粗加工、切配、烹饪和餐用具清洗消毒等需经常冲洗的场所及易潮湿的场所,应铺设 1.5 m 以上的由浅色、不吸水、易清洗和耐用的材料制成的墙裙,各类专间的墙裙应铺设到墙顶。

粗加工、切配、烹饪和餐用具清洗消毒等场所及各类专间的门应采用易清洗、不吸水、不变形的坚固材料制作,如塑钢、铝合金等。食品处理区的门、窗应装配严密,与外界直接相通的门和可开启的窗应设有易于拆洗且不生锈的防蝇纱网或设置空气幕。与外界直接相通的门和各类专间的门应能自动关闭,室内窗台下斜 45°或采用无窗台结构。以自助餐形式供餐的餐饮服务提供者或无备餐专间的快餐店和食堂,就餐场所窗户应为封闭式或装有防蝇防尘设施,门应设有防蝇防尘设施,如设置空气幕。

（三）屋顶与天花板安全控制与要求

餐饮加工经营场所天花板的设计应易于清扫,能防止害虫隐匿和灰尘积聚,避免长霉或建筑材料脱落等情形发生。食品处理区天花板应选用无毒、无异味、不吸水、不易积垢、耐腐蚀、耐温的浅色材料涂覆或装修,天花板与横梁或墙壁结合处有一定弧度（曲率半径≥3 cm）;水蒸气较多的场所的天花板应有适当坡度,在结构上减少凝结水滴落。清洁操作区、准清洁操作区及其他半成品、成品暴露场所的屋顶若为不平整的结构或有管道通过,应加设平整易于清洁的吊顶（图 5-10）。烹饪场所天花板宜离地面 2.5 m 以上,小于 2.5 m 的应采用机械排风系统,有效排出蒸汽、油烟、烟雾等。

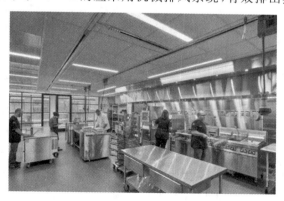

图 5-10　餐饮企业天花板与照明设施

（四）卫生间的安全控制与要求

卫生间是一种污染源,但也是必须设置的场所。为防止卫生间本身和使用卫生间后的人员对食品及其加工经营场所的污染,在设计中应注意以下几点:①卫生间不得设在食品加工操作区域,如设在与食品加工操作区域相邻的位置,其门不得直接开向该区域;②卫生间内出口附近应设有符合要求的洗手设施,方便从业人员和顾客在使用后及时洗手消毒,避免在接触食品时污染食品;③卫生间与外界相通的门窗应设置严密坚固、易于清洁的纱门及纱窗,外门应能自动关闭,以防卫生间对加工场所的污染;④卫生间排污管道应与加工经营场所的排水管道分开。

（五）更衣场所安全控制与要求

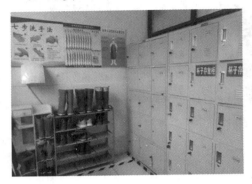

图 5-11　餐饮企业更衣场所

更衣场所与加工场所应处于同一建筑物内,以防止从业人员在更衣后通过外环境使清洁工作服受到污染;更衣场所应足够大,有足以存放更衣设施(如更衣柜、挂钩、衣架等)和进行更衣活动的空间;应设有符合要求的洗手设施及适当的照明,可安装一面镜子使员工能对工作服穿着情况进行自我检查(图 5-11)。

（六）库房或贮存场所安全控制与要求

大型餐饮企业可设置各类库房,包括冷冻库(肉类库、水产库等)、冷藏库(蔬菜库、奶类库等)、常温库(粮库、调味品库、非食品库等)、危险品库(专用于存放杀虫剂、杀鼠剂等有毒有害物及未经使用的清洗剂、消毒剂等)。中小型餐饮企业无条件分库存放的,可在同一场所内贮存各种存放条件相同的食品和无污染的非食品,并按照其性质分区域存放,如主食区、调味品区、饮料区、食品包装材料区、工具区等。

库房或贮存场所内应设数量足够的物品存放架,其结构和位置应能使储藏的食品距离墙壁、地面均在 10 cm 以上,利于空气流通及物品的搬运。除冷库外的库房和贮存场所应有良好的通风、防潮设施。冷库应设有可正确指示库内温度的温度计。

（七）专间安全控制与要求

凉菜配制、现榨果蔬汁和水果拼盘制作、生食海产品加工、裱花蛋糕操作、备餐操作和集体用餐分装等高风险食品操作需在专用操作间内进行,应遵守更高的食品安全要求。这些专用操作间简称专间,是餐饮食品安全管理的重点场所。

专间应为独立隔间,面积应与就餐场所面积和人数相适应。专间应设有专用工具清洗消毒设施和空气消毒设施,温度<25 ℃,设独立空调。大型餐饮机构专间入口处应设置有洗手、消毒、更衣设施的通过式预进间,其他餐饮机构应在专间入口处设置洗手、消毒、更衣设施。专间的门、窗应闭合严密、无变形、无破损,门能自动关闭。窗户为封闭式,向外运送食品的窗口应专用,可开闭,大小适宜。专间内紫外线灯应分布均匀,距离地面 2 m 以内。专间应设有专用冷藏设施及需要直接接触成品的用水,宜设置净水设施。专间剖面图、凉菜专间分别如图 5-12、图 5-13 所示。

（八）餐用具清洗消毒和保洁场所安全控制与要求

清洗餐具和接触直接入口食品工具要有固定的场所,有专用水池,应与食品原料、清洁用具及接触非直接入口食品的工具、容器清洗水池分开。在餐具和工具清洗池附近须放置带盖的废弃物容器,以便收集剩余在餐具上的食物残渣。采用化学消毒的,至少设有 3 个专用水池,分别用于餐具和工具洗涤剂清洗、清水冲洗、浸泡消毒,各类水池应在其上方以明显标识标明用途。

设置存放消毒后餐具、接触直接入口食品工具的保洁场所(如餐具保洁间)或设施(如餐具保洁柜),已经消毒的餐具和工具应及时放入保洁场所或设施中。保洁设施结构应密闭并易于清洁。

（九）洗手消毒设施安全控制与要求

餐饮业食物制作以手工操作为主,而操作者的手部很容易受到污染,并携带转移到制作的食物当中,从而引起食物中事和食源性疾病。从业人员在开始工作或接触食品前必须洗手。食品处理区应设置足够数量的洗手设施,洗手池水龙头数目应相当于上班最多总人数的 1/4,其位置应设置在方

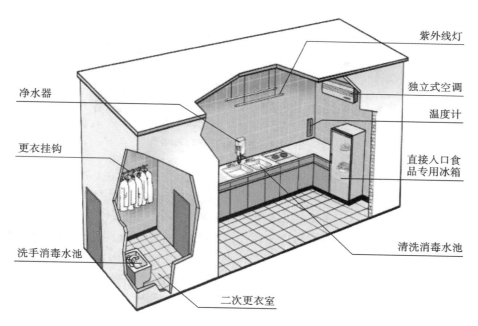

图 5-12 专间剖面图

（图中标注）
紫外线灯
净水器
独立式空调
温度计
更衣挂钩
直接入口食品专用冰箱
洗手消毒水池
清洗消毒水池
二次更衣室

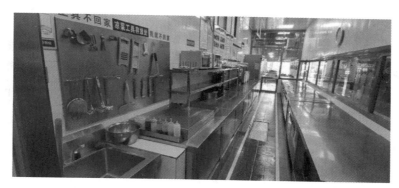

图 5-13 凉菜专间

便从业人员的区域，例如，加工人员更衣室、食品加工区的人员入口处、专间入口处或二次更衣室等场所。洗手消毒设施附近应设有相应的清洗、消毒用品和干手设施，并有洗手消毒方法标识。就餐场所也应设有足够数量的供就餐者使用的专用洗手设施，以设在卫生间出口或餐厅入口为宜。

洗手池材质应为易清洁、不透水材料（如不锈钢或陶瓷等），且不易积垢并易于清洗。水龙头宜采用脚踏式、肘动式、感应式等非手触动式开关，防止清洁消毒过的手再次受到污染。宜设置热水器，提供温水，因为温水能提高洗涤剂的活性，去污能力比冷水强；温水洗手还能给人带来舒适感，以避免因怕水冷而不洗手。洗手设施的排水应通畅，下水道可使用 U 形管，防止逆流或有害动物侵入及臭味产生。管理人员应每天检查洗手设施的卫生情况，并保证洗手液和消毒液的充足和有效；如发现洗手设施损坏应及时维修，保证清洁卫生和正常运转。

（十）废弃物暂存设施安全控制与要求

食品废弃物如不及时清除或处理不当，不仅会产生异味，还易吸引老鼠、苍蝇及其他有害昆虫。因此，应在可能产生废弃物或垃圾的场所设置废弃物暂存容器。废弃物暂存容器与其他食品加工制作容器应有明显的区分标识，内壁应光滑、易于清洁，应配有盖子、能闭合，应及时清洁，必要时消毒（图 5-14）。

餐饮企业还应在加工场所外适宜地点设置废弃物临时集中存放设施，设施应结构密闭，能防止害虫进入、滋生，且能防止不良气味和污水污染环境。

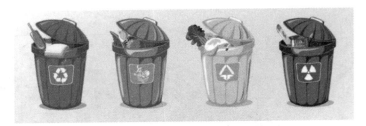

图 5-14 废弃物暂存容器

（十一）采光照明设施安全控制与要求

加工经营场所应有充足的自然采光或人工照明,食品处理区工作面的光照强度不应低于 220 lux,其他场所不应低于 110 lux。光源应不改变肉眼观察食品的天然颜色。安装在暴露食品正上方的照明设施应使用防护罩,以防止破裂时玻璃碎片污染食品。冷冻(藏)库房应使用防爆灯。

任务二 餐饮企业加工设备的安全控制

任务描述

后厨是餐饮企业的生产重心,后厨内产品生产流程布局规划、设备选择、位置摆放等均关系着餐饮食品的品质与安全。因此,在选择各项后厨设施设备时,除了要考虑设备的功率、效率、功能及外形等各项因素外,表面的抗菌性、设备外观设计是否没有死角方便擦拭消毒、内部角落是否易于清洗维护不致藏污纳垢等,也是非常重要的考虑因素。

任务目标

(1)掌握餐饮场所、设施、设备、工具等保洁要求。

(2)能够站在食品安全的角度对餐饮场所、设备、设施、工具等进行合理的管理。

(3)引导学生关心餐饮食品生产设施设备等领域相关技术的发展,培养学生严谨细致、求真务实的学习态度。

任务导入

2021 年 5 月 11 日,某市市场监管局会同某市消费者协会和某市烹饪协会、餐饮行业协会,启动全市餐厅"随机查"。此次抽查以网红餐厅、美食城、连锁餐厅等群众关注度高、覆盖面广、风险高的餐饮服务单位为检查对象,重点检查后厨环境卫生、进货查验、人员健康管理、餐饮具清洗消毒等涉及食品安全的关键环节。对检查中发现的问题现场曝光,属地监管部门立即查处。根据抽查情况,现场责令三家餐厅停止经营。

一是某网红餐厅,食品经营许可证标示的单位名称为"某(北京)餐饮管理有限公司"。现场检查发现该企业存在擅自更改布局、取消了专间仍然进行冷食类制售、在第三方订餐平台公示的食品经营许可证与现场不一致等问题。市场监管局对该企业依法责令改正、停止冷食类食品制售,对违法行为进行立案调查,同步暂停该企业的线上、线下经营活动,全面进行整改。

二是某美食城,食品经营许可证标示的单位名称为"某餐饮管理有限公司第十分公司"。现场检查发现该企业存在粗加工间不能正常使用、档口在洗碗池内洗菜、烤肉拌饭档口成品存放没有防污染设施、冷食类制售没有专间、牛肉拉面档口在没有专间情况下加工含豆制品的凉菜等问题。市场监管局对该企业依法责令改正、立即停止冷食类食品制售行为,对违法行为进行立案调查,暂停美食城所属 19 个档口的线上、线下经营活动。

三是某网红餐厅,食品经营许可证标示的单位名称为"某餐饮有限公司"。现场检查发现该企业存在擅自改变布局、缺少肉菜粗加工间、部分半成品来源为餐饮门店、半成品包装没有制作时间和使用时限等问题。市场监管局对该企业依法责令改正,对违法行为进行立案调查,暂停该企业的线上、线下经营活动。

任务实施

在餐饮食品加工制作过程中,各种生产加工设备、工具、容器等直接与食品密切接触,其卫生情况与污染程度对餐饮食品安全有着至关重要的影响。

一、餐饮设备及工具的安全控制与要求

参照我国《食品安全法》《食品生产许可管理办法》《食品经营许可管理办法》《餐饮食品安全操作规范》等法律法规规定,各类餐饮经营企业除具有与经营的食品品种、数量相适应的食品原料处理和加工、销售、贮存等场所外,还必须具有与经营的食品品种、数量相适应的经营设施设备。

各种餐饮食品加工制作的设施设备,不得用于与食品生产制作有关的用途。设备的摆放位置应便于操作、清洁、维护和减少交叉污染。用于原料、半成品、成品的工具和容器,应分开摆放和使用并有明显的区分标识;原料加工中切配动物性食品、植物性食品、水产品的工具和容器,应分开摆放和使用并有明显的区分标识(图 5-15、图 5-16)。

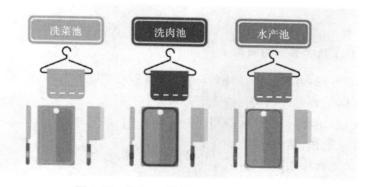

图 5-15 设施、工器具分区分色之一

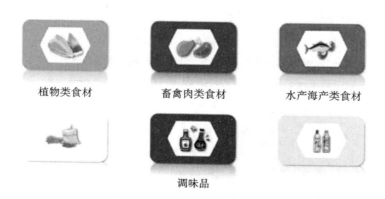

图 5-16 设施、工器具分区分色之二

接触食品的设备、工具、容器、包装材料等应符合食品安全标准或要求。接触食品的设备、工具和容器应易于清洗消毒、便于检查，避免因润滑油、金属碎屑、污水或其他因素引起污染。所有食品设备、工具和容器，不宜使用木质材料，必须使用木质材料时应确定其不会对食品产生污染。接触食品的设备、工具和容器与食品的接触面应平滑、无凹陷或裂缝，内部角落部位应避免有尖角，以避免食品碎屑、污垢等的聚积。

集体用餐配送单位和中央厨房应配备盛装、分送产品的专用密闭容器，运送产品的车辆应为专用封闭式，车辆内部结构应平整、便于清洁，设有温度控制设备（图5-17）。

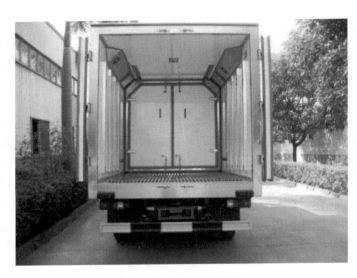

图5-17 餐点运输车辆

二、餐饮设备及工具的清洁与消毒

清洗与消毒

餐饮企业应制订详细的清洁、消毒计划，确保定期和有系统地清洁、消毒食品加工场所、设备和用具。一个周详的清洁、消毒计划应包括以下几点。

（1）确定需要清洁、消毒的场所、设备和用具。

（2）确定须隔多久清洁、消毒一次。

（3）确定清洁、消毒程序的各项标准。

（4）确定清洁、消毒时须使用的物品（包括设备和洗涤剂、消毒剂）和方法。

（5）确定负责实施每项清洁、消毒工作的人员。

知识链接

餐饮企业可参考《餐饮食品安全操作规范》推荐的餐饮服务场所、设施、设备及工具的清洁计划与方法（表5-2）。

表5-2 餐饮服务场所、设施、设备及工具的清洁推荐方法

项　　目	频　　率	使用物品	方　　法
地　　面	每天完工或有需要时	扫帚、拖把、刷子、清洁剂	1.用扫帚扫地 2.用拖把以清洁剂拖地 3.用刷子刷去余下污物 4.用水彻底冲净 5.用干拖把拖干地面

续表

项　目	频　率	使用物品	方　法
排水沟	每天一次或有需要时	铲子、刷子、清洁剂及消毒剂	1.用铲子铲去沟内大部分污物 2.用水冲洗排水沟 3.用刷子刷去沟内余下污物 4.用清洁剂、消毒剂洗净排水沟
墙壁、天花板（包括照明设施）及门窗	每月一次或有需要时	抹布、刷子及清洁剂	1.用干布除去干的污物 2.用湿布抹擦或用水冲刷 3.用清洁剂清洗 4.用湿布抹净或用水冲净 5.风干
冷库/冰箱/冰柜	每周一次或有需要时	抹布、刷子及清洁剂	1.清除食物残渣及污物 2.用湿布抹擦或用水冲刷 3.用清洁剂清洗 4.用湿布抹净或用水冲净 5.用清洁的抹布抹干或风干
工作台及洗涤盆	每次使用后	抹布、清洁剂及消毒剂	1.清除食物残渣及污物 2.用湿布抹擦或用水冲刷 3.用清洁剂清洗 4.用湿布抹净或用水冲净 5.用消毒剂消毒 6.风干
工具及加工设备	每次使用后	抹布、刷子、清洁剂及消毒剂	1.清除食物残渣及污物 2.用水冲刷 3.用清洁剂清洗 4.用水冲净 5.用消毒剂消毒 6.风干
排烟设施	表面每周一次	抹布、刷子及清洁剂	1.用清洁剂清洗 2.用刷子、抹布去除油污 3.用湿布抹净或用水冲净 4.风干
废弃物暂存容器	每天完工后或有需要时	刷子、清洁剂及消毒剂	1.用刷子清除食物残渣及污物 2.用水冲刷 3.用清洁剂清洗 4.用水冲净 5.用消毒剂消毒 6.风干

(一)清洁工具的使用与存放

① 抹布使用注意事项

抹布应采用浅色布料制作,以便及时发现污物;使用不同的抹布擦拭不同的表面,如原料加工操作台、烹调加工操作台、厨房墙面、餐桌、冷菜间等应分别使用不同的抹布;擦拭不同表面的抹布宜为不同颜色或用其他标记区分;擦拭直接入口食品接触面的抹布必须经过消毒。

抹布可用中性洗涤剂进行清洗,抹布的消毒可用煮沸消毒、蒸汽消毒、漂白剂消毒等方法。煮沸消毒为 30 min,高压灭菌器消毒为 15 min,蒸汽消毒为 15～20 min,漂白剂消毒可用 0.5% 次氯酸钠溶液浸泡 10 min。

② 清洁工具和物品的存放

条件允许的情况下应使用专门的贮存间存放清洁工具和物品(图 5-18),如果条件不允许,也应有专门的存放场所或区域;清洗清洁工具用的水池应与清洗食品、餐具的水池分开设置;清洁工具应在清洗后再存放;清洗后的清洁工具应采用吊挂等方式自然晾干。

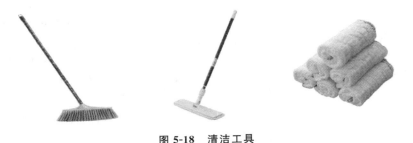

图 5-18　清洁工具

③ 化学物品的存放

各种化学物品(如消毒剂、洗涤剂、杀虫剂等)不得与食物、厨房用具或设备存放在一起,这些物品必须放置在固定的场所(如橱柜)并上锁,明确专人保管。在每件化学药品上贴有醒目标签,包装上应有明显的警示标志,尽量将化学药品存放在原包装的瓶子或盒子中(图 5-19)。

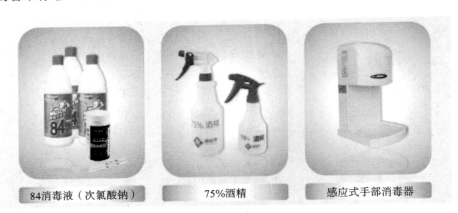

84消毒液(次氯酸钠)　　　75%酒精　　　感应式手部消毒器

图 5-19　各种消毒剂

(二)食品加工场所、设施设备的清洁

保持食品加工场所、设施设备与环境清洁,对防止食品污染、保证餐饮安全非常重要。忽略了关门或垃圾箱未加盖、未及时清理,厨房、餐厅及库房很容易成为老鼠、苍蝇、蟑螂和其他有害昆虫出没的场所。餐饮生产经营者应采取严格措施消除动物或昆虫,避免厨房、食品库房受到其危害。加工食品的设施设备残存食物不但可以导致微生物繁殖污染,也易招惹有害动物与昆虫。应按食品安全规范要求保持良好的清洁状态,冰箱、冷库等冷藏设备必须定期清洁和除霜。这些均可通过制订详细的设施设备使用制度来规范并严格落实执行加以解决。

在食品加工制作过程中有以下情况时必须进行清洁：①食品加工场所、食品接触面每次使用后，以及在开始另一项工作前；②食品加工场所、食品接触面受到污染以后；③食品操作台面及工具在长时间连续食品加工操作过程中，每隔 3～4 h。

（三）一些重要设备和工具的清洁与消毒

❶ 刀墩、案

刀墩、案等每天多次使用的工用具，每次使用前应随时进行清洗、消毒，可采用消毒液擦拭或涂上酒精烧灼消毒。墩案在消毒前必须用刷子刷洗，因其表面粗糙，特别是木质菜墩、菜板的表面，在使用后会有食品残渣存留，造成细菌繁殖，应先用刀刮一刮表面，再刷洗消毒。为保证消毒效果，应定期蒸煮一次或下班时浸泡在消毒液里。

❷ 工作台面

工作场所、空气、台面、地面、墙壁等可用紫外线灯消毒，在无人工作时开灯 30 分钟。工作台面（图 5-20）也可用消毒液擦拭消毒。

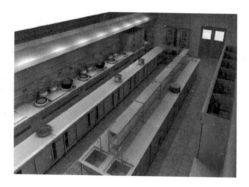

图 5-20　工作台面

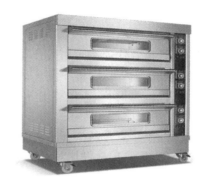

图 5-21　烤箱设备

❸ 烤制设备

烤炉的构建材料可用铁制品（图 5-21），最好用不锈钢材料制作烤炉的烤盘。烤炉中的汤汁溢出、滴溅油污等在烤炉停用后应及时用浸有清洗剂的抹布擦拭干净，保持整洁，烤炉的内膛和外部应用热水和合成洗涤剂清洗。炉子至少每月清洁一次，挡板至少每天清洗一次并晾干，盛油的盘碟每天应当倒空、清洗和晾干，烤盘每次用完后应涂抹食用油，以免生锈。

❹ 煎炸设备

炸锅在不用的时候应盖严，以防止油脂氧化变质。煎炸用油每天过滤一遍，可延长使用期。煎炸锅的外部应每天用湿布擦拭。煎炸锅应每周将油倒空清洗一次。若油炸食品生产时间长，则应每天清洗一次。

❺ 蒸煮设备

蒸煮设备每次用完都要擦净食物残渣。如有食物残渣粘在蒸笼蒸屉里，应先用水浸泡，然后用软刷子刷洗。筛网也应每天清洗。如有泄水阀，应松开清洗。排气阀应每天检查一次。输水管应每周将水放净一次。对锅炉内的水垢应每半年清除一次。

❻ 制冷设备

对厨房用冰箱、冰柜、冷藏柜，应每天用含合成洗涤剂的温水擦拭外部，擦后用清水漂净并用干布擦干。对冰箱内食品应每周作一次彻底检查，用中性洗涤剂洗净内壁并漂洗、拭干，以防止霉菌、细菌滋生。一般采用专用洗消剂（常用碳酸氢钠和阳离子表面活性剂配制）清洗污垢、去除异味、杀菌和抗静电，而且不污染食物，对人体安全。在清洗冰箱时，忌用有摩擦作用的去污粉或碱性肥皂。

要监测记录冰箱内部温度,以便发现问题及时维修,避免存放温度不当引起食品的腐败变质。

❼ 其他烹饪设备

对于粗加工常见的机械设备,如碎肉机、蔬菜斩拌机等,应在每次使用完毕后拆卸切片零件清洗消毒,其外部在每次用完后用带有合成洗涤剂的热水溶液擦洗、擦干。上润滑油的可拆卸部位要每月清洗上油一次。切菜机等应按有关仪器说明来保护和维修。罐头开启器必须每天清洗,清除刀片上残留的食物,刀叶变钝后有可能引起金属碎屑掉进食品中,应特别注意并及时检查清理。

饮水机应定期对内部结构进行消毒。用有效氯质量浓度为 500～1000 mg/L 含氯消毒剂或 200～500 mg/L 二氧化氯进行浸泡消毒(将消毒液充盈于整个水系统)30 min,再用清水冲洗,出水手柄和出口阀门定期用 75％浓度乙醇(酒精)棉球擦拭消毒 3～5 min。饮水机至少应每月消毒一次。

任务三 餐(用)具的安全控制

→ 任务描述

餐(用)具是指餐饮加工时用的各种餐饮加工用具和就餐时使用的各种食(饮)具。餐饮加工用具主要有刀、砧板、锅、瓢、勺等小型工具,以及盛放食品的各种盆、桶、托盘等容器,还有大型餐饮单位可能使用的机械化设备,如榨汁机、绞肉机等。食(饮)具主要有就餐用的杯、盘、碗、盏、刀、叉、筷、勺等。公共餐(用)具容易受到生物性病原体或有害化学物质的污染,成为传播疾病的媒介,对餐(用)具的安全控制重点是清洗与消毒,并应制订相应管理制度。餐饮企业有责任和义务做好相关餐用具的安全控制,保障公众健康和安全。本任务将重点介绍餐(用)具的食品安全控制方法。

→ 任务目标

(1)掌握餐(用)具清洁与消毒的方法。

(2)掌握餐(用)具保洁的基本要求。

(3)引导学生严格遵守餐用具清洗消毒的规范、标准,增强法律意识和食品安全意识,培养严谨认真的工匠精神。

→ 任务导入

2022 年 7 月,某市市场监督管理局对辖区内某连锁餐饮加盟店使用的复用型餐具进行抽检。经检验,样品的大肠菌群项目不符合《食品安全国家标准 消毒餐(饮)具》(GB 14934—2016)要求,检验结论为不合格。该局对当事人进行餐具跟踪抽检,检验结果仍不合格。当事人使用检测不合格复用餐具的行为,违反了《食品安全法》第五十六条第二款,该市场监督管理局依据《食品安全法》第一百二十六条第一款第(五)项,对当事人两次使用不合格复用型餐具的行为,分别处以警告和罚款6000 元的行政处罚。

→ 任务实施

一、餐(用)具洗涤消毒的相关标准

餐(用)具洗涤与消毒相关标准主要有《食品安全国家标准 消毒餐(饮)具》(GB 14934)、《食品

安全国家标准　洗涤剂》(GB 14930.1)和《食品安全国家标准　消毒剂》(GB 14930.2)等。

《食品安全国家标准　消毒餐(饮)具》(GB 14934)规定了食(饮)具消毒过程的卫生管理规范和食(饮)具消毒效果的评价,无论采用物理方法消毒还是化学方法消毒,消毒后都需达到标准所规定的感官要求、细菌指标要求和化学消毒剂有害物的残留限量要求。而《食品安全国家标准　洗涤剂》(GB 14930.1)和《食品安全国家标准　消毒剂》(GB 14930.2)则规定了对餐(用)具洗涤消毒后洗涤剂、洗涤消毒剂有害物的限量标准,防止化学污染给人体带来危害。

二、餐(用)具洗涤消毒的基本原则与要求

餐(用)具消毒间(室)必须建在清洁、卫生、水源充足、远离厕所且无有害气体、烟雾、灰沙和其他有毒有害物污染的地方,严格防止蚊、蝇、鼠及其他害虫的进入和隐匿,提倡热力消毒为主的消毒方法。《食品安全国家标准　消毒餐(饮)具》(GB 14934)规定,餐饮企业所使用的食(饮)具无法进行煮沸或蒸汽消毒或在食品安全监督机构指定情况下,方可用化学洗消剂进行洗涤和消毒。

参照《食品安全国家标准　消毒餐(饮)具》(GB 14934)规定,餐(用)具洗涤消毒的基本原则和要求如下。

❶ 感官指标

采用物理消毒的餐具必须表面光洁、无油腻、无水渍、无异味。采用化学消毒的餐具表面必须无泡沫、无洗消剂的味道,无不溶性附着物。

❷ 理化指标

采用化学消毒的餐具,必须用洁净水清洗,消除残留的药物。用含氯洗消剂消毒的餐具表面残留量应符合表 5-3 标准。

表 5-3　洗消剂残留量

项　　目	指　　标
游离性余氯/(mg/100 cm²)	≤0.03
阴离子合成洗涤剂(以十二烷基苯磺酸钠计)/(mg/100 cm²)	不得检出
仅适用于化学消毒法	

❸ 微生物指标

采用物理方法或化学方法消毒的餐具均必须达到表 5-4 要求。

表 5-4　微生物检出限量指标

项　　目		限　　量
大肠菌群	发酵法/(cfu/50 cm²)	不得检出
	纸片法/(cfu/50 cm²)	不得检出
沙门氏菌/(cfu/50 cm²)		不得检出

三、餐(用)具清洗消毒的方法

餐(用)具清洗消毒的目的是去除餐(用)具表面的污垢和有害微生物,需严格执行一洗、二清、三消毒、四保洁的制度。参照《餐饮食品安全操作规范》推荐的餐用具清洗消毒方法如下。

(一)手工清洗步骤

(1)将剩饭菜倒入垃圾桶内,刮掉沾在餐饮具表面上的食物残渣。

（2）用洗涤剂溶液洗净餐饮具表面。

（3）最后用清水冲去残留的洗涤剂。

（二）洗碗机清洗

餐具表面食物残渣、污垢较多的，应用手工方法先刮去大部分后，再放入洗碗机清洗。

（三）消毒方法

❶ 热力消毒

热力消毒是一种应用最早、效果最可靠、使用最广泛的方法，包括煮沸、蒸汽和红外线消毒，按照除渣→洗涤→清洗→消毒程序进行。煮沸、蒸汽消毒保持在 100 ℃、10 min 以上。红外线消毒一般控制温度 120 ℃以上，保持不少于 10 min。热力消毒洗碗机最后步骤的冲洗消毒水温应达到 85 ℃，冲洗消毒 40 s 以上（图 5-22、图 5-23）。

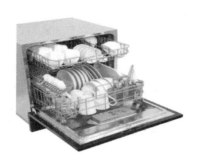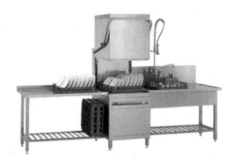

图 5-22　洗碗机

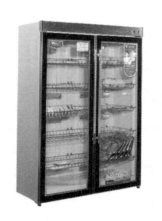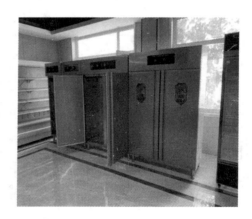

图 5-23　消毒柜

物理消毒时餐具之间应留有一定的空隙，使用洗碗机应做到以下几点：①每天至少对洗碗机的清洁状况检查一次，重点是清洁剂贮存容器、喷嘴和塑料帘等可能影响到餐具卫生的部位；②确保有足够的清洁剂和消毒剂；③确保在消毒时餐具表面朝向洗碗机的喷水孔；④餐具应放置在洗碗机专用的架子上清洗；⑤定期检查水温和压力，使洗碗机时刻处于良好状态。

❷ 化学消毒

餐用具清洗消毒水池应专用，与食品原料、清洁用具及接触非直接入口食品的工具、容器清洗水池分开。采用化学消毒的，一般按照除渣→洗涤→消毒→清洗的程序进行，至少设有 3 个专用水池。水池应使用不锈钢或陶瓷等不透水材料、不易积垢并易于清洗。不同水池应以明显标识标明其用途。采用自动清洗消毒设备的，设备上应有温度显示和清洗消毒剂自动添加装置，还应定期检查消毒设备、设施是否处于良好状态。采用化学消毒的，应定时测量有效消毒浓度。

以含氯消毒剂为例,具体消毒方法如下:使用消毒液浓度(有效氯)250 mg/L(又称 ppm)以上,将餐饮具全部浸泡在液体中,保持 5 min 以上;用净水冲去表面残留的消毒剂;采用空气干燥的方法晾干餐具或热力烘干的方法干燥餐具;最后放进密闭的保洁柜贮存。

四、餐用具贮存

消毒后的餐用具应及时放入密闭的餐具保洁柜或餐具保洁专间设施内贮存。餐用具贮存的重点是防止受到二次污染,即通常所称的保洁。餐具专用保洁柜(间)的结构应密闭并易于清洁,有明显标记,定期清洗,保持洁净。普通餐饮企业可以采用保洁柜,集体用餐配送企业或大型餐饮企业可采用保洁专间。保洁柜(间)内不得存放其他物品,存放时应将餐用具的食品接触面向下。保洁柜和保洁专间内的餐用具存放架应定期进行消毒,2～3 天消毒一次,也可根据实际情况增加消毒频率。

→ 复习思考题

(1)《餐饮食品安全操作规范》中对于食品加工处理区域布局要求有哪些?
(2)预防有害虫、鼠的方法有哪些?
(3)物理消毒和化学消毒方法各有什么特点?

实训 4 餐饮企业生产区平面图的设计与绘制

一、实训目的

(1)能掌握餐饮企业后厨平面设计中的食品安全要求(地点、布局、面积等)。
(2)能掌握餐饮场所、设施、设备、工具等保洁要求。

二、技能目标

(1)能够掌握《餐饮服务安全操作规范》中对不同类型餐饮企业的经营设施要求。
(2)能够站在食品安全的角度对餐饮场所、设备、设施、工具等进行合理的布局。

三、实训内容

(1)参观校内餐饮实训基地,实地调研统计该场所位置、面积及操作动线,按照班级人数分为 4～6 人/组,每组同学再行分工,每组任务参照表 5-5 选择。

表 5-5 参考实训分组

分 组	参 考 题 目	备 注
1	中餐厅生产区平面布局图的设计与绘制	小型/中型/大型
2	西餐厅生产区平面布局图的设计与绘制	
3	小吃店生产区平面布局图的设计与绘制	
4	快餐店生产区平面布局图的设计与绘制	
5	饮品店生产区平面布局图的设计与绘制	
6	学校食堂生产区平面布局图的设计与绘制	
7	集体用餐配送中心生产区平面布局图的设计与绘制	
8	中央厨房生产区平面布局图的设计与绘制	

(2)设计与绘制该类型餐厅的生产区平面布局图。

(3)课堂讨论:全员参与讨论过程,一人记录。教师从旁给予指导和帮助。

实训5　餐饮企业后厨硬件设施的检查与审核

一、实训目的

(1)能掌握餐饮场所、设施、设备、工具等保洁要求。

(2)能根据不同类型的餐饮企业进行必要的清洁和消毒。

二、技能目标

(1)能够对餐饮场所、设备、设施、工具等进行合理的管理。

(2)能够配备消毒液,能对餐用具进行清洗和消毒。

(3)能够正确使用保洁和消毒的设备和工具。

(4)能用有效的方法预防和控制有害虫、鼠。

三、实训内容

(1)参观校内餐饮实训基地,实地调研统计该场所内部硬件设施的布局、数量、洗消计划、洁净度。

(2)对照《餐饮服务食品安全操作规范》等法规要求,按表5-6记录不符合项的情况。

表5-6　不符合项列表

序　号	不符合项描述	不符合条款
1		
2		
3		
4		
5		
6		

(3)讨论分析不符合项的整改措施。

(4)学生汇报,教师指导与总结。

原料的安全控制

项目描述

扫码看课件

　　餐饮原料是烹饪加工的主要对象,是源头上确定餐饮质量的决定性因素,因此在餐饮原料的选择过程中必须要有质量控制过程,确保餐饮原料的健康与安全。餐饮原料主要有农产品、畜产品、园艺产品、海鲜水产品以及初级加工的各类原料产品(图6-1)。原料的质量控制直接关系到烹饪制品的健康、口味和感官指标,与每一位用餐者的健康息息相关,特别是近年来随着生活水平的日益提高,就餐者对烹饪原料的重视程度也越来越高,因此原料的安全控制在烹饪过程中越来越重要。

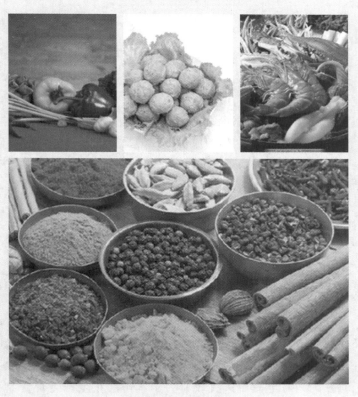

图 6-1　各种餐饮原料

　　目前,餐饮原料的安全性因素主要是以下三个方面:①原料在种植、养殖和初加工过程中形成了原料污染,源头采购安全控制存在的安全问题;②在运输和保存过程中造成的原料污染,从而造成原料的安全问题;③不合格的原料产品通过非法渠道流入原料市场引起的安全问题。因此,在原料的安全控制过程中,原料采购制度的安全控制和原料验收制度的安全控制是原料安全控制的主要方面。

知识目标

（1）理解餐饮原料采购的标准和要求。
（2）掌握餐饮原料采购的感官检查。
（3）熟悉餐饮原料质量验收的标准化。
（4）熟悉餐饮原料质量监督机制的标准化。

技能目标

（1）能够根据原料采购的标准化采购餐饮原料。
（2）能够根据原料验收的标准化确定餐饮原料是否合格。
（3）可以对餐饮原料过程进行安全控制。

素质目标

（1）提高学生对餐饮原料重要性的认识，培养学生采购优质餐饮原料的能力，有助于学生在烹饪过程中掌握原料的质量。
（2）培养学生从源头加强质量控制的观念，从而使学生认识到单一因素都是决定烹饪制品的关键性因素，了解整个烹饪过程中严格的质量把控的重要性。
（3）提高学生对标准化的认识，培养严格的标准化的执行态度，有助于学生在未来的工作中坚守质量关，维护餐饮食品安全。

案例导入

（一）上海市黄浦区市场监管局查处某餐饮管理有限公司等 9 家经营主体生产经营禁止生产经营的食品系列案

2021 年 5 月，上海市黄浦区市场监管局对某餐饮管理有限公司等 9 家经营主体生产经营明令禁止生产经营的食品的违法行为作出罚没款共计 56.79 万元的行政处罚，形成系列案件。

2021 年 2 月至 5 月，黄浦区市场监管局根据《上海市黄浦区市场监督管理局 2021 民生领域案件查办"铁拳"行动方案》和《上海市人民政府关于本市禁止生产经营食品品种的通告》的要求，对辖区 30 家餐饮单位开展生醉食品、蚶类食品专项执法检查。检查中发现，某餐饮管理有限公司等 9 家经营主体存在销售毛蚶等明令禁止生产经营食品的违法行为。涉案食品包括毛蚶 11.75 千克、银蚶 133 份等。当事人的行为违反了《中华人民共和国食品安全法》第三十四条第（十二）项的规定，黄浦区市场监管局依法对当事人做出行政处罚。

毛蚶等生食类食品因风味独特、味道鲜美，成为一些海派饕客的"心头好"，但蚶类对甲肝病毒具有富集作用，毛蚶就曾是甲肝大流行的罪魁祸首。为预防疾病和控制重大食品安全风险，各地出台了有地方特色的防疫措施，属地市场监管部门结合地域特点，严肃查处食品安全违法违规行为，起到了查办一案、警示一片的作用。

（二）广西壮族自治区南宁市兴宁区市场监管局查处罗某某经营未经检验检疫猪肉案

2021年7月，广西壮族自治区南宁市兴宁区市场监管局对金桥江南果菜交易中心综合批发区318档位经营者罗某某经营未经检验检疫猪肉的行为，作出没收未按规定进行检验检疫的猪肉，并罚款10万元的行政处罚。

2021年5月17日，根据群众举报，兴宁区市场监管局执法人员对金桥江南果菜交易中心综合批发区318档位进行检查。检查发现当事人所销售的猪肉表皮上未盖有检疫章，当事人现场无法提供所售猪肉的"检疫证明"和"肉品品质检验合格证"。经查，当事人以1500元/头的价格从位于南宁市兴宁区五塘镇某村庄的私人养殖场购进一头生猪，在该养殖场就地私自屠宰后，在未按规定经相关部门进行检验检疫合格的情况下，擅自将猪肉运到金桥江南果菜交易中心综合批发区318档位准备对外销售，被执法人员当场查获。当事人的行为违反了《中华人民共和国食品安全法》第三十四条第（八）项的规定，兴宁区市场监管局依法对当事人做出行政处罚。

猪肉是餐桌上重要的动物性食品之一，市场监管部门不断强化生猪产品流通环节监管，重点检查食用农产品集中交易市场猪肉经营者以及农村流动摊贩生猪产品来源和"两证一报告"（动物检疫合格证明、肉品品质检验证明和非洲猪瘟检测报告）查验等情况，督促食品经营者严格执行《中华人民共和国食品安全法》《中华人民共和国动物防疫法》等法律法规，严厉打击销售未经检验检疫猪肉的违法行为，防止问题肉品流向餐桌。

【思考与讨论】

（1）以上事件在餐饮原料采购和验收过程中存在哪些安全控制问题？

（2）劣质的餐饮原料对消费者、政府、社会造成了哪些不良影响？

任务一　原料采购验收的安全控制

任务描述

餐饮原料采购是食品质量把关的第一步，是构建餐饮食品安全的第一道防线和闸门。如果不能把关或是把关不严，让不合格原料进入餐饮生产，食品质量问题将会在后续工序中成指数放大。如果把质量隐患带上餐桌，造成的损失更是无法估量。为确保不符合相关标准的原料不进入餐桌，来料质量控制要从被动检验转变到主动控制，将质量控制前移，把质量问题发现在最前端。

任务目标

（1）理解餐饮原料的采购标准和要求。

（2）掌握查验有关票证制度。

（3）掌握原料采购的相关制度和禁采食品。

任务导入

2019年，A市市场监督管理局委托B检测机构对辖区内的食品生产经营单位进行食品安全监督抽检。3月10日，B检测机构对A市辖区内的C餐饮公司操作间内存放的散装干粉条进行了监

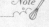

113

督抽检；3月25日，A市场监督管理局接到B检测机构出具的检验报告。报告显示，此次抽检该批次粉条铝残留量（干样品，以A1计，质量指标应≤200 mg/kg，检验结果为351 mg/kg）不符合2015年第1号《国家卫生计生委关于批准β-半乳糖苷酶为食品添加剂新品种等的公告》的要求，检验结论为"不合格"。经查，C餐饮公司的经营场所未发现含铝添加剂，询问后得知上述批次粉条是该餐饮公司从辖区外D供货商处采购。但C餐饮公司在采购时未查验供货者的许可证和食品相关合格证明文件，也未进行进货查验，仅索取了进货凭证。该批次粉条共购进了5 kg，全部用来制作相关菜品并进行销售。

涉事企业存在两种违法行为：一是涉嫌进货时未查验供货者的许可证和食品合格证明文件，且未遵守进货查验记录制度，该行为违反了《食品安全法》第五十三条的规定，应依据《食品安全法》第一百二十六条第（三）项规定进行处罚；二是由于违法行为发生在餐饮环节，不合格粉条是作为食品原料来制作相关菜品进行销售，故该案应定性为"涉嫌采购并使用不符合食品安全标准的食品原料案"，因违反了《食品安全法》第五十五条第一款的规定，应依据《食品安全法》第一百二十五条第一款第（四）项进行处罚。本案中，正是由于涉事企业在采购不合格批次粉条时没有查验供货者的证照、食品合格证明文件，存在没有遵守进货查验记录制度的违法行为，才导致不合格粉条流入该餐饮公司，两种违法行为看似不同，实则具有因果关系。

任务实施

由于餐饮环节是食品"由农田到餐桌"的最后一个环节，原料中潜在的食品安全风险因子会随着时间、空间的变化在餐饮环节中累积，一些在生产、销售环节中未显现的食品安全风险可能富集在餐饮环节，因此餐饮环节在食品生产经营环节中具有一定的特殊性。《食品安全法》第五十五条就是针对餐饮服务提供者的特别规定：餐饮服务提供者应当制订并实施原料控制要求，不得采购不符合食品安全标准的食品原料。其目的和意义就在于督促企业落实《食品安全法》第五十三条的规定，即采购食品时严格落实进货查验、索证索票和采购记录等程序性要求，不得采购没有相关证照、合格证明文件等证明材料的食品。

一、餐饮原料的采购标准和要求

原料采购的
安全管理

在实际采购中，对原料质量鉴别主要是感官鉴定（嗅觉、视觉、听觉、味觉、触觉等），这就要求采购人员有丰富的实践经验。因此在原料的采购过程中必须健全餐饮原料的采购标准，同时加强餐饮原料采购制度的建立，这是保证餐饮原料采购环节安全的主要控制措施。

（1）餐饮原料采购。严格按照《餐饮服务食品采购索证索票管理规定》执行餐饮原料采购。

（2）原料新鲜度。原料新鲜度是原料质量的主要指标，其变化可以从形状、色泽、水分和重量、质地、气味等变化表现出来，采购时应对以上方面加以鉴别。

（3）原料成熟度。原料成熟度与原料培育、饲养状态、上市季节、种植时间有密切关系，成熟度通过原料色泽、形状和质地显示出来，采购时应加以鉴别。

（4）原料食用价值。原料内所含营养成分的高低、食用价值的大小、风味优劣与原料品种、产地、收获季节及动物性原料年龄、性别等自然因素有关。了解不同品种之间的差异及每种原料性能特点，有利于从事采购工作。

（5）清洁卫生。原料采购必须符合食用卫生的要求，凡腐败变质、本身有致病菌或毒素的原料、食用后会影响人体健康的不可采购，如自死的鳝鱼、元鱼等。

（6）采购原料数量。每日所需采购原料数量因各种原料消耗不同而经常发生变化，各种原料数量应以当日所需或近期内所需数量为准，如鲜货、蔬菜以当日所需为准；干货原料、冷冻原料、调料以近期需要为准。

二、制订规范化的餐饮原料采购相关制度

　　餐饮原料事关餐饮的安全、质量和直接成本,品种繁杂,采购量大,采购工作责任重大,必须制订科学、有效、详细的采购管理办法和细则,并严格按照采购管理办法和细则采购餐饮原料。餐饮企业缺乏相应的采购制度,导致采购流程混乱,原料质量得不到保障,供应商管理失效,不利于采购工作的正常进行。此外,有些餐饮物资采购过程有章不循,招标采购过程流于形式。不少供应商在投标过程中违反规定,暗中勾结,通过"串标""围标"等不正当行为,弄虚作假,为了使自己顺利中标,一味地降低投标报价。但是,随之而来的则是供应商供应原料质量的下降以及后续服务的缺失,甚至弄虚作假或减少配送量等,降低了餐饮原料质量,进而影响消费者健康,造成食品安全隐患(图6-2)。

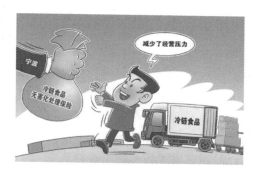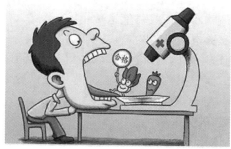

图6-2　"串标""围标"等不正当行为

　　餐饮企业管理者要高度重视餐饮原料采购工作的重要性,成立专门的采购工作组,以主要领导为组长,分管领导为副组长,采购部门、财务部门、使用部门等负责人为组员,采购监督、采购工作等小组分别行使各自职责。坚持公开透明、公平公正和诚实信用原则,规范采购部门、使用部门、财务部门和供应商在物资采购活动中的行为准则。根据餐饮原料采购具体情况,制订切实可行的招标采购管理办法,明确招标采购流程和细则,细化各类餐饮原料不同品性,按品类分别制订合理的评标原则和定价体系,选择真正优质的适合实际情况的供应商。制订完善中标供应商考核管理制度以及奖罚细则,对供应商进行考核评分,实行末位或考核不过关的淘汰制,不搞一次招标定终生,督促中标供应商时刻重视并保证诚信和优质服务。

三、采购过程索取和查验有关票证

(一)索票索证的意义

　　索证是法律的要求。《餐饮服务食品采购索证索票管理规定》要求:餐饮服务提供者不得采购没有相关许可证、营业执照、产品合格证明文件、动物产品检疫合格证明等证明材料的食品、食品添加剂及食品相关产品。提供有关的证件和证明是供应商的义务,索取有关的证明材料和证件是食品经营者的责任。同时,索证也是采购者维护自身利益的手段,一旦有情况发生,可以凭借所取得的有关材料协助执法人员追溯责任,同时依法追回可能发生的经济损失。

(二)索票索证的人员规定

　　《餐饮服务食品采购索证索票管理规定》规定:餐饮服务提供者应当指定经培训合格的专(兼)职人员负责食品、食品添加剂及食品相关产品采购索证索票、进货查验和采购记录。专(兼)职人员应当掌握餐饮服务食品安全法律知识、餐饮服务食品安全基本知识以及食品感官鉴别常识。

(三)索取购物凭证

　　餐饮服务提供者采购食品、食品添加剂及食品相关产品,应当到证照齐全的食品生产经营单位或批发市场采购,并索取、留存有供货方盖章(或签字)的购物凭证。购物凭证应当包括供货方名称、

产品名称、产品数量、送货或购买日期等内容。采购过程索取和查验有关票证。长期定点采购的,餐饮服务提供者应当与供应商签订包括保证食品安全内容的采购供应合同。

（四）查验有关证明

❶ 直接采购

从生产加工单位或生产基地直接采购时,应当查验、索取并留存加盖有供货方公章的许可证、营业执照和产品合格证明文件复印件;留存盖有供货方公章（或签字）的每笔购物凭证或每笔送货单。

❷ 从流通经营单位采购

从流通经营单位（商场、超市、批发零售市场等）批量或长期采购时,应当查验并留存加盖有公章的营业执照和食品流通许可证等复印件;留存盖有供货方公章（或签字）的每笔购物凭证或每笔送货单。若是少量或临时采购,应当确认其是否有营业执照和食品流通许可证,留存盖有供货方公章（或签字）的每笔购物凭证或每笔送货单。

❸ 从农贸市场采购

从农贸市场采购的,应当索取并留存市场管理部门或经营户出具的加盖公章（或签字）的购物凭证;从个体工商户采购的,应当查验并留存供应者盖章（或签字）的许可证、营业执照或复印件、购物凭证和每笔供应清单。

❹ 肉类、乳类采购

从食品流通经营单位（商场、超市、批发零售市场等）和农贸市场采购畜禽肉类的,应当查验动物产品检疫合格证明原件;从屠宰企业直接采购的,应当索取并留存供货方盖章（或签字）的许可证、营业执照复印件和动物产品检疫合格证明原件。

采购乳制品的,应当查验、索取并留存供货方盖章（或签字）的许可证、营业执照、产品合格证明文件复印件。

❺ 进口食品采购

批量采购进口食品、食品添加剂的,应当索取口岸进口食品法定检验机构出具的与所购食品、食品添加剂相同批次的食品检验合格证明的复印件。

❻ 消毒餐具采购

采购集中消毒企业供应的餐饮具的,应当查验、索取并留存集中消毒企业盖章（或签字）的营业执照复印件、盖章的批次出厂检验报告（或复印件）。

（五）索证注意事项

（1）许可证照的经营范围应包含所采购的食品（原料）。

（2）检验（检疫）合格证明、发票（收据、供货单）上的产品名称、厂家、品种、数量、日期等信息应与所采购的食品一致。

（3）建立索证档案,妥善保存索取的各种证明（票据）。

（4）实行统一配送经营方式的,可以由企业总部统一查验供货者的许可证和产品合格的证明文件等,建立食品进货查验记录,企业各门店应当建立总部统一配送单据台账。

四、提高餐饮原料采购人员的素质和能力

采购存在人员学历不高、专业性不强或专业不对口现象。餐饮原料品类繁多、数量较大、频次很高,不同质量的原料价格相差较大,采购人员需要具备原料质量鉴别、招标、市场营销、财务等各方面的专业知识,还需要商业谈判、人际交往的相关经验。随着餐饮需求多样化,原料采购工作日益复杂和专业化,原料采购验收人员的学习、业务和专业能力势必影响到采购验收工作的顺利进行。严格餐饮采购人员准入机制,建立一支高素质的采购人员队伍;组织人员参加当地市场监管局、餐饮行业等部门组织的专业系统知识培训和学习,熟悉采购原料市场行情,使之具备鉴别餐饮原料品质等专业知识;组织人员参加招标、财务、采购等相关活动,熟悉行业规范,培养沟通、协调和管理能力,有效解决采购过程中遇到的各种问题;加强采购人员爱岗敬业、诚实守信等职业道德教育,使之具备吃苦耐劳、诚实守信的敬业精神。

五、原料验收的流程及标准

对于常用原料,可制订采购标准规格,以便于采购验收。采购质量控制主要由各厨房厨师长、验收员负责,在采购原料到达后,在验收处根据采购标准规格,厨师长、验收员对原料质量进行鉴定把关。质量符合要求,则收货入库,厨师长、验收员在采购清单上签字同意收货;不符合要求的,坚持退货。验收分为两大部分,一部分是书面验收,另一部分是实际验收。书面验收是指库管人员对照申购单与送货清单,检查进货原料的数量和规格是否符合申购要求,并进行记录;实际验收是指厨房指定的验收人员以及使用相应原料的技术人员根据企业制订的《原料验收标准》及个人对原料的特殊要求,对原料的质量进行把关。采用由采购、库管和使用部门三人以上共同验收的机制,采购员、食堂保管员、厨师长(或厨师轮流)三人验收组共同验收签字,实行"谁负责,谁签字;谁签字,谁负责"的原则,严格执行责任追究制度。对验收过程中发现的问题在现场及时处理,提高解决问题的效率,避免人情化验收。

原料验收的
安全管理

六、原料验收的主要内容

(1)运输车辆。车厢是否清洁;是否存在可能导致交叉污染的情形;应低温保存的食品是否采用冷藏车或保温车运输(图6-3)。

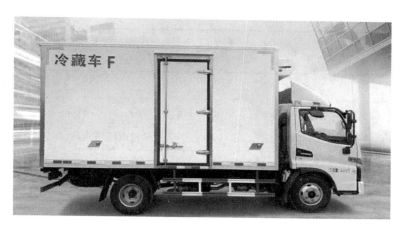

图6-3　运输车辆

(2)相关证明。除工商营业执照、食品生产经营许可证外的其他证明,都应在验收时要求供应商提供,并做到物证相符。

(3)温度。产品标注保存温度条件的,应与产品标签上的温度条件一致。

(4)标签。检查预包装食品的标签是否标注以下重点内容:①名称、成分或者配料表;②生产者的名称、地址、联系方式;③生产日期和保质期;④贮存条件;⑤食用或使用方法;⑥生产许可证编号。

(5)感官。食品质量的感官鉴别可以通过看、闻、摸等几个方面进行,如:

看——包装是否完整,有无破损,食品的颜色、外观形态是否正常;

闻——食品的气味是否正常,有无异味;

摸——检查硬度和弹性是否正常。

感官鉴别的方法如表6-1至表6-7所示。

表 6-1　大米感官鉴别方法

项　目	良 质 大 米	劣 质 大 米
色泽	呈清白色或精白色,具有光泽,呈半透明状	米粒色泽差,表面呈绿色、黄色、灰褐色、黑色等
外观	大小均匀,坚实丰满、粒面光滑、完整,很少有碎米,无虫,不含杂质	有结块、发霉现象,表面可见霉菌丝,组织疏松
气味	具有正常的香气味,无其他异味	有霉变气味、酸臭味、腐败味及其他异味

表 6-2　肉类感官鉴别方法

项　目	新鲜猪肉、牛肉、羊肉	变质猪肉、牛肉、羊肉
色泽	肌肉有光泽,红色均匀,脂肪洁白	肌肉无光泽,切面暗红色、绿色、灰色,脂肪灰白,带有污秽色泽
气味	具有猪、牛、羊肉正常气味	有腐败、酸败臭味
黏度	肌肉外表微干或微湿不沾手,新切面湿润	表面极度干燥,或者黏腻、湿润
组织状态	肌肉有弹性,用手指压后能立即恢复	肌肉软而无弹性,指压的凹陷不能复原
煮沸后肉汤	透明澄清,脂肪团聚在肉汤表面,汤有香味	浑浊,有黄色、灰白色的絮状物,脂肪很少浮于肉汤表面

表 6-3　鱼类感官鉴别方法

项　目	鲜　鱼	变 质 鱼
眼睛	饱满,透明清澈,眼睛黑白分明,无黏液分泌物	凹陷,透明度减少,发红,有黏液分泌物
鳃	鲜红色或樱红色,无臭味	褐色或绿褐色,有绿色黏液,有臭味
体表	色泽鲜艳有光泽,鱼鳞完整,紧贴鱼体	鱼鳞不完整,易脱落
肌肉	弹性好,肌纤维清晰,无臭味	弹性差或没有弹性,肌纤维不清晰,有臭味

表 6-4　蔬菜感官鉴别方法

项　目	新鲜蔬菜	劣质蔬菜
叶菜类	色鲜艳,无黄叶,无腐烂,无虫斑	色暗、黄枯,无光泽,有腐烂叶,有虫斑
瓜茄类	色泽光亮,外形完整无破裂,无发酸,无发馊	颜色暗紫或黑褐,外形破裂,发酸,发馊
根茎类	鲜嫩,外形完整不发芽,无霉斑变质	干枯,发芽,霉烂变质

表 6-5　豆腐感官鉴别方法

项　目	良质豆腐	劣质豆腐
色泽	呈均匀的乳白色或淡黄色,稍有光泽	呈深灰色、深黄色或红褐色

续表

项 目	良质豆腐	劣质豆腐
组织状态	块形完整,软硬适度,富有一定的弹性,质地细嫩,结构均匀,无杂质	块形不完整,组织结构粗糙而松散,弹之易碎,无弹性,有杂质,表面发黏,用水冲洗后仍然粘手
气味	具有豆腐特有香味	有豆腥味、馊味等不良气味或其他气味

表 6-6　鲜蛋感官鉴别方法

项 目	新 鲜 蛋	劣 质 蛋
色泽	蛋壳上有一层白霜,色泽鲜明,但不光亮	蛋壳白霜不明显或消失,蛋壳色泽较暗,或异常光亮
光照	灯光透视时可见气室高度在 10 mm 以内,略见蛋黄阴影或完全不见	气室高于 10 mm,蛋黄阴影清楚
气味	鼻嗅时无异臭味	鼻嗅时有轻度霉味或腐败臭味等不良气味
振摇	蛋与蛋相互碰击时声音清脆,手握摇动时无流动感和响水声	手摇动时内容物有流动感,还能听到轻微的响水声

表 6-7　罐头感官鉴别方法

项 目	良质罐头	劣质罐头
外观	罐体整洁、无损,罐盖向内凹进	罐体可见胖听、突角、凹瘪或锈蚀等,罐盖略向外凸出
敲击	敲击听到的声音清脆	敲击时发出空、闷声响或破锣声
指按	手指按压罐盖,无胖听现象	手指按压罐盖,感觉有胖听
振摇	振摇时果肉相互撞击过程中果肉相对完整,不会出现松散状况	振摇时果肉相互撞击过程中果肉破损,出现明显的松散状况

(6)其他。冷冻、冷藏食品应尽量减少常温下的存放时间,已验收的原料应及时冷冻、冷藏;不符合要求的食品应当场拒收;做好验收的记录。

任务二　原料贮存的安全控制

原料贮存的安全管理

任务描述

食品原料的贮存是餐饮业食品安全控制工作的重要组成部分。食品原料大多贮存性差,容易发生霉变、腐烂、虫蛀等,从而导致浪费。食品原料的贮存指通过科学的仓库管理手段和措施,保证各种食品原料的数量和质量,尽量减少自然损耗,防止食品流失,及时接收、贮存和发放各种食品原料,并将有关数据资料送至财务部门以保证餐饮成本得到有效的控制。

我国食品安全法规定,禁止生产经营超过保质期限的食品。食品原料贮存的安全控制应该注重防止原料的腐败变质,消灭或控制微生物的生长繁殖,抑制原料固有酶的活动,减少原料的营养损失,保持原料的固有形状,延长贮存的期限。

➡️ 任务目标

(1)了解食品的易腐性,掌握食品原料的防腐方法。
(2)熟悉库房的安全管理要求。
(3)掌握常用的原料贮存的方法。
(4)理解餐饮服务提供者应具备必要的辨别安全优质食品原料和合理贮存食品原料的意识。

➡️ 任务导入

2022年3月30日,兰州市市场监管局发布风险警示,餐饮服务提供者严禁非法采购、贮存和使用甲醛、工业酒精、工业盐等非食品原料以及河豚、亚硝酸盐、发芽马铃薯等,慎购散装白酒、豆角等高风险原料。

餐饮服务提供者对购买使用的醇基燃料应指定专人保管,做到专柜存放,严禁同食用酒精、散装白酒等食品混合存放;应尽量使用乙醇作为菜品(如火锅等)加热燃料,使用甲醇、丙醇等作为燃料的菜品,应加入颜色进行警示;要做好"醇基燃料,严禁饮用""有毒燃料,不可食用"等醒目标签标识,严防误将醇类燃料当白酒饮用。

餐饮服务提供者要根据《食品安全法》《食品安全法实施条例》和《餐饮服务食品安全监督管理办法》等法律法规及规章制度,规范食品、食品添加剂和食品相关产品的贮存管理,保障公众餐饮安全。

➡️ 任务实施

食品原料种类繁多,原料本身容易发生腐败变质,人们摄入了腐败变质的食品后,可能发生急、慢性食物中毒反应。对贮存的食品原料进行安全控制,是保证餐饮食品安全质量的要求,也对保证消费者健康及企业良好经营有着重大意义,所以食品原料必须合理贮存。

一、食品的易腐性与防腐的方法

(一)食品的易腐性

由于食品自身的原因或外界环境的影响,食品一旦沾染微生物,微生物很容易生长,使食品自身成分发生分解变化,产生恶臭、异味和毒素,逐渐失去食用价值。这种引起腐败变质的敏感性或倾向性称为食品的易腐性。食品具有易腐性,如动物性食品的死亡或变质,植物性食品的腐烂、霉变等。

根据易腐性强弱食品可分为三类:最易腐食品、半易腐食品、不易腐食品。

(1)最易腐食品:如鱼、肉、奶及大部分的水果和蔬菜。

(2)半易腐食品:这类食品的易腐性介于最易腐食品和不易腐食品之间,如马铃薯、坚果等,可贮存较长时间。

(3)不易腐食品:或叫稳定性食品,常为低湿度的食品,如食糖、大米、面粉、干燥的豆类等。

食品的易腐性是个相对的概念,在一定条件下,不易腐食品可以转化为易腐食品。例如,面粉通常属不易腐食品,但在潮湿环境中贮存,即可转化为易腐食品。又如,冻鱼冻结时属不易腐食品,解冻后则属最易腐食品。

（二）食品易腐性的影响因素

影响食品易腐性的因素有多种,主要有以下四个方面:食品原料本身、外界环境、微生物作用和其他作用因素。

❶ 食品原料本身

（1）营养特点。食品原料本身含有丰富的糖类、蛋白质、脂肪等营养物质,食品在贮存过程中,营养物质发生新陈代谢,对食品的品质产生影响。如果蔬在贮存过程中发生呼吸作用,消耗了原料内部贮存的营养物质,降低了果蔬的营养价值;动物性原料在贮存过程中如果被污染,会发生自溶,很容易腐败。

（2）食品原料固有酶的作用。食品原料本身都含有丰富的酶类,酶在适宜的环境下起催化作用,分解蛋白质、脂肪,产生难闻气味和有毒的物质,如牛奶在脂肪酶的作用下发生乳脂的酸败。

（3）化学作用。食品原料中含有不稳定的化学物质,如色素、芳香族物质、维生素和不饱和脂肪酸等,容易被氧化,引起食品感官性质和营养成分的改变,如食用油脂的氧化酸败。

（4）水分活度。食品原料中通常含有一定量的水分,食品原料中的水分分为自由水和结合水。若原料及贮存环境中水分含量过高,微生物会快速繁殖,导致食品腐烂变质。对于蔬菜和肉类原料,随着水分的流失,蔬菜萎缩变蔫,肉类肌肉干缩失去弹性和鲜嫩性。

❷ 外界环境

（1）温度。根据对温度的适应性,微生物可分为三类:嗜冷微生物、嗜温微生物和嗜热微生物。在微生物生长的最低温度至最适温度区间内,随温度升高,微生物增殖加快,食品易腐性增强。尽管每一类微生物都有最适宜生长的温度范围,但这三类微生物又都可以在 $25 \sim 30$ ℃生长繁殖。当食品原料处于此温度的环境中时,各种微生物都可以生长繁殖而引起腐败变质。低温可以降低腐败性霉菌的代谢活动,使食品原料的易腐性减弱。

（2）氧气。在有氧气时,需氧微生物引起的变质速度要比缺氧时快得多。一些兼性厌氧菌在有氧环境中引起的食品变质也比在厌氧环境中快得多。缺氧条件下只有厌氧性细菌和酵母能引起腐败变质。

（3）湿度。如果原料未经包装或包装不严密,环境中空气的湿度又比较大时,原料会吸潮,水分活度增大,从而使原料的易腐性增强。

（4）光照。光是某些化学反应的催化剂,光能促进油脂的氧化,使色素褪色和蛋白质凝固,因此有色原料和脂肪含量高的原料须避光贮存。

❸ 微生物作用

微生物作用又称生物作用,主要指霉菌、病菌的作用,食品在微生物分泌出的酶和毒素作用下迅速分解,使之成为适合微生物繁殖的营养物质。随着微生物的几何级数繁殖,加速食品的分解、消耗,最终导致食品腐败变质。如富含蛋白质的肉类、蛋类、鱼类、豆制品的腐败,含糖量较高的粮食、水果、淀粉制品、蔬菜等的霉变。

❹ 其他作用

其他作用如鼠类、昆虫的叮咬,人为的机械损伤,不符合卫生要求的包装,不良条件下的贮存,都会加速食品的腐败过程,增强食品的易腐性。

（三）食品的防腐方法

防腐方法的主要原理是抑制有害微生物的生命活动。一般采用的防腐方法有低温处理、干制处理、熏制处理、腌渍处理、气调处理、真空包装处理、辐射处理、保鲜剂处理、高温处理等。

❶ 低温处理

这种办法能阻碍微生物的生长和繁殖,但这时微生物并未死亡,暂时处在休眠状态中,待温度升高后,外界的温湿度条件适宜时,微生物还能迅速地恢复其生命活动,对贮存食品质量仍产生极为严重的威胁。因此,要长时间的运输和贮存,必须使食品始终处于低温状态,才能保证食品不被损坏,保持其原有的品质。采用低温处理来防止食品易腐变质的方法,工艺过程简单,操作方便,包装节约,成本较低。

低温处理有冷却处理和冷冻处理两种。

(1)冷却处理是把冷藏食品的温度降低到 $0\sim4$ ℃。采用冷却方法保存食品,可保持食品的营养、风味和新鲜度,但缺点是保存的时间不能太长,主要适合于蔬菜、水果、鲜蛋、牛奶等原料的防腐以及鲜肉、鲜鱼的短时间防腐。

(2)冷冻处理是将原料置于冰点以下的低温中,使食品中的绝大部分水冻结成冰后在 0 ℃以下的低温进行贮存的方法,适用于肉类、禽类、鱼类等原料的防腐。

食品在冷冻过程中所含糖类、蛋白质、脂肪和无机盐类等营养物质,几乎不会遭到损失;而维生素中除极易氧化的维生素 C 外,其余维生素变化极小。如果在处理过程中,设法破坏或长期抑制酵素活动,可在 -25 ℃以下冻结。贮存于 -18 ℃的环境中,维生素 C 的损失也很小。采用冷冻处理法贮存的食品,由于冻结会破坏细胞组织,故影响了食品的营养价值和滋味,不能保证其原有的色、香、味不变,这是它很大的不足之处。

❷ 干制处理

干制是使食品原料脱去一部分水的加工处理方法。如将鱼、肉、水果、蔬菜等进行烤干或晒干,制成鱼松、鱼干、肉松、果干和脱水蔬菜等。通过干燥脱水,食品水分活性下降,使微生物失去生长、发育和繁殖的条件。几乎所有的易腐食品都可以采用此方法防腐。

❸ 熏制处理

通常用于鱼和肉的防腐。熏制前一般先加以盐渍,熏时将食品烘干,并使用由木柴不完全燃烧所产生的烟气来熏制原料以达到防腐的目的。

❹ 腌渍处理

腌渍处理是利用食盐和食糖对原料进行加工后的防腐方法。食盐和食糖溶液的高渗透性可以脱去食品原料中的水分,从而抑制原料自身的新陈代谢和微生物的生长繁殖。食盐还能减少原料中氧气的溶解量,使需氧微生物的繁殖受阻。盐渍防腐法是最普通最便宜的防腐方法。

❺ 气调处理

所谓气调是将密封的食品包装中的空气排出,充填一定比例的氮气或者其他气体的处理方法。充入氮气能减少含氧量,破坏微生物赖以生存繁殖的条件。

❻ 真空包装处理

真空包装是指食品包装在密闭之前抽真空,使密封后的容器内达到预定真空度的一种包装方法。真空包装主要通过降低包装物内的氧分压而达到防腐的目的,它可进一步避免外界微生物的入侵,也便于运输、贮存。

❼ 辐射处理

辐射处理是利用一定剂量的放射线照射原料,杀灭原料中的微生物和昆虫,抑制蔬菜、水果的发芽或后熟,达到防腐的目的,对原料本身的营养价值没有明显的影响。

辐射处理常用的射线有紫外线、α 射线、γ 射线等。我国已颁布了辐照猪肉、冷冻包装畜禽肉、熟肉、新鲜蔬菜水果、豆类谷类及其制品、香辛料类、薯干酒的卫生标准及《辐照食品卫生管理办法》。随着原子能和平利用和辐照食品研究的不断深入,今后将有更好的发展。

⑧ 保鲜剂处理

保鲜剂防腐是在原料中添加具有保鲜作用的化学试剂的方法。保鲜剂有防腐剂、抗氧化剂、脱氧剂等,具有效果稳定、用量小、防腐性强等特点。我国共批准允许使用的保鲜剂达 20 种,如苯甲酸、山梨酸及其盐类、尼泊金酯类、丙酸盐类等,而且还在不断发展。我国制定颁布了《食品添加剂使用卫生标准》和《食品添加剂卫生管理办法》,严格控制各品种的使用范围和使用量。保鲜剂抑制微生物生长的机制:①干扰影响细胞膜的完整性;②影响遗传的器官组织;③抑制特异性酶的活力。科研人员正在积极研制天然保鲜剂,如乳链菌肽、壳聚糖、溶菌酶、香辛料提取物等。

⑨ 高温处理

高温处理是通过加热对食品原料进行防腐的方法。此法适用于大部分动、植物性原料的防腐。原料经过加热处理,其细胞中的酶被破坏失去活性,原料自身的新陈代谢终止,原料变质的速度减慢;另一方面,加热使绝大多数微生物被杀灭,从而有助于减慢原料腐败的速度和延长原料的保质期。原料经加热处理后还需及时冷却并密封,以防止温度过高后微生物的二次污染,造成原料的变质。

根据对原料加热时温度的高低,杀灭原料中微生物的方法可分为高温杀菌法和巴氏消毒法两种。

(1)高温杀菌法。高温杀菌法是指利用高温加热(一般温度为 100～121 ℃)杀灭原料中的微生物,从而达到防腐效果的一种方法,适用于鱼类、肉类和部分蔬菜的防腐。

(2)巴氏消毒法。巴氏消毒法是在 60 ℃下加热 30 min 杀死有害微生物的方法,适用于啤酒、鲜奶、果汁、酱油等不耐热原料的杀菌防腐。随着科学技术的进步,巴氏消毒法已突破原来的杀菌温度和时间,发展为下列三种方法。

①低温长时间杀菌法:这是长期以来普遍使用的方法,其杀菌温度为 62～65 ℃,加热 30 min。该法既可杀灭原料中的致病菌,又不损害原料的风味,能较好地保持食品的营养价值和食用价值。

②高温短时间杀菌法:通常杀菌温度为 72～75 ℃,加热 15～16 s,或在 80～85 ℃条件下,加热 10～15 s。该法适应大规模连续化操作的要求,是目前采用较多的一种热杀菌方法。

③超高温瞬间杀菌法:杀菌温度提高到 135～150 ℃,加热时间极短,通常在 10 s 内。由于加热时间短,因此与其他的热处理方法相比,它能更有效地保持食品的营养成分,取得较好的贮存效果。

二、库房的安全管理

库房是食品原料的贮存区域。食品原料的贮存一般可分为两大类,即干藏和冷藏。只需室温即常温条件下便可保存的原料用干货库贮存,需要低温甚至在冷冻条件下才可保存的原料,则采用冷藏库或冷冻库贮存。

① 库房的设置及要求

(1)库房应根据原料贮存条件设置,大米、植物油、调味料等可贮存在常温库房中;畜禽肉、鱼类等需长期贮存的原料可贮存在冷冻库中,短期可贮存在冷藏库中;水果、蔬菜等原料可贮存在冷藏库中。

(2)库房应设有通风、防潮及防止有害生物侵入的装置。

(3)同一库房内如贮存不同类别食品和非食品(如食品包装材料等),应分设存放区域,不同区域有明显的区分标识。清洗消毒工具、洗涤剂和消毒剂等物品应有独立隔间或区域,不应与原料混存、混放。

(4)库房内应设置足够数量的存放架,其结构及位置能使贮存的食品和物品离墙离地,距离地面 10 cm 以上,距离墙壁宜在 10 cm 以上。

(5)原料通道及库房入口应与成品通道及出口、使用后餐饮具的回收通道及入口分开设置。无法分设时,应在不同时段分别运送原料。

❷ 库房的清洁

库房的清洁频率应每周一次(或有需要时增加次数);清洁使用物品主要有抹布、刷子、清洁剂等。

❸ 贮存要求

(1)库房宜控制在温度20 ℃以下,相对湿度70%以下。原料应避免阳光直接照射,并要远离热源,如冷凝器、制冷设备、热风通道、过热的管道等。

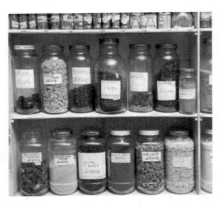

图6-4 散装原料密闭容器贮存

(2)分区、分架、分类、离墙、离地存放原料。

(3)分隔或分离贮存不同类型的原料。

(4)在散装原料(食用农产品除外)贮存位置,应标明原料的名称、生产日期或生产批号、使用期限等内容,宜使用密闭容器贮存(图6-4)。

(5)按照原料安全要求进行贮存。有明确保存条件和保质期的,应按照保存条件和保质期贮存。保存条件、保质期不明确的及开封后的,应根据原料品种、加工制作方式、包装形式等针对性地确定适宜的保存条件和保存期限,并应建立严格的记录制度以保证不存放和使用超期原料,防止腐败变质。

(6)使用原料应遵循先进、先出、先用的原则,并及时清理腐败变质等感官性状异常、超过保质期的原料。

(7)如门店设置在一楼以上,较重原料(如大米等)应摆放在房屋的顶梁处,确保楼层的最大承受力度,保证安全。

(8)预包装原料应沿封口拆封,不应使用刀类利器,避免包装袋等异物落入原料中。

(9)开封后原料应置于专用食品容器中加盖保存。

(10)食品容器应符合食品安全规定,每周进行清洁,并保持干燥。

三、干货原料的贮存

通常干货、罐头、粮食谷物、干豆类等食品原料都属于干货原料。虽然这些原料的贮存不需要冷藏,但也应保持相对的凉爽。干货原料一般贮存于干货库中,温度应保持在18～21 ℃。对大部分原料来说,若温度能保持在10 ℃,其贮存效果更好。贮存的相对湿度应保持在50%～60%,谷物类原料可低些,以防霉变。通风的好坏对干货库温湿度有很大影响。按照标准,干货库的空气每小时应交换4次;仓库内照明,一般以每平方米2～3瓦为宜;如有玻璃门窗,应尽量使用毛玻璃,以防止阳光的直接照射而降低原料质量。

❶ 干货原料的贮存管理要求

(1)干货库应安装性能良好的温度计和湿度计,并定时检查其温、湿度,防止库内温度和湿度越过许可范围。

(2)干货原料应整理分类,依次存放,保证每一种原料都有其固定位置,便于管理和使用。

(3)干货原料应放置在货架上,保证原料至少离地面25 cm,离墙壁10 cm,以便于空气流通和清扫,并随时保持货架和地面的干净,防止污染(图6-5)。

(4)干货原料存放应远离自来水管道、热水管道和蒸汽管道,以防受潮和湿热霉变。

(5)干货原料需注明进货日期,以利于按照先进先出的原则进行发放。定期检查原料保质期,保证原料质量。

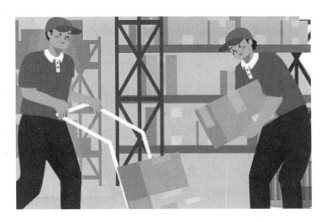

图 6-5 干货原料货架

(6)定期对存放原料的干货库进行清扫、消毒,预防和杜绝虫害、鼠害。

(7)塑料桶或罐装原料应带盖密封,箱装、袋装原料应放在带轮垫板上,以便于挪动和搬运。玻璃器皿盛装的原料应避免阳光直接照射。

(8)所有有毒及易污染的物品,包括杀虫剂、去污剂、肥皂以及清扫用具,不要放在食品原料干货库内。

(9)控制有权进入仓库的人员数量,外单位及职工私人物品一律不应存放在干货库内。

❷ 谷类的贮存

(1)谷类中的脂类物质在贮存期间会因为氧化反应发生分解,因此粮食在贮存时应置于密闭、干燥容器内,并置于阴凉处。勿存放太久或置于潮湿之处,以免虫害及发霉。

(2)不宜与鱼、肉、蔬菜等水分高的食品同时贮存,否则容易吸水受潮,导致霉变。

(3)不宜靠墙着地,通常应放在垫板上。

(4)如条件许可,为抑制虫害或驱散虫害,可在需存放一段时间的散装大米中放大蒜头或茴香等,并用纱布包紧,避免与米粒直接接触。

(5)盛米器皿不可全部装满,上面留一定空隙,放上防蛀物,效果更好。

(6)大米生虫后,不宜把大米置于阳光下暴晒,应将生虫大米放在阴凉通风处,让昆虫慢慢爬出后再过筛一遍。

(7)要注意夏季面粉的贮存。面粉大多用袋装贮存,夏季雨水多,气温高,湿度大,再加上面粉颗粒细小,活化面积大,装在布袋里容易吸潮结块及发生霉变、酸败。贮存面粉要严格控制水分,密闭防潮,不与有异味的物品放在一起,以免吸附异味。可用塑料袋盛放,与空气隔绝,一定要做好面粉的安全度夏工作。

❸ 豆类的贮存

干豆类应清理后保存。如青豆类应清洗后沥干,放在清洁干燥的容器内保存。豆腐、豆腐干类用冷开水清洗后沥干放入冰箱下层冷藏,并尽早用完。

四、生鲜食品原料的贮存

通常肉禽类原料、水产类原料、果蔬类原料属于生鲜食品原料,需要冷藏或冷冻贮存。冷藏是以低温(一般温度应控制在 0～10 ℃)抑制生鲜食品原料中微生物和细菌的生长繁殖速度,维持原料的质量,延长其保存期。由于冷藏的温度限制,其贮存原料时间不可能像冷冻那样长,抑制微生物的生长只能在一定的时间内有效,所以要特别注意贮存时间的控制。冷藏的原料既可以是蔬菜等农副产品,也可以是肉、禽、鱼、虾、蛋、奶以及已经加工的成品或半成品,如各种甜点、汤料等。

冷冻与冷藏
食品的安全
管理

❶ 冷藏原料的管理

(1)冷藏库温度必须每天定时检查,温度计应安装在冷藏库明显的地方,如冷藏库门口。库内温度过低或过高都应调整,在制冷管外结冰达 0.5 cm 时,应考虑进行解冻,保证制冷系统发挥正常功能。

(2)厨房要制订妥善的领用原料计划,尽量减少开启冷藏库的次数,以节省能源,防止冷藏库内温度变化过大。

(3)冷藏库内贮存的原料必须堆放有序,原料与原料之间应有足够的空隙,原料不能直接堆放在地面或紧靠墙壁,应保证空气良好循环,冷空气自始至终都包裹在每一种原料的四周。

(4)原料进冷藏库之前应仔细检查,不应将已经变质或弄脏的原料存入冷藏库。

(5)需冷藏的原料应尽快入库,尽量减少耽搁时间;对经过初加工的原料进行冷藏时,应用保鲜纸包裹并装入合适干净的盛器,以防污染和干耗。

(6)熟食品冷藏应在冷却后进行,盛放容器需经过消毒并加盖存放,以防干缩和沾染其他异味,加盖后要注意便于识别。

(7)冷藏库底部及靠近冷却管道的地方一般温度最低,这些地方尽可能存放奶制品、肉类、禽类、水产类原料。

(8)冷藏时应拆除鱼、肉、禽类等原料的原包装,以防污染及致病菌进入;经过加工的食品如奶油、奶酪等,应连同原包装一起冷藏,以防发生干缩、变色等现象。

(9)要制订清扫规程,定期进行冷藏库的清扫、整理。

(10)各类原料冷藏温度及相对湿度应实行标准化。

❷ 冷冻原料的管理

冷冻库的温度一般为 −23～−18 ℃,在这种温度下,大部分微生物都得到了有效的抑制,少部分不耐寒的微生物甚至死亡,可使原料长时间贮存。原料冷冻的速度越快越好,因为速冻之下,原料内部的冰结晶颗粒细小,不易损坏结构组织。

如果原料速冻与冷冻贮存在同一设备中进行,会引起温差变化而影响原先贮存的原料的质量。因此,有条件的餐饮企业,应安装速冻设备,其温度一般设置在 −30 ℃以下。

❸ 果蔬的贮存

目前果蔬的贮存一般采用低温贮存的方法。

(1)果蔬的冷却。果蔬的热容量大,水分含量高(约 90%),在贮存前应进行冷却,冷却温度一般在 5 ℃左右或稍低,相对湿度保持在 85%～95%。

(2)果蔬的贮存。果蔬的贮存主要有冷藏、窖藏、气调贮存等方法。冷藏是将果蔬放在温度为 −1～1 ℃、相对湿度为 90%的冷藏库贮存;窖藏是将果蔬放在温度为 0～1 ℃的井窖、棚窖内贮存;气调贮存是用人工调节储库内空气中二氧化碳和氧气的含量,以控制果蔬的呼吸作用,从而延长贮存期限。对部分容易发生冷害的果蔬不宜冷藏,冬季贮存果蔬时还要防止冻害。

❹ 蛋类的贮存

(1)鲜蛋的冷却。冷藏前必须先行冷却,冷却温度最好低于蛋温 2～3 ℃(相对湿度为 75%～80%),每隔 1～2 h 将库温度降低 1 ℃,在 24～28 h 内逐渐把蛋内温度降至 1～2 ℃,结束冷却,移入冷藏库。

(2)鲜蛋的冷藏。鲜蛋若要长期贮存,必须在低温下冷藏,冷藏的常用温度为 −1 ℃,相对湿度为 80%,在此冷藏温度和湿度下,蛋不易霉坏,其干耗量也较小。冷藏鲜蛋每隔 1～2 个月应翻箱一次,贮存期限一般不宜超过 6 个月。冷藏蛋出库前应注意缓慢升温,快速升温会使蛋壳表面凝结一层水珠,破坏蛋外膜,加速蛋的腐败变质。

❺ **畜肉的贮存**

（1）肉的冷却。一般肉的冷却温度不能低于肉汁的冰点（−1.2～−0.5 ℃）。冷却后的肉体，肉层温度应达到0～4 ℃，表面有干膜。此法只能短期贮存肉类，2周以内。

（2）肉的冷冻。肉类若要长期贮存，冷却后必须冷冻。冷冻温度一般控制在−23～−18 ℃，在24 h内把冷却肉温度从0～4 ℃冻结至−18 ℃，在此条件下可较长时间贮存。把冷冻肉放在温度为−18～−16 ℃、湿度为90%～95%的冷冻库贮存，贮存期可达6个月以上。

（3）肉的冷藏。肉的冷藏是为了贮存冷冻肉。冷冻后的肉若不准备长期冷藏，可放在温度为−1～1 ℃、相对湿度为85%～90%的冷藏库中贮存，可放置20～30 d。

❻ **水产类原料的贮存**

（1）鱼的冷却。由于鱼类具有极易腐败的特性，为了保持鱼的质量，延长其僵直期，必须将鱼体温度迅速降至接近其肌肉汁液的冻结点（−0.5～2 ℃）以抑制和降低鱼体内微生物和酶的作用，延长贮存期限。冷却后的体温降至0～4 ℃，可做短期保存。

（2）鱼的冻结。冷却后的鱼，若要长期保存，必须将鱼体冻结。冻结前鱼体应先在3～4 ℃的水中清洗，然后在−18 ℃以下的冷冻库冻结。如果长期贮存，鱼体温度应降至−15～−12 ℃，可贮存6个月左右。通过腌制和干制也可以延长鱼类贮存时间。

→ 复习思考题

（1）怎样做好食品原料验收环节的安全控制工作？
（2）如何做好原料采购环节的安全控制？
（3）如何对生鲜食品原料进行贮存？

实训6　常见粮食掺伪的鉴别检验

一、实训目的

（1）了解并掌握米、面质量优劣标准。
（2）了解并掌握米、面的感官鉴别方法。

二、实训原理

参照《GB/T5517—2010粮油检验　粮食及制品酸度测定》《陈旧米、面的酸度检验法》鉴别检验常见粮食掺伪。

三、实训内容

（一）陈旧米、面的检验

❶ **酸度检验法**

酸度是指粮食及制品中含有的磷酸、酸性磷酸盐、乳酸、乙酸等水溶性酸性物质的总量，以10 g样品所消耗的0.1 mol/L NaOH（或KOH）溶液的体积（mL）计。按《粮油检验　粮食及制品酸度测定》（GB/T5517—2010）进行检验。

❷ **呈色检验法**

（1）原理。粮食中存在过氧化氢酶，新粮中该酶的活力较高，陈粮中该酶由于变性而丧失活力。本法利用过氧化氢酶分解过氧化氢，并根据邻甲氧基苯酚（愈创木酚）氧化而呈色的原理确定粮食的新、陈程度。

(2)主要试剂。

①1%邻甲氧基苯酚水溶液:将1 g新蒸馏的邻甲氧基苯酚(沸点为205 ℃)溶于99 mL蒸馏水中。此试剂应为无色透明状态,如呈色,应弃去重配。此试剂应保存于棕色瓶中。

②3%过氧化氢溶液:取1份30%过氧化氢溶液,用9份水稀释。此试剂保存期限为3个月。

(3)检验方法。取待测米50~100粒,置于试管中,加入1%邻甲氧基苯酚水溶液4 mL,振摇1 min后加数滴3%过氧化氢溶液,静置观察。同时用新米做对照实验。如果是新米,则溶液上部应在1~3 min内呈深红褐色;若为陈米,则不呈色;若为新米和陈米的混合物,则呈色时间推迟。

(二)掺霉变米的检验

好米中掺霉变米的检验可以采用感官鉴别法、化学鉴别法及微生物鉴别法。

❶ 感官鉴别法

(1)色泽。发霉的米的色泽与正常米粒不一样,会呈现黑色、灰黑色、绿紫色、黄色、黄褐色等颜色。

(2)气味。好米的气味正常,霉变米有一股霉味。

(3)品尝。好米煮成的饭,食之有一股米香味;霉变的米,食之有一股霉味。

❷ 化学鉴别法

(1)化学鉴别法可以采用酸度检验法。粮食在储藏期间,由于受条件的影响,增加最多的酸性物质是脂酸,特别是在含水量与温度较高的情况下更为显著。

(2)主要仪器:碱式滴定管。

(3)试剂:①酚酞指示剂;②0.1 mol/L氢氧化钠标准溶液。

(4)检验方法:

①用分析天平准确称取25~50 g样品于烧杯中(准确至小数点后第4位),加入新煮沸过又放冷的蒸馏水约70 mL,浸泡1 h,其间要不断振摇使之混匀,但不应形成团状。

②过滤,将滤液收集于250 mL的容量瓶中;再用新煮沸过又放冷的蒸馏水洗涤烧杯中的残渣3次,每次用水50 mL,洗涤水通过同一滤纸滤到容量瓶中;最后用新煮沸过又放冷的蒸馏水定容至250 mL,摇匀。

③吸取50 mL提取液于锥形瓶中,加入2~3滴酚酞指示剂,用0.1 mol/L氢氧化钠标准溶液滴定至粉红色于1 min内不消失为止。

④用新鲜米按同样方法做对照。米的酸度一般用中和100 g米中的酸所需要的1 mol/L氢氧化钠的体积(mL)表示,可按下式计算酸度:

$$酸度 = \frac{cV \times 5}{m} \times 100$$

式中,c——氢氧化钠标准溶液浓度,mol/L;

V——滴定时消耗氢氧化钠体积数,mL;

5——系数;

m——样品质量,g。

四、实训要求

叙述结果,进行总结,写出结论。

实训 7　酱油的感官检验

一、实训目的

(1)了解并掌握酱油质量优劣的标准。
(2)了解并掌握酱油的感官鉴别方法。

二、实训原理

可从香气、色泽、口味、含杂质等方面进行鉴别检验,方法如下。

(1)香气:优质酱油具有一种引起食欲的酱油固有的酱香和酯香气味;劣质酱油酱香或酯香气味淡,甚至有霉味、焦味、酸味等。

(2)色泽:优质酱油明亮、透明,呈鲜艳的红褐色或棕褐色,有光泽;劣质酱油颜色发黑、发暗,无光泽,不透明。

(3)口味:优质酱油很快在口中扩散,滋味鲜美,咸淡适口,味醇厚、柔和、清爽;劣质酱油感到甜味或酸味、苦涩味,舌尖上留有令人厌恶的味道。

(4)黏性:优质酱油浓度高,黏度大,流动慢;劣质酱油浓度低,像水一样流动较快。优质酱油慢慢扩散;劣质酱油很快扩散或不易扩散。

(5)体态:优质酱油体态澄清,浓度适中,无沉淀,不混浊,无霉花,无浮膜;劣质酱油体态混浊,有沉淀、霉花、浮膜等。

三、实训内容

(1)香气:取少量酱油置于碟中,闻味。
(2)色泽:取 2 mL 酱油于 25 mL 具塞比色管中,加水至刻度,振摇观察。
(3)口味:取 30 mL 酱油于 50 mL 烧杯中,用玻璃棒搅拌;漱口后,口含少量酱油片刻,吐出。
(4)黏性:取少量酱油置于碟中,慢慢倾斜,观察;再滴 1 滴于玻璃烧杯中,观察。

四、实训要求

叙述特征,进行总结,写出结论(表 6-8)。

表 6-8　样品记录单

评价员:＿＿＿＿＿＿　　评价日期:＿＿年 ＿＿月 ＿＿日

实验指令:评价样品时请清水漱口,分别对样品的色泽、透明度、酯香、酱香、鲜味、咸味、甜味进行评价,并用文字将样品的感官特点填写在下列对应的横线上。

色泽:＿＿＿＿＿＿＿;　　透明度:＿＿＿＿＿＿;

酯香:＿＿＿＿＿＿＿;　　酱香:＿＿＿＿＿＿＿;

鲜味:＿＿＿＿＿＿＿;　　咸味:＿＿＿＿＿＿＿;

甜味:＿＿＿＿＿＿＿。

实训 8　食盐的感官检验

一、实训目的

(1)了解并掌握食盐的感官要求。

(2)了解并掌握食盐的检验方法。

二、实训原理

感官要求:白色、味咸、无异味,无肉眼可见的与盐无关的外来异物。

三、实训内容

食盐的感官检验方法依据《进出口食盐检验规程》(SN/T 0623—2010),具体方法如下。

(1)检验场所条件:检验场所应光线充足,通风良好,清洁、卫生、无异味。检验台台面应光滑平整,耐腐蚀,易于清洗、消毒,保持清洁卫生。

(2)检验用具:白色瓷皿、玻璃棒、烧杯、瓷研钵。

(3)色泽检验:取约 50 g 试样均匀撒在白色瓷皿内,检查食盐的颜色。

(4)气味检验:取约 20 g 试样于瓷研钵中研碎后,闻其气味,合格品应无其他异味。

(5)滋味检验:取约 5 g 试样溶于 100 mL 水中,口尝其水溶液,合格品应具有特有的咸味。

(6)杂质检验:在进行以上检验的同时,检验是否有一般杂质和有毒有害杂质。

四、实训要求

叙述特征,进行总结,写出结论。

实训 9　鲜蛋的感官检验

一、实训目的

(1)了解鲜蛋的感官鉴别方法。

(2)了解鲜蛋的密度测定法。

二、实训原理

❶ 感官指标

参照《食品安全国家标准　蛋与蛋制品》(GB 2749--2015)。

❷ 密度测定法

利用蛋内水分蒸发、气室扩大、内容物重量减轻等的变化,在一定密度的盐水溶液中观察其沉浮情况来鉴别检验蛋的新鲜度。鲜蛋的相对密度为 1.08～1.09,陈旧蛋则减轻。判定方法如下:

(1)在 10％食盐液中下沉的蛋为新鲜蛋。

(2)移入 11％食盐液中仍下沉的蛋为最新鲜的蛋。

(3)在 10％、11％的食盐液中悬浮,而在 8％食盐液中下沉的蛋为次鲜蛋。

(4)在 7％食盐液中下沉的蛋为次蛋,上浮的蛋为腐败变质蛋。

三、实训内容

❶ 试剂

配制以下 4 种不同密度的食盐液,并用密度计测定。

(1)11％食盐液。密度为 1.080 g/mL。

(2)10％食盐液。密度为 1.073 g/mL。

(3)8％食盐液。密度为 1.060 g/mL。

(4)7％食盐液。密度为 1.050 g/mL。

❷ 操作方法

(1)感官观察。鲜蛋的感官检验有蛋壳鉴别和打开鉴别。蛋壳鉴别包括眼看、耳听、鼻嗅、手摸等方法;打开鉴别就是将鲜蛋打开,观察其内容物的性状、黏度、色泽、有无血液、有无异味和臭味等。

现有鲜蛋 10 枚,请根据蛋壳鉴别和打开鉴别方法分组完成对鲜蛋的感官检验。根据上述检验方法,制订表 6-9、表 6-10。

表 6-9　鲜蛋的蛋壳鉴别

方　法	指　　标		
	良　质	次　质	劣　质
眼看	蛋壳完整、清洁、无光泽,壳上有一层白霜,色泽鲜明	蛋壳有裂纹、破损,蛋清外溢或壳外有轻度霉斑	蛋壳表面粉霜脱落,壳色油亮,呈暗黑色或乌灰色,有较大的霉斑
耳听	蛋与蛋相互碰击的声音清脆,手握着蛋摇动时无声	蛋与蛋相互碰击发出哑声,手握着蛋摇动时内容物有流动感	蛋与蛋相互碰击发出嘎嘎声、空空声,手握着蛋摇动时内容物有晃动声
鼻嗅	有轻微的生石灰味	有轻微的生石灰味或轻度霉味	有霉味、酸味、臭味等不良气味
手摸	蛋壳粗糙,重量适当	蛋壳有裂纹、破损,有光滑感,蛋壳破碎,蛋在手掌上自转时总是一面向下	手摸有光滑感,掂量时过轻或过重。手掂重量轻,蛋在手掌上自转时总是一面向下

表 6-10　鲜蛋感官分级

项　目	等　　级			
	特　级	一　级	二　级	三　级
蛋壳	清洁无污物、坚固、无损	基本清洁、无损	不太清洁、无损	不太清洁、有粪污、无损
气室	高度小于 4 mm,不移动	高度小于 6 mm,不移动	高度小于 8 mm,略能移动	高度小于 9.5 mm,移动或有气泡
蛋白	清澈透明且浓厚	透明且浓厚	浓厚	稀薄
蛋黄	居中,不偏移,呈球形	居中或稍偏,不偏移,呈球形	略偏移,稍扁平	移动自如,偏移,稍扁平

（2）将蛋放入不同密度的食盐液中，观察其沉浮情况。

四、实训要求

叙述鲜蛋的感官特征，填写表 6-11 和表 6-12，进行总结，给出结论：样品是新鲜蛋？次鲜蛋？还是变质蛋？

表 6-11　鲜蛋的蛋壳鉴别方法记录单

样品序号	指标		
	良　质	次　质	劣　质
1			
2			
3			
4			
5			
6			
7			
8			
9			
10			

表 6-12　鲜蛋打开鉴别记录表

样品序号	指标		
	颜　色	性　状	气　味
1			
2			
3			
4			
5			
6			
7			
8			
9			
10			

实训 10　食用油脂的感官检验

一、实训目的

(1)了解食用油脂的感官检验方法。

(2)掌握常见油脂的感官检验。

二、技能目标

(1)能够对常见食用油脂的感官指标作出判定。

(2)能够确定常见食用油脂的质量安全。

三、实训内容

❶ 色泽检验

将食用植物油试样混匀并过滤于烧杯中,油层高度不得小于 5 mm,在室温下先对着自然光观察,然后再置于白色背景前借其反射光线观察。

❷ 透明度鉴定方法

当食用植物油脂样品在常温下为液态时,量取试样 100 mL 注入比色管中,在 20 ℃ 下静置 24 h（蓖麻油静置 48 h）,然后移至乳白灯泡前（或在比色管后衬以白纸）,观察透明程度。

❸ 气味、滋味检验

取少量食用植物油样品注入烧杯中,均匀加温至 50 ℃ 后,离开热源,用玻璃棒边搅拌边嗅气味,同时品尝样品的滋味。

❹ 水分与杂质检验

(1)取样判定法。取干燥、洁净的玻璃插油管 1 支,用大拇指将玻璃管上口按住,斜插入装有食用植物油的容器底部,然后放开大拇指,微微摇动,稍停后再用大拇指按住管口,提起后观察管内情况。

(2)烧纸验水法。取干燥、洁净的插油管,用食指堵住油管上口,插入静置的食用植物油容器内,直至底部,放开上口,插取少许底部沉淀物,涂在易燃烧的纸片上,点燃,听其发出的声音,观察其燃烧现象。

(3)钢勺加热法。用钢勺取有代表性的食用植物油样约 250 mL,在炉火或酒精灯上加热,温度为 150～160 ℃,观其泡沫,听其声音,观察其沉淀情况。如出现大量泡沫,又发出"吱吱"响声,说明水分含量高;加热后拨去油沫,观察油的颜色。

四、实训要求

❶ 结果表示

(1)色泽检验结果表示。以白色、灰白色、柠檬色、淡黄色、黄色、橙色、棕黄色、棕色、棕红色、棕褐色等描述。

(2)透明度鉴定观察结果表示。以透明、微浊、混浊描述。

(3)气味鉴别结果表示。当样品具有油脂固有的气味时,结果用"具有某油脂固有的气味"表示;当样品无味、无异味时,结果用"无味、无异味"表示;当样品有异味时,结果用"有异常气味"表示,再具体说明异味为哈喇味、酸败味、溶剂味、汽油味、柴油味、热糊味、腐臭味等。

(4)滋味鉴别结果表示。当样品具有油脂固有的滋味时,结果用"具有某油脂固有的滋味"表示。

Note

当样品无味、无异味时,结果用"无味、无异味"表示。当样品有异味时,结果用"有异常滋味"表示,再具体说明异味为哈喇味、酸败味、溶剂味、汽油味、柴油味、热糊味、腐臭味、土味、青草味等。

(5)水分和杂质的鉴别结果表示。

①取样判定法:常温下,油脂清晰透明,水分和杂质含量在0.3%以下;出现混浊,水分和杂质含量在0.4%以上;出现明显的混浊并有悬浮物,则水分和杂质含量在0.5%以上。

②烧纸验水法:燃烧时产生油星四溅现象,并发出"啪啪"的爆炸声,说明水分含量高。

③钢勺加热法:若油色变深,有沉淀,说明杂质较多。

❷ 填表

学生填写表 6-13 和表 6-14,教师指导与总结。

表 6-13 食用油脂检验原始记录

产品名称		产品批号		温度	℃
检验项目	气味和滋味、透明度、加热试验、色泽	检验时间			
执行标准		产品等级			

气味和滋味:

透明度:

加热试验:

色泽:

检验员:

表 6-14　食用油脂检验报告

产品名称			产品批号		生产日期	
抽样人员			抽样数量		产品等级	
抽样基数			抽样时间		检验依据	
检验要求						

	序号	检验项目	单位	技术要求	检验结果	单项判定
检验内容	1	色泽(罗维朋比色槽 mm)				
	2	气味、滋味				
	3	透明度				
	4	加热试验(例)		280 ℃加热试验，油色不变	符合	合格

检验结论	□该批产品检验合格，准予使用。 □该批产品检验不合格，不予使用。 签发日期：　　　年　　　月　　　日(章)
备注	1. 本报告未加盖公章无效。 2. 本报告涂改或复印件未加盖检验专用章(红)无效。

检验员：

实训 11　餐饮食品原料的贮存隐患与实例分析

一、实训目的

(1)能掌握餐饮食品原料的贮存要求。

(2)能对餐饮食品原料的贮存隐患进行排查并提出改进措施。

二、技能目标

(1)能掌握餐饮企业食品原料贮存管理的要求。

(2)能够熟悉餐饮企业食品原料隐患排查要求。

(3)能对餐饮企业食品原料进行风险防控检查和管理。

三、实训内容

某市大型餐饮企业规模庞大，能容纳 1000 多人同时就餐。该餐饮企业设置有原料库房，分别对肉禽蛋类原料、水产类原料、粮食谷物和豆类原料、果蔬类原料、调味品进行贮存管理。为了排除原料贮存隐患，保证餐饮企业的正常运营，该企业根据食品安全国家标准餐饮服务通用卫生规范的要求中关于餐饮食品原料存贮的要求，制订餐饮食品原料贮存隐患排查表、餐饮食品原料贮存风险防控清单(表 6-15、表 6-16)。

表 6-15　餐饮食品原料贮存隐患排查表

检查人：　　　　　　　　　　　　　　　　　　　检查日期：

序号	排查项目	是否达标	整改措施	改进验证
1	仓库管理人员持健康证上岗,工作服整洁,个人卫生良好	□是　□否		□合格　□不合格
2	食品与非食品分开放置	□是　□否		□合格　□不合格
3	库房环境整洁、通风、干燥	□是　□否		□合格　□不合格
4	具有消除老鼠、蟑螂、苍蝇和其他有害昆虫的防护措施,灭蝇灯、防鼠板合理安置,防蝇防鼠设施清洁,维护良好	□是　□否		□合格　□不合格
5	食品种类是否合法	□是　□否		□合格　□不合格
6	无畜、禽、鸟、虫、蝇、鼠害出没迹象	□是　□否		□合格　□不合格
7	标识标签齐全合规	□是　□否		□合格　□不合格
8	原料分类、分批贮存,离墙、离地、离棚存放	□是　□否		□合格　□不合格
9	原料成品库具有检验状态标识,分类、分批贮存	□是　□否		□合格　□不合格
10	食品原料感官性状正常	□是　□否		□合格　□不合格
11	冷冻(藏)冰箱(柜)按照规定将成品、半成品及生熟食品分类分开存放,无交叉污染现象	□是　□否		□合格　□不合格
12	冷冻(藏)冰箱(柜)维护到位	□是　□否		□合格　□不合格
13	遵循先进先出原则	□是　□否		□合格　□不合格
14	所有场所均无污染食品或包装材料及有毒有害危险物品	□是　□否		□合格　□不合格

表 6-16　餐饮食品原料贮存风险防控清单

序号	可能存在的风险	危害分析	风险等级	防控措施
1	未索取供货商的合法资质和产品合格证明	不能确保食品及原料购进渠道合法和食品质量合格	高	严格落实索证索票,督促餐饮服务单位在采购食品及原料时,必须查验并索取有效的供货方资质证明、产品合格证明及购货凭证
2	未建立食品及原料进货查验记录台账或台账记录不全,食品安全电子追溯平台加入率不高、使用率较低或未加入和使用	无法进行追踪溯源,导致购进食品及原料的来源不明、去向不清,源头安全无法把控,遇到问题食品无法快速锁定、精准打击	高	1.严格执行进货查验制度。 2.深入推进电子追溯,督促中型以上餐饮单位、学校食堂、集中供餐配送单位将进货查验记录全部录入电子追溯系统。其他餐饮服务单位 100% 落实进货查验义务和索取"电子一票通"台账

续表

序号	可能存在的风险	危害分析	风险等级	防控措施
3	食品库房与非食品库房未分设，食品库房放置有毒、有害物品	食品及原料易受到有毒有害物质的污染	高	1.严格执行食品与非食品库房分开设置制度。 2.发现食品库房存放非食品或有毒有害物质的，一律查处并督促整改到位
4	未定期开展检查与清理，未及时清理变质或超过保质期等不符合要求的食品及原料	增加了食品安全风险，可能对人体造成损害	中	1.监督建立完善的食品及原料出入库登记制度并有效落实。 2.定期对食品库房进行检查与清理，积极采取电子管理、预先报警、先进先出的措施，防止库存食品及原料过期变质
5	冷冻（藏）冰箱（柜）未按规定将成品、半成品及生熟食品分类分开存放，且冷冻（藏）冰箱（柜）维护不到位	导致食品交叉污染，易造成微生物超标	高	1.对各类冷冻（藏）冰箱（柜）要标明用途且维护到位，确保正常运转。 2.按要求对食品进行分类存放。 3.对问题食品及时进行销毁处理，并依法严惩

项目七

餐饮食品初加工过程中的安全控制

扫码看课件

项目描述

　　烹饪原料的初加工是制作菜肴过程中的一个必要环节。初加工的好坏直接关系到菜肴的色、香、味、形,关系到原料的合理使用,更重要的是关系到食者的健康。对烹饪原料进行的初加工,其任务是设法降低各种污染物含量,去除原料中的各种嫌忌成分,提高原料的耐保藏性,便于进一步烹调加工。初加工对膳食的安全控制起着重要作用。

　　原料的初加工涵盖了烹调前的所有准备工作,包括粗加工与切配两个方面。粗加工指对食品原料进行挑拣、整理、解冻、清洗、剔除不可食部分等加工处理。切配指把经过粗加工的食品进行洗、切、称量、拼配等加工处理成为半成品的过程。餐饮业应在食品处理区内设置专用的粗加工与切配的场所。粗加工操作场所内应至少分别设置动物性食品和植物性食品的清洗水池,水产品的清洗水池宜独立设置,水池数量或容量应与加工食品的数量相适应。食品处理区内应设专用于拖把等清洁工具的清洗水池,其位置应不会污染食品及其加工操作过程。各类水池应明显标识,标明其用途。

　　餐饮食品初加工过程中的安全控制重点是研究原料初加工和切配过程的安全控制。

知识目标

　　(1)掌握各类烹饪原料初加工过程的安全控制。

　　(2)掌握各类烹饪原料切配过程的安全控制。

　　(3)掌握各类烹饪原料初加工过程中的去毒技术。

　　(4)了解各类烹饪原料初加工的检验标准。

技能目标

　　(1)能够选用合理方式对烹饪原料进行初加工。

　　(2)能够规避初加工过程中各类安全风险。

　　(3)能够制订各类烹饪原料的初加工流程。

素质目标

　　(1)培养学生关注饮食健康的责任感,养成良好的职业素养。

　　(2)培养学生提高食品安全意识和应对安全事件的能力,提高学生正确认识问题、分析问题、解决问题的能力。

　　(3)培养学生的社会责任感和使命感。

案例导入

警惕,食材的不当处置可能引发食物中毒

浙江杭州,王大妈拿出冰箱里泡了 2 天的黑木耳打算凉拌食用。凉拌前王大妈还特意在水里煮了一遍,食用后 1 h 她出现腹痛等症状。次日早晨,家人发现不对后迅速将其送医救治。经检查,王大妈肝、肾功能恶化,需进行肾脏透析治疗。经 ICU 医护人员抢救,王大妈终于脱离了生命危险。这条新闻可以说是老生常谈,但还是在 2022 年 3 月 29 日一早冲进热搜前十。

其实木耳本身是不含毒素的,是泡发干木耳过程中温暖、隔氧的环境导致了细菌的滋生。木耳本身的营养成分又给细菌提供了充分的养料。已泡发的木耳,吸干水分之后装入保鲜袋,可以冷藏保存 1~2 天,若需要保存更久,应考虑冷冻。如果是已经做熟调味的木耳,考虑到这时已经很难做到吸干水,应尽快放冰箱,冷藏条件下不宜超过 24 小时。不仅是泡木耳,泡银耳、香菇、豆皮、腐竹等其他干货也同样需要注意。

【思考与讨论】

(1)以上案例说明了什么问题?

(2)如果你是初加工岗位的工作人员,如何能够避免此类事件发生?

任务一　餐饮食品粗加工过程的安全控制

任务描述

粗加工主要包括家畜类、家禽类、水产类鲜活原料的宰杀、去皮、煺毛、去鳞、去骨、去内脏、洗涤以及干货原料的涨发等一系列加工过程。这是原料成型前的加工,是加工技术的基础阶段,是为成型加工(细加工)所做的准备工作。

任务目标

(1)熟悉各类原料粗加工的操作流程。

(2)掌握各类原料粗加工过程中安全控制基本要求。

(3)增强学生的质量意识、成本意识,提高学生的操作规范能力、团队协作能力。

任务导入

某餐饮企业粗加工管理制度如下:

(1)操作人员进行必要的消毒程序后,方可进入操作间进行加工,防止二度污染。

(2)待加工原料清洗后,应分类存放,按存放时间进行前后加工,防止交叉污染。

(3)加工植物类原材料,应根据菜品及烹调的具体要求,对蔬菜原料进行捡、摘、剥、削等加工处理;对容易去皮氧化的蔬菜要及时浸入水中,沥干水分,置于相应盛器内。

(4)活禽类加工应放血完全、煺毛干净、取内脏彻底;肉禽类清洗后无血、毛;鱼类清洗后无鳞、鳃、内脏,保持清洁卫生。不同原材料分开加工,防止污染。

(5)加工干料,先按用途归顺原料种类,根据不同类型的原料进行不同的加工;对于需碱发的干料,应注意碱发要点,保证原料的最大膨胀度。

→ 任务实施

烹饪原料来源广泛,种类繁多。本任务主要研究鲜活原料宰杀的安全控制、冷冻原料解冻的安全控制、干货原料涨发的安全控制等内容。

一、鱼及其他水产的粗加工工艺的安全控制

鱼类原料品种繁多,形态各异。鱼类粗加工工艺包括宰杀、去鳞、去黏液、开膛、去内脏等。与粗加工有关的卫生安全问题主要包括宰杀前的活体保养和宰杀过程的去毒措施。

（一）宰杀前的活体保养

目前,餐饮业广泛采用活体保养的手段来确保鱼及其他水生动物的新鲜度。一般情况下淡水鱼可用净化水保养,海水鱼用海水或人造海水保养。活体保养主要有停食、暂养、降温、充氧等程序。

停食是为避免鱼食及鱼类的排泄物污染水质,同时使鱼能够有充分的时间排泄肠内粪便。鱼类一般经24～30 h的暂养便能吐净胃内食物,排净肠内粪便,此时,鱼类会发生减重现象,减重的幅度与鱼的代谢水平有关。因此,鱼类暂养时间不宜过长,避免因长时间暂养造成鱼体力消耗过大,降低鱼的成活率。餐饮企业为了提高鱼类等水产类原料的成活率,常采用向鱼池中直接加冰块或装冰袋的方式降温处理。水质降温至10 ℃以下,鱼的新陈代谢可降到最低水平,鱼的活动、耗氧、体液分泌均减少,使水质不易腐败,提高成活率。用充氧器向鱼池充入适量的氧气,以满足鱼类呼吸,也是提高鱼类成活率的方法。

（二）宰杀过程的去毒措施

淡水鱼鳗鲡、黄鳝（图7-1、图7-2）和海水鱼康吉鳗、八目鳗、裸胸鳝等鱼类的血清有毒,但毒素不耐高温,在50～60 ℃即被破坏,加工此类鱼时要防止被鱼骨刺伤皮肤,以免毒素侵入人体。做到不生食血毒鱼类的鱼肉和生饮血毒鱼类的鱼血,即可有效防止中毒。

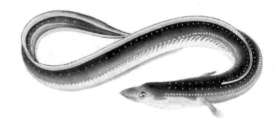

图7-1　鳗鲡

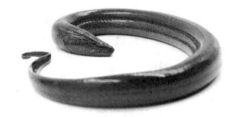

图7-2　黄鳝

青鱼、草鱼、鲢鱼、鳙鱼（图7-3）、鲤鱼、鲮鱼、鲫鱼、团头鲂等淡水鱼是常见的丹毒鱼,其胆汁的毒性很强,耐热、耐酸且不易被酒精破坏,一般烹调方法难以破坏。无论生吞熟食还是酒泡后吞服均会发生中毒,如急救治疗不及时,病死率高达30%。剖鱼时胆汁溅入眼中会致盲,只有将鱼胆去除才是有效的预防措施。

鲇鱼、狗鱼、鲤鱼、竹荚鱼、烟管鱼、褐菖鲉、光唇鱼、湟鱼等鱼类在产卵繁殖期间,为了保护自身和防止已排出的卵被其他动物所食,其卵含毒类,它们与河豚的区别是仅成熟的卵和卵巢有毒,肌肉和其他部位无毒,即使在卵期,弃去鱼卵后其鱼肉仍可食用。鱼卵毒素具有溶血性,毒力强,耐热,煮食后仍会中毒。在鱼类繁殖季节,避免食用卵鱼类的性腺和卵。加工时,辨明鱼种,去除有毒鱼卵,保持鱼体新鲜,防止鱼卵中毒素向肌肉渗入。

新鲜的海蜇（图7-4）刺丝囊内含有海蜇刺丝囊毒,鲜海蜇的触手与人的皮肤接触后立即有触电

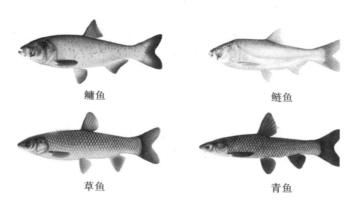

鳙鱼　　　　　　　鲢鱼

草鱼　　　　　　　青鱼

图 7-3　四大家鱼对比

样刺痛感,但并不感觉严重,皮肤表面也无明显变化,然而经过数小时后,皮肤表面逐渐出现线状红斑和丘疹,常持续 20 天左右才自愈。严重蜇伤者会迅速出现表皮坏死、剧痛症状,以及呼吸困难等全身性症状,个别患者因肺水肿而死亡。烹调人员应尽可能减少与活海蜇的直接接触。鲜海蜇经盐、矾加工后即可去毒,应规范盐、矾腌渍加工的标准,包括盐、矾用量,腌制次数和时间。鲜海蜇经静养及洗烫、烹煮后即可食用。

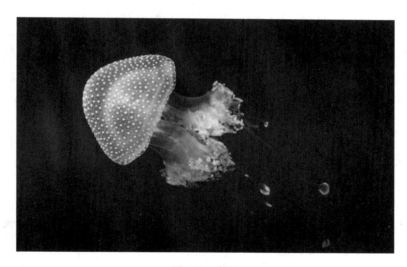

图 7-4　海蜇

有 30 多种海参能从棘皮细孔中喷出毒液,其毒素具有溶血性,对细胞和神经都有毒害作用。海星的棘皮也能分泌毒液,其毒素是具有类似溶血性的皂素类化合物。鉴于此,海参在烹调前退沙、除去棘皮,再经高温烧煮,可确保安全无害;海星食用前,应先除去其棘皮。

（三）其他水产类的粗加工工艺的安全控制

近十年来,由于人工养殖业的发展,特别是经济类水生动物养殖密度的加大,爆发的疫病较多,对此应加强检验检疫。以鳖为例,介绍其宰杀工艺的安全。

❶ 鳖的宰前卫生检验

宰前卫生检验主要有目测法和手抓法。所谓目测法主要是观察鳖的外观形态,外形完整、无病无伤、肌肉肥厚、背甲肋状模糊、裙厚面上翘、腹甲有光泽、动作敏捷的为好鳖。肋骨外露、瘦弱者品质低劣。手抓法主要有以下五种方式:一是用手捏住鳖后腿部腋窝处,活动力迅速凶猛者为体质健壮鳖,行动缓慢不灵活者为体弱鳖;二是用手拉鳖的后腿,有力回缩的视为体质健壮,无力回缩的视为体质弱;三是用手将鳖头和颈部拉出背甲外,能迅速缩回甲内的视为体质健壮,若颈部粗大,不易缩回甲内的为病鳖；四是用手轻压腹甲，腹部皮肤向外膨胀的为浮肿鳖或脂肪肝病鳖，肝脏呈淡黄色稍带乳白色，并有恶臭味，有腹水的则是患脂肪肝病鳖；五是检查鳖颈部有无钩、针类铁器，可以用一硬竹筷刺激鳖，让它咬住，再拉长鳖颈，用另一只手摸其颈部，如有针样硬物，为钩钓鳖，应排出早做处理，这种鳖属受伤鳖，不能久养，时间一久就会死亡。

❷ **鳖的宰杀卫生要求**

在烹调前，鳖需做活体宰杀，主要流程如下：

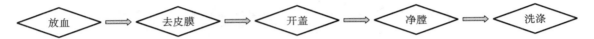

$$放血 \Longrightarrow 去皮膜 \Longrightarrow 开盖 \Longrightarrow 净膛 \Longrightarrow 洗涤$$

（1）放血。先将腹部朝上，待头伸出，立即从颈根处割断气、血管，待放血充分。

（2）去皮膜。将其置于 70～80 ℃热水中，浸烫 2～5 min，待皮膜凝固与鳖甲分离时，取出鳖，浸入 50 ℃温水中刮去皮膜。

（3）开盖。用刀在腹甲上锲入划一"十"字，再放入 90 ℃热水中浸烫 5～10 min，至胸腹间肉质松解后开盖。

（4）净膛。背甲取下后即可整理内脏，先完整取出卵，再取出其他脏器。通常去除膀胱、肠、胃、气管、食管，保留心、肝、肺、卵巢、肾供作食用。

（5）洗涤。应剖开泄殖腔，开水洗涤杀菌。

如果在宰杀过程中发现内脏器官有病变，应对有病变的鳖剔除，不供作食用。

二、禽类宰杀工艺的安全控制

我国《餐饮服务食品安全操作规范》第十六条第九款规定，加工经营场所内不得圈养、宰杀活的禽畜类动物。在加工经营场所外设立圈养、宰杀场所的，应距离加工经营场所 25 m 以上。活的禽畜类作为一种生物性污染源，应远离餐饮食品的加工经营场所。

畜禽肉组织的耐藏性及营养卫生质量与宰杀前饲养、检疫和宰杀工艺密切相关。采用合理的宰杀前饲养方法和正确的宰杀工艺，可以提高肉品质量，保障人体健康。

（一）禽类宰杀前的卫生要求

从产地到市场再到餐饮场所，禽类经历了运输周转环节。宰杀前要避免暴晒、长途运输、雨淋、受冻等情况。禽类待宰杀前应单独饲养，消除其疲劳，提高出肉率，并做好断食、喂水工作。

停食一般在宰杀前 12～24 h 进行，不仅节省饲养料，还能减少肠内容物，使宰杀后胃肠的清洗整理更加方便，减少污染。适当的停食可以促进糖原分解为乳糖和葡萄糖，有利于肉品的成熟过程；同时使高级脂肪酸分解为可溶性低级脂肪酸，分布于肌肉中，使肉质肥嫩，滋味鲜美。但停食时间过长，禽类会因饥饿而骚动，影响其正常生理状态，还会造成宰杀后放血不全。

喂水有助于禽类肠内粪便的排泄，使消化道污染物减少，还能使禽类的皮肤和羽毛保持一定水分，提高导电率，有利于宰杀时的电击过程。充分给水的禽类嗉色泽洁白发亮，宰杀时放血更充分。

禽类在宰杀前如果处于疲劳、紧张状态，肠道微生物容易进入血液循环而分布于全身。同时，由于糖原消耗过量，肌肉中蛋白质胶体性质发生改变，使肉品持水力下降。而且，宰杀后禽肉的酸度较低，易形成"碱性尸僵"，为微生物的繁殖提供条件，也不利于肉品的成熟过程。

在宰杀前饲养期间，还应对禽类进行观察。对于出现精神萎靡、羽毛松乱、动作迟缓、外貌异常、减食或不食的禽类，可作为可疑对象进行个别检疫，以剔除病禽。

病鸡与健康鸡的鉴别方法：一是抓住活鸡翅膀提起时，挣扎有力、叫声响亮、有一定重量的为健康鸡，鸡脚伸而不收、肉薄身轻、叫声短促嘶哑的为病鸡；二是平静时呼吸不张嘴、眼睛干净灵活有神者为健康鸡，而不时张嘴、眼红或眼球混浊不清、眼睑浮肿者为病鸡；三是健康鸡的冠睑为朱红色，鼻孔干净，口腔无白膜及红点，嗉囊无积水，头羽紧贴，脚爪鳞片有光泽，而病鸡冠睑变色，鼻孔有水，口腔有病变。

健康鸡、病鸡的鉴别和对比见表 7-1 和图 7-5。

表 7-1　健康鸡、病鸡鉴别表

类　　别	健　康　鸡	病　　鸡
精神状态	活泼	沉郁、萎靡
行动	平稳矫健,行时探头缩颈,两翅紧收	行动迟缓,步态僵硬跛跄,弯颈拱背,翅尾下垂
毛色	背毛光顺紧贴	背毛粗乱蓬松
休息状态	立于栖木,神态自如	不能上架,立于一隅,闭目缩颈,头插翅内
头部	头部整洁,眼明亮,冠和肉髯红而有弹性	眼睑肿胀,有泪,鼻流涕,口流涎,冠和肉髯肿大,口腔内有黄色假膜或有酸臭味
嗉囊	嗉囊饱满	嗉囊空虚,有气,或软如面团,或坚硬如石
皮肤肌肉	柔软有弹性,色泽光润	硬,无弹性,发红,发紫
肛门	清洁干燥	周围沾满粪污,有臭水稀粪
体温	40～42 ℃	40 ℃以下或 42 ℃以上

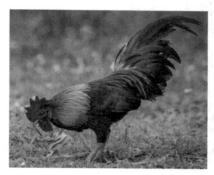
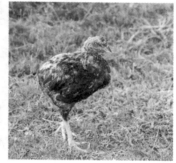

图 7-5　健康鸡、病鸡对比

塞肫禽的鉴别方法:察看鸡肫是否歪斜肿胀,用手触摸鸡肫感觉有颗粒状内容物,则可能塞入了稻谷、玉米、粗砂等物;如捏上去感到软乎乎的,沉甸下垂,鸡萎靡不振,则鸡肫内塞了变质的馊饭、泥沙等浓稠杂物。鸭肫、鹅肫内塞了杂物时,将其头朝下倒拎起来,杂物便会淌出。

(二)禽类宰杀过程中的卫生要求

禽类的屠宰程序主要包括放血、煺毛、净膛、洗涤四个步骤。禽类宰杀要求切口小,以防微生物污染。同时,放血要充分,否则肉品发红或发紫,影响品质。宰杀后的禽类稍停片刻即可煺毛(又叫脱毛)。烫毛的水温随季节、禽的老嫩及种类而异。温度过低,煺毛不下,易撕坏表皮,带菌率增高;温度过高,易烫坏表皮,影响造型。一般冬、春季水温高于夏、秋季,老禽高于仔禽,鸭、鹅高于鸡。煺毛过程提高水温可以杀死一定数量的微生物,使用的热水应保持清洁,最好采用流动水。如在容器中煺毛,至少每隔 2 h 换一次水。煺毛后的禽应迅速过冷水池,以降低肉温,降低带菌率。净膛即开膛后取出禽的内脏。禽内脏的致病菌带菌率极高。开膛取出内脏可以防止胃肠内容物和胆囊的污染。宰杀放血至净膛的时间一般不超过 40 min。时间过久,胃肠变色,胆汁外渗,肠道微生物易侵入肌肉,造成污染。净膛的方式有全净膛(将内脏全部取出)、半净膛(将肠、胆取出,其他内脏留在腔内)和满膛(不取内脏,全部脏器保留在腔内)三种。目前已经证明半净膛和满膛的做法弊多利少,因此提倡使用全净膛的加工方法。

三、冷冻原料解冻工艺的安全控制

冷冻原料烹饪前必须解冻。原料的解冻是冻结的逆过程,是将冷冻原料放在人为的温度、湿度和通风条件下,最完善地恢复其原有特性。它是食品中水分融化和冰晶再吸收的过程。解冻的原料由于组织细胞的破坏,汁液流失,微生物生长迅速,很容易腐败变质。采用合理的解冻方法,可以减少微生物污染,保证解冻后原料的鲜度。

在烹饪粗加工过程中,常见的解冻方法有空气解冻法、水解冻法和微波解冻法。

(一)空气解冻法

空气解冻法又称自然解冻法,是指将冷冻食品吊挂于空气中,利用空气与食品的温度差使食品逐渐升温,从而完成冰晶融化的过程(图7-6)。在常见的传热介质中,空气的热物理性最差。因此,空气解冻所需时间较长。但缓慢解冻能使细胞重新吸收解冻形成的液汁,较好地恢复原料原有品质,减少营养素损失。但是解冻所需时间较长,微生物增殖机会多,卫生质量的风险大,也不便于计划生产。

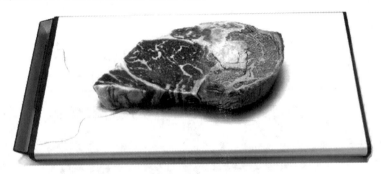

图7-6 空气解冻肉类

空气的湿度对于解冻原料的鲜度也有影响。如果空气干燥,解冻时原料表面水分蒸发,会造成表面硬膜的形成和氧化;如果空气过于湿润,解冻时,空气中的水冷凝在原料上,微生物也容易在表面聚积,造成表面发黏、变味、变色。一般空气解冻法的相对湿度保持以75%～90%为宜。

(二)水解冻法

水解冻法属于液体解冻法,是将冷冻的原料浸泡于水中或盐水中,利用水流作用解冻的方法(图7-7)。水解冻法有喷淋、浸泡、冲洗等方法。肉品在水中解冻速度比在空气中快。水中解冻的原料,由于其组织细胞的破坏,恢复原有品质的性能较差,色素、香味成分及营养素都可能发生流失。浸泡

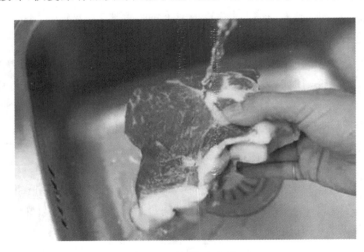

图 7-7 水解冻肉类

解冻的肉,表面呈粉红色,因吸水发胀,重量增加。然而,水的浸洗作用,会除去原料表面的杂质和微生物。若水中加有无害的抗生素,还可以将原料表面的微生物杀死。水或盐水可以直接和物体接触,但应以不影响食品品质为前提,可用包装等形式加以保护。

（三）微波解冻法

一般用于解冻的微波高频频率为915 MHz。将原料置于微波场中,原料分子高频振荡,由于分子间相互摩擦,产生了热能,随着温度的上升,逐渐达到解冻的目的。但此法耗电量大,费用高。微波解冻的优点是加热均匀,热能利用率高,解冻速度快,且微生物污染极少,原料表面无褐变和焦化现象。微波解冻在餐饮业使用较为广泛,但如操作不当,有时会出现局部过热现象,会影响原料的进一步加工处理。

一些冷冻产品由于存在运输、贮存、销售过程中不可控因素的影响,不得已需进行二次冻结,这类产品存在腐败变质的风险。二次冻结的加工制品表面高低不平,切面不整齐,解冻后鉴定可能已经腐败。

四、干货原料涨发工艺的安全控制

食品用干制的方法保藏在我国已有悠久的历史。在烹调前,首先要对这些干货原料进行涨发,使其恢复原有的形状、质地、颜色、气味、结构等状态,并除去腥臊味和杂质,确保涨发后的原料具有较好的卫生质量和感官要求。烹饪粗加工中,常见的涨发方法分为水渗透涨发法和热膨胀涨发法两大类。水渗透涨发法主要包括水发和碱发两类;热膨胀涨发法包括油发、盐发、砂发等。

（一）水发的安全控制

水发包括冷水发、热水发、焖发、煮发、蒸发等。水发过程中,原料中富集的可溶性化学污染物因溶于水中而被除去。但水发时,人体所需的无机盐,特别是碘,也会随之流失,故应权衡得失而确定水发时间。在中温水中长时间涨发,原料中的微生物污染物会活跃起来,加速原料的变质。若使用煮发、焖发、蒸发等高温水发法,则能抑制或杀死微生物。水发还有利于除去原料自身腥味和表面杂质（图7-8）。

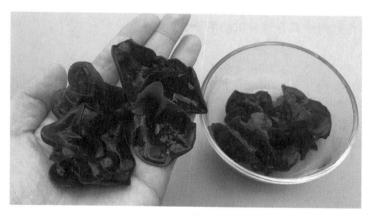

图7-8　水发木耳

涨发后的原料,其品质一般低于新鲜食品。食品干制过程中,由于水分活度（Aw）低,微生物的生长和固有酶的活性受到抑制,但并不能杀死所有微生物及钝化酶。在干货原料涨发前,葡萄球菌、肠杆菌、结核杆菌能存活几周到几个月,细菌芽孢、菌核、厚垣孢子、分生孢子可存活一年以上,黑曲霉孢子可存活6～10年。当原料吸湿或涨发后,微生物和酶恢复其活力,同时,涨发时外界环境中微生物的污染,造成涨发后的原料卫生质量下降,食品由不易腐食品向半易腐食品、最易腐食品转变,因此已经涨发的各种原料不能长期保存。

原料涨发后若出现变色、变味、腐烂、有霉斑等现象,则大多是原料在干制前或干制过程中已发生变质,这样的原料应弃之不用。

(二)碱发的安全控制

碱发就是使用浓度为 $1\%\sim10\%$ 的 Na_2CO_3 溶液来涨发原料。碱性溶液对微生物污染物具有抑制作用,但是过浓的碱性溶液或涨发时间过长易使原料表面腐蚀,且已膨润的蛋白质水解为小分子,溶于水中,从而失去应有的营养价值和风味。因此,碱发原料应注意控制碱性溶液含量和涨发的温度与时间,经常抽检食品的感官品质,减少不必要的浸泡以免营养损失。碱发后的原料应用清水将碱性溶液漂洗干净。

(三)热膨胀涨发的安全控制

热膨胀涨发原理是通过不同的导热介质使干货原料受热,体积大大增加,形成膨松状制品,再放入温水或碱水中,使其复水回软。热膨胀涨发时宜缓不宜急,防止原料外部焦化而内部涨发不透。使用油发,不宜高温或使用反复加热过的油,以防油脂热分解产物污染原料。涨发后的原料要用温水或碱水清除油分,洗去杂质。

任务二　餐饮食品洗涤、切配过程的安全控制

➡ 任务描述

动植物性原料在生长、运输和贮存过程中受到外界环境的污染,原料表面附着了大量污染物而有碍食品安全,原料洗涤的目的就是要尽可能地除去这些污染物,达到较高的卫生标准。

切配又称配菜,简单地说,就是把经过粗加工的烹饪原料,根据菜肴的风味特点和烹调要求,按口味、色彩、营养合理搭配,精细加工,是烹调前的重要过程。在切配过程中,既要符合烹调加工的要求,又要注意原料风味的保留,还要预防原料营养流失。在满足菜肴审美需求的同时更要关注安全,切配在整个菜肴的制作过程中具有十分重要的地位。

➡ 任务目标

(1)掌握洗涤过程的安全控制原则。
(2)掌握切配过程的安全控制原则。
(3)培养"精益求精"的工匠精神。

➡ 任务导入

某市多所学校学生出现腹痛、腹泻、高热、里急后重等症状,部分学生症状严重。调查发现该起事件是由供应这些学校的某餐饮服务公司制作的盒饭所致,在盒饭菜肴中的葱拌黄瓜、采购的原料黄瓜和多名发病学生肛拭中均检出了痢疾杆菌。该公司法人被判处 3 年有期徒刑。本案例中,原料黄瓜本身就污染了痢疾杆菌,粗加工时未进行有效清洗,致使黄瓜表面的痢疾杆菌未能去除,烹饪的方式是将切好的黄瓜在沸水中稍煮一下后再拌以调料。由于原料清洗不彻底和烧煮时间过短,使葱拌黄瓜片中残留痢疾杆菌,导致了该起事件的发生。

任务实施

一、洗涤的安全控制意义

（一）水的选用

水作为洗涤媒介，基本卫生要求是水应为无色、无臭、无异味、透明清亮的液体；水中不含病原生物，不因水而传播传染病；水中所含化学物质对人体无害，对人体健康不产生急慢性中毒。

（二）洗涤剂的选用

食品的洗涤剂，是指用于洗涤食品、餐具、饮具以及直接接触食品的工具、设备或者食品包装材料和容器的洗涤剂。国家卫生健康委员会、国家市场监管总局发布该类产品新的国家标准 GB 14930.1—2022《食品安全国家标准　洗涤剂》，并于 2023 年 6 月 30 日正式实施。新标准增加了对洗涤剂的基本要求：一方面，规定了洗涤剂在推荐的使用条件下，残留或迁移到食品中的物质水平不应危害人体健康，不应造成食品成分、结构或色香味等性质的改变，不应对食品产生技术功能；另一方面，洗涤剂的原料应符合国家相关标准和规定，生产者应对杂质、分解产物等"非有意添加物"进行控制，确保产品符合标准要求。

（三）洗涤剂和消毒剂的混合使用

对于生食的食品，一般的洗涤并不能达到食用要求，必须经过消毒过程。消毒的要求是将有害微生物减少到无毒的程度。使用消毒剂消毒可在洗涤后完成，也可洗涤、消毒同时进行。常用的食品消毒剂有过氧乙酸、高锰酸钾、洗涤消毒剂等。

（四）洗涤条件的控制

洗涤液具有一定的最佳含量范围，不是越浓越好。洗涤液在使用过程中逐渐老化，活性衰减，使用过度老化的洗涤液，不仅洗涤能力降低，还可能再污染洗涤物。较高的温度能提高洗涤液的活性，但对于新鲜食品原料，温度要适中。必须注意，洗涤液保持在 25～60 ℃的中温条件下，有时反而会促进微生物的生长；浸泡洗涤后的原料，黏附的污染物松动脱落，用流动水冲洗可除去污染物和洗涤剂；影响浸泡洗涤效果的不只是洗涤液，还有搅拌、搓洗及其他物理方法，它们对洗涤液的流动性有重要影响，也决定了洗涤的速度与效率。但应防止对原料的机械损伤，以及过度浸泡影响色泽、口味等。

（五）原料洗涤的方法

洗涤方法主要有物理性洗涤和化学性洗涤两种。物理性洗涤主要包括漂洗、淘洗、冲洗、浸洗、灌洗、烫洗、刮洗、刷洗、翻洗；化学性洗涤主要包括盐溶液洗涤、碱溶液洗涤。对一些较脏、多脂、腥臊味较重的原料，常需将各种洗涤方法结合使用，才能达到卫生要求。

❶ 物理性洗涤

（1）漂洗。将原料置于容器中，缓慢地注入清水，然后漂去原料上的少量血渍、色素、鳞、毛、草、壳等杂质。漂洗能保持易碎原料的光滑与完整，适用于骨髓、蹄筋、虾仁等原料。

（2）淘洗。将原料置于漏水容器中，边洗边揉擦，以滤去泥沙杂质。适用于粮谷及豆类等颗粒状原料的洗涤。

（3）冲洗。用水的冲击力对物体进行洗涤，以冲去泥沙、寄生虫虫卵及化学性污染物，一般用于蔬菜、瓜果类菜肴的洗涤。

（4）浸洗。将原料置于多量清水中经较长时间浸泡（常为 1 天），使其中的淤血块、污垢、异味物溶出。适用于野禽、野兽开膛后的洗涤，以及腌制品食用前的处理。

(5)灌洗。将流动水不断注入肺支气管中,以洗涤小支气管及肺泡中的淤血块及杂质。多用于家畜肺组织的洗涤。

(6)烫洗。将原料置于80~90 ℃热水中洗涤,去除黏液、油脂及腥味物,如畜禽肉、胃肠以及鳝鱼、鳗鱼等。

(7)刮洗。一边自然洗涤,一边用刀刮去原料表面的污垢、黏液等杂质,常用于对带皮组织的洗涤,如肉皮、蹄子、火腿等。

(8)刷洗。用毛刷、竹把、草把等工具刷去或擦去附在原料表面的泥沙污物,如对蜇皮、螃蟹、龙虾的缝隙、萝卜的凹槽处的洗涤。

(9)翻洗。将原料正反面翻转洗涤,适用于内外都比较脏的原料,如畜禽的胃、肠以及软体动物的洗涤。

❷ 化学性洗涤

(1)盐溶液洗涤。在洗涤水中加入1%~1.5%食盐,对原料进行洗涤,适用于贝类动物。食盐的渗透作用可使动物肌肉收缩而排出沙粒。

(2)碱溶液洗涤。用3%~5%碳酸钠(食碱)溶液洗涤,碳酸钠与脂类起皂化作用而去除油污。如香肠使用3%碳酸钠溶液洗涤,火腿用5%碳酸钠溶液洗涤。

二、原料切配、放置的卫生质量控制

(一)肉类分割切配安全质量要求

动物类原料应去除甲状腺、肾上腺、病变淋巴腺。

甲状腺所分泌的激素叫甲状腺素,人一旦误食,因过量甲状腺素扰乱人体正常的内分泌活动,出现类似甲状腺功能亢进的症状。猪甲状腺位于气管喉头的前下部,是一个椭圆形颗粒状肉质物,附在气管上,俗称"栗子肉",如错误地将甲状腺与其他"碎肉"混在一起,就可能引起中毒。动物的肾上腺左右各一,分别跨在两侧肾脏上端,俗称"小腰子",大部分包在腹腔油脂内。肾上腺的皮质能分泌肾上腺素,如果在牲畜屠宰时未加摘除,或髓质软化在摘除时流失,被人误食,会引起中毒。淋巴腺分布于全身各部,为灰白色或淡黄色如豆粒至枣大小的组织,俗称"花子肉"。当病菌侵入后,出现不同的病理变化,如充血、出血、肿胀、化脓坏死等。这些病变淋巴腺含有大量的病原微生物,可引起多种疾病,对人体有害。对无病变的淋巴腺,可能有化学污染物残存,最好一并废弃。

鸡、鸭、鹅等的臀尖不可食。鸡臀尖是位于鸡肛门上方的那块呈三角形肥厚的肉块,其内是淋巴腺集中的地方,是病菌、病毒、化学污染物集中的地方,故应切除。

动物肝脏是人们常食的美味,也是动物最大的解毒器官。动物体内的各种毒素,大多要经过肝脏来处理、排泄、转化、结合,因此肝脏中暗藏着毒物。进入动物体内的细菌、病毒、寄生虫往往在肝脏生长、繁殖,动物也易患肝炎、肝硬化、肝癌等疾病。初加工前应选择健康肝脏为原料,如肝脏淤血、肿大,内包白色结节、肿块或干缩、坚硬,或胆管明显扩张,流出污染的胆汁或见有虫体等,都为病态肝脏,不可加工食用。对可食肝脏,食前必须彻底清除肝内毒物。一般方法是反复用水浸泡3~4 h,在肝表面割上花刀可缩短浸泡时间,去除肝内积血,并充分加热烹调。肝脏不能半生带血食用,以防食物中毒。

(二)水产类分割切配安全质量要求

水产品中往往带有较多的黏液、血水、寄生虫等污秽杂物和腥臊臭味,必须除尽,以保证菜肴的卫生质量。水产品的品种较多,要按照其品种及用途进行初加工。如一般鱼类都必须去鳞,但鲥鱼就不能去鳞;多数鱼类要剖腹取出内脏,但黄鱼则要根据要求不剖腹,而是从口中将其内脏卷拉出来,使之保持鱼体的形态完整。鱼类营养价值较高,初加工时要注意尽可能保存鱼的营养成分,减少营养素损失,在加工中还要注意充分利用某些可食部位,如黄鱼鳔、青鱼的肝脏等,提高鱼类产品的食用价值。

不同鱼类都有各种污秽杂质,有些甚至还带有微毒杂质,尤其是个别鱼类的刺、骨和鳍部,这些杂质对人体或多或少都有不良影响,因此加工时务必要除清除尽,以达到干净卫生、安全无害的要求。一般淡水鱼均有苦胆,若将苦胆弄破,胆汁会使鱼肉的味道变苦,影响菜肴的质量,甚至无法食用,应在剖腹挖肠时加以注意。

（三）蔬菜切配卫生质量要求

蔬菜在洗涤中,要注意洗涤干净,去掉泥土、虫卵、农药等,因此在洗涤时采用的方法要得当。有的原料要掰开洗或刷洗,不使污秽物质夹在原料中;有的要先用清水浸泡一段时间,以去掉残留的农药等。洗涤后的蔬菜必须置于加罩的清洁架上,以防沾染上灰尘杂质。蔬菜必须先洗后切,防止营养素流失。

三、放置过程中的安全质量控制

烹饪原料切配后放置时间过长,可能产生原料变质或污染微生物而腐败,会对人体健康产生危害。

（一）放置的特点

❶ 肉类初加工制品放置的特点

家畜家禽在宰杀后,就要进入放置过程。放置过程中的卫生问题主要是微生物的侵入引起的腐败变质。因此,必须采取各种方法保管好初加工制品。低温放置是保管肉类最好的方法,因为低温能冻结肉中的水分,控制微生物的生长繁殖。所以,一般肉类初加工制品应放在-4～0 ℃保管。若肉类初加工制品在室温下放置,放置的温度以10 ℃以下为宜,并放在阴凉、通风、干燥处。

❷ 水产类初加工制品放置的特点

水产类有的是鲜货,有的是冻货,对它们进行初加工后,应根据不同的品种,分别放置。水产品初加工后,很容易变质,应注意保鲜。一般采用低温保鲜来抑制组织蛋白酶的作用和细菌的生长繁殖,以延长其僵硬期和自溶期。在室温下不能放置过久,应及时烹饪。已解冻的鱼品,不应重复冷冻。

❸ 蔬菜类初加工制品放置的特点

新鲜蔬菜是易腐的烹调原料,质量极易发生变化。特别是经过初加工的蔬菜类,损伤处较多,微生物于损伤处侵入,然后迅速繁殖扩展,引起腐烂。因此蔬菜类初加工制品应置于低温度、低湿度下,这样不利于微生物的繁殖。蔬菜在温度高、湿度大的情况下,会加速呼吸,使新陈代谢过程加快,消耗多量的营养成分,从而降低品质。但蔬菜类初加工制品也不能在太低的温度下放置,因为新鲜蔬菜含有大量水分,当温度降到0 ℃以下时会产生冻伤,使蔬菜的滋味、外形和颜色发生变化。因此,蔬菜初加工制品宜在0～1 ℃低温下放置。若在室温下放置,也应放在阴凉、干燥处,但不宜过于干燥。

（二）室温放置过程中的安全质量控制

烹饪原料经宰杀、洗涤、去皮、修剪、切丁、剁碎和切片后,若不马上进行烹饪,需在室温中放置一段时间,此时的烹饪初加工原料暴露在室温下,很容易受微生物污染,影响原料的卫生质量,因此,不能长时间放置。

烹饪初加工原料应尽可能放在阴凉、干燥、通风良好、清洁的室内。加工好的原料不能靠墙着地放置,应与墙壁地面保持一定距离。初加工原料放置要合理,应放置整齐,但不可过分密集。不同的原料要分开放置,不能与有毒物、不洁物放在一起,不能放在污水易溅泼到的地方,以免造成污染。

烹饪初加工制品的放置室温度不能变化过大。放置烹饪初加工制品的周围不允许有鼠、蝇或昆虫存在或有它们生长繁殖的场所,以防止老鼠、苍蝇、蟑螂、蚂蚁等爬到原料初加工制品上污染食品。放置室应有纱门纱窗,以防尘、防蝇。

(三)冷却放置过程中的安全质量控制

烹饪初加工制品如果暂时不用的,可放在冰箱里冷却放置。要根据食品的性质掌握冷却的温度,温度不能忽高忽低,以抑制微生物的繁殖。

烹饪初加工制品在冰箱中要合理放置,要按不同的品种分开存放,有血水的原料放在下面,无血水的原料放在上面搁架上;生原料与熟原料分开;先存放的与后存放的分开,并存放整齐;取用时采取先进先出的原则。

餐饮业宰杀的家禽数量多,冷却后放冰箱里保管,温度应控制在−4~0 ℃,并尽可能把禽肉放在架子上或挂起来,不可层层堆叠,这样可保管 1 周左右。如放在普通冰箱里,只能放 2~3 天。

→ 复习思考题

(1)鱼类初加工要注意哪些问题才能有效预防食品安全事故的发生?

(2)以鸡为例,如何鉴别病鸡、健康鸡?

(3)洗涤的安全控制应从哪些方面进行控制?

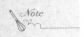

餐饮食品制作过程中的安全控制

项目描述

　　餐饮食品加工生产过程中可能对食品的安全造成隐患的主要因素如下：首先是食品生产人员卫生健康情况；其次是加工操作过程，在食品的制备（包括解冻、切、配料、搅拌和放置等）诸多过程中，微生物可能在食品、工具、容器和操作者之间相互传播并造成严重的食品交叉污染；再次是烹调过程，食品在烹调过程中温度不够或加热时间不够长，都可能使食品中原有的致病性微生物存活或毒素未能被破坏或失活。其他因素，如添加剂的使用、装盘和冷却过程中的微生物危害都有可能造成食品安全问题。

知识目标

　　(1)领会厨师的操作规范对餐饮食品安全的重要性。
　　(2)掌握各类调味烹制方法对食品安全质量的控制作用。
　　(3)掌握熟制方法对食品安全质量的控制作用。
　　(4)掌握生食类冷菜的安全控制技术。
　　(5)掌握厨房设备环境的安全维护方法。

技能目标

　　(1)能规范操作，保障菜肴安全。
　　(2)提升学生操作能力与管理能力。
　　(3)能够针对食品安全事故进行应急和调查处理，具备管理及控制餐饮食品安全的能力。
　　(4)能够进行信息全面采集，规范整理资料，提高学生解决问题的专业能力。

素质目标

　　(1)培养学生辩证思维能力，能够使用唯物辩证法看待问题、思考问题、解决问题；培养学生在学习过程中的"知行统一"，能够将所学的食品安全与健康知识熟练地运用到实际生活和未来岗位工作中。
　　(2)培养学生良好的卫生安全操作习惯，按照国家标准规范操作，增强学生法律意识和卫生安全意识。
　　(3)培养学生工匠精神，在生产加工过程中坚持严谨求实、质量至上，遵守职业道德规范，履行行业职责。

案例导入

热菜未烧熟煮透而引起的食物中毒

某酒店举办婚宴,共计 500 余人就餐。婚宴结束后,有 396 人到医院就诊,近百人住院治疗。患者均表现出急性胃肠炎症状,如呕吐、腹泻、腹痛等,其中以脐部发生阵发性绞痛为主。当地疾控中心根据婚宴当天的食品、就诊患者的临床表现、实验室检查结果以及流行病学调查资料,判定此次事件是由酒店提供的香辣蟹和红烧甲鱼这两种熟制水产品烹制不当引起的食物中毒。所有中毒人员经补液和抗生素治疗后痊愈,病程 2～4 天。

相关人员调查发现,该起事件属于副溶血性弧菌食物中毒。中毒原因为香辣蟹和红烧甲鱼是大锅烹调,厨师在制作过程中急于出菜,卫生安全意识不足,在烹调加热过程中搅拌食品不均匀,并未完全烧熟煮透即装盘端给客人食用,导致水产品原料中的副溶血性弧菌没有完全杀灭。

【思考与讨论】 厨师在菜品制作过程中,有哪些原因导致热菜香辣蟹和红烧甲鱼引起食物中毒?

任务一 热制餐饮食品的安全控制

任务目标

(1)掌握各类热制菜点的食品安全。
(2)掌握各类热制菜点的操作管理。
(3)了解餐饮加工人员应具备必要的食品安全意识、诚信管理意识和自律意识。

任务导入

烹饪是一种热加工,中国烹饪植根于中国五千年文明,融合多民族饮食文化,是世界公认的最受欢迎的烹饪与技艺系统。我国有关烹饪的最早文字记载为"炮生为熟,令人无腹疾,有异于禽兽",可见经过烹饪,食品由生变熟后,起到了预防疾病的作用。其防病作用机制,用现代科学理论解释,就是指烹饪热加工后对控制食品中的毒物含量起着决定性作用。

任务实施

初加工过程中食品原料通过清洗、浸泡、去皮等工艺处理后,仅仅能够去除食品表面部分生物性和化学性危害,食品中仍然残留细菌、病毒、寄生虫卵等生物性危害。同时,在原料切配、辅料添加、存放过程中,环境、加工器具及处理人员都会对食品带来再次污染。通过有效的热加工才能去除菜品中的生物性危害。不同的热加工方法对食品中的生物性危害的破坏效果不同,不合理的热加工方法使食品的生物性危害难以消灭,甚至可能使食品中产生新的化学性危害。因此,在烹调过程中应根据食品的种类、数量和性质,选择合理的热加工方法,从而确保菜品的安全。

一、常见的烹饪热加工方法及其安全控制

在菜点制作中采用适当的热加工工艺,如烧煮、煎炸、烘烤、熏蒸等方法,不仅可以制作出美味适

口的食品,提高菜点中营养素的吸收利用程度,还可以减少有害物质的产生。但是,若加工方法不当,不仅不能消除或降低生物性危害,而且还会产生一些有毒有害化合物。不同的热加工方法对食品的风味、色泽以及食品安全的影响各不相同。

（一）蒸制

蒸制是指将经过加工切配、调味盛装的原料放入蒸柜、蒸笼或蒸锅中,利用蒸汽加热使之成熟或软熟入味成菜的烹调方式,烹调时不宜翻动,可保持原料的营养素与原汁原味。根据蒸汽压力的不同,蒸制可分为低压蒸制、常压蒸制、高压蒸制。原料的性质、体积不同,蒸制的时间、火力的要求也不同。

水蒸气温度高、热容量大、穿透能力强,不但本身高温显热,还具有蒸汽冷凝为水时释放出的潜热。蒸制过程中微生物蛋白质受热变性凝固失去生物活性,蒸制所形成的高热量环境对某些化学性污染物如化学农药、亚硝酸盐具有降解作用。烹调时应根据食品的性质、体积、叠放密度来确定蒸制时间。

（二）烧煮

烧煮是将经过加工切配后的原料直接熟处理后加入适量的汤汁或调味品,先用旺火加热至沸腾,再改用中火或小火加热至成熟并入味成菜的烹调方法。烧煮是一种以水为传热介质的烹调方法,包括烧、煮、焖、涮等。通过水的对流作用使物料表面受热均匀,并逐渐深入内部,其温度范围可从 30～50 ℃的中温水直至 100 ℃的沸水。

烧煮属于湿热灭菌,其杀菌效果较好,在有水的环境中细菌易吸收水分,蛋白质更易变性凝固,从而加速了微生物的灭活。烧煮对原料中的化学性毒物如农药、天然毒素有一定的降解作用。烹调时食品体积不宜过大,应根据食品的性质和体积确定烧煮时间和火力,以使食品煮熟烧透。

（三）煎炸

煎是在锅内加入少量油,放入经过加工成泥、粒状或挂糊的片形等半成品,用合火加热至一面或两面酥黄内嫩的烹调方法。炸是将经过加工处理的原料放入大油量的热油锅中使之成熟的烹调方法。煎炸是比较传统的烹调方法,应用范围广,既能单独成菜又能配合其他烹调方法二次成菜。火力大小、油温调节、加热时间以及用油来源都能影响食品安全。餐饮业煎炸工艺中可采取的食品安全控制措施有以下几点:

(1)加强食用油脂的周转,减少高温加热油脂重复利用的次数,控制油温不超过 190 ℃。

(2)添加亚硝酸盐的食品,如火腿肠、烟熏制品等,不使用煎炸的烹调方法。

(3)煎炸过程中经常翻动食品,使其受热均匀,防止焦化。

(4)选用精炼油脂,有条件时选用新型煎炸工艺和设备。

（四）炒、爆、熘

炒是将加工成型、鲜嫩的原料,以油和金属为介质,用旺火在短时间内加热,调味成菜;爆是将处理后的原料直接焯水过油后放入高温锅中快速烹调成菜;熘是初配成形的原料经过油滑、油炸、蒸或煮等加热成熟后,再用芡汁包裹或浇淋成菜。

炒、爆、熘的加热介质均为食用油,且都是急火快速烹调成菜,根据原料的体积大小,控制烹调的时间有助于杀灭生物性危害。烹调时油温不宜过高,以减少化学性有毒物质的产生。

某些菜品的半成品加工工艺中,可能采用过油的方法,这种方法通常会反复利用油脂,而且用油量大。若采用 200 ℃以上高温过油,油脂在反复加热时易产生有害化合物。因此,在半成品加工中过油时,应过滤用过的油脂,控制油温,把握原料数量和用油量,减少油脂反复使用的次数。

（五）烤制

烤制是利用柴、炭、煤、天然气等燃料或通过辐射产生的热能使食品直接受热成熟的一类烹调方法,产品具有独特的风味和色泽。

烤制是以气体作为传热介质,利用干热空气使细菌蛋白质变性和电解质浓缩而失去毒性。烤制分为暗炉烤和明炉烤两种方式,暗炉烤是以木炭、煤、电作为热源,原料置于封闭的烤炉内烘烤至熟,烤制表面温度较高,食品容易焦煳,产生化学性有毒物,但内部温度仍然有可能达不到杀灭致病菌所需要的温度,应尽量控制温度,不易过高;明火烤是将原料置于敞口的火炉或火盆上烤制熟透,燃料在不完全燃烧时可以产生有毒、有害化合物,使食品受到杂环胺、多环芳烃化合物等多种化学物污染。有效的食品安全控制措施有以下几点:

(1)选用脂质含量较低的原料烤制。

(2)尽量在低温下长时间烤熟,烤制时使用文火,避免火焰与食品直接接触。

(3)尽量使用电热法、燃气炉法烤制,少用木炭、煤炉、火炉或火盆烤制。

(4)防止食品被烤焦,避免油脂滴落在热源上。

(5)采用新型无烟烤制设备或对烟雾进行过滤,以代替传统烤制方法。

(六)微波加热

利用微波炉烹调食品在餐饮业中也是一种常见的热烹调方法。微波加热原理是利用食品中极性分子在高频电磁场的作用下充分摩擦和振荡产热,从而使食品温度升高的一种加热方式。微波加热具有加热速度快、热量损失小、操作方便等特点,既可以缩短加热时间,使食品由内而外受热均匀,又能保证菜肴的营养价值,对食品安全的影响较小。微波加热过程中应根据食品的状态选择加热功率和加热时间,以确保食品熟透。

二、食品温度与时间的控制管理

热加工过程中要消除或减少食品中的生物性危害及化学性危害,必须控制加热的温度和时间。时间和温度往往是一对同时出现的参数,单纯控制温度或单纯控制时间都可能难以完全去除食品中的危害,所以加工过程中应注意兼顾食品温度和时间对食品质量和安全的影响。

(一)食品温度的测量

❶ 常用温度计

菜品从原料到成品,每个环节都有特定的温度要求,温度变化范围往往从冷冻的 $-18\ ℃$ 到油炸的 $270\ ℃$,烹调加工人员应掌握不同加工环节食品的温度。在传统的餐饮业食品生产过程中,经常看到油温七成热、沸水下锅、大火爆炒等烹饪工艺描述,但从未见到过准确的温度数据,烹调过程中往往凭个人经验和感官判断。这不仅造成了食品风味过分依赖个人经验,影响食品的色、香、味、形,还使食品的营养价值和食品安全难以控制。将食品保持在安全温度内是食品安全控制的有效措施,为防止食品处于不当的温度,必须借助温度计准确地判断食品的温度。

温度计用于食品表面或中心温度的测量。烹调过程中可根据食品的形状、体积、状态等特点选择适合的温度计。现代餐饮加工过程中常用温度计种类及特点见表8-1。

表 8-1　常见温度计种类及特点

类　别	特　点	注 意 事 项
双金属型温度计	适用于食品加工车间、餐饮企业、酒店、超市、食品贮存和运输每个环节食品中心温度的测定,使用范围广、成本低、操作简单,通常用于测量体积较大的食品。温度测定范围为 $-18\sim104\ ℃$,误差范围在 $3\ ℃$ 以内	测定温度时,双金属型温度计探头应插入食品内部至少 5 cm 才能有效地测定食品温度。测定不同品种食品时,要将探头进行清洗消毒,避免造成交叉污染

续表

类　别	特　　点	注 意 事 项
数字型温度计	适用场所同上,与双金属型温度计相比其价格高,但反应更快(每秒测量 2 次),测定范围更宽,为-50~230 ℃。测量精准度更高,误差范围在 1 ℃以内。不限制被测食品的体积大小	感温部位在尖端,可直接准确测量食品的温度。测定不同品种食品时,要将探头进行清洗消毒,避免造成交叉污染
红外线温度计	用于非接触式环境和食品表面温度的测量,适用于食品加工车间、餐饮企业、酒店、超市、食品储藏和运输等,不能准确地测定金属表面和反射锡箔纸的温度	在测定时,不接触食品,因此可测定不同食品,不会对食品造成交叉污染。从一个热的温度到一个冷的温度需要 20 min 的适应期,需要经常校准精准度
一次性温度贴标	在货物贮存、运输过程中使用,能反映出被测物体的温度是否超标及超标的大致范围。根据小圆圈的颜色变化判断温度超标的时间,温度超标时,小圆圈会慢慢变红	使用时将其贴在被测物体表面或者产品包装箱上,通常不会造成污染

❷ 食品温度测定的要求

(1)烹饪过程中通常使用双金属型温度计和数字型温度计,禁止使用玻璃型温度计和水银温度计。双金属型温度计的感温部位在尖端,一直延伸到温度计杆部的凹陷处,测定时应将整个感应区置于食品的中心部位。数字型温度计感温部位在尖端,应将探针插进食品的中心或密度大的部位,避开骨骼、脂肪和软骨等。

(2)温度计应存放在清洁的环境,使用前应清洗消毒。如测量不同品种、不同类别的食品,应对温度计进行清洗消毒,否则会造成食品之间交叉污染。清洗和消毒温度计时应擦去残留的食品,将温度计的探头部位浸泡在消毒液中至少 5 s,最后在空气中晾干。若仅测量食品原料或烹调后保持在 60 ℃以上的食品,则每次测试之间应用棉球擦拭温度计的柄部。

(3)测量时将探针插入食品中心最厚部分,测量时等候 15 s,不要让温度计的尖端接触食品容器的四周和底部。

(4)测量液体或半固体食品温度前应将食品搅拌均匀。

(5)测定预包装或冷藏食品表面温度时,需把食品温度计的探头放进两包预先包装或冷藏食品的包装之间,让食品袋与其充分接触,并避免损坏预包装食品的包装。

(6)每次测定热和冷的食品后须等读数恢复到室温后再使用。

(7)测定不同品种食品时应对温度计进行清洗消毒。

(8)按照说明书定期对温度计进行检查和校准。使用食品温度计前应先阅读说明书,食品温度计需定期检查和校准,以确保读数准确可靠。通常仅有双金属型温度计可自行校准,其他类型温度计大多需要每年至少一次由温度计制造商或分销商校准。双金属型温度计的校准方法主要为沸点法和冰点法,即在沸水和冰水混合物中测试温度,测试三次取平均值。至少每三个月自行检查一次食品温度计的准确度。

(二)食品温度和时间的控制

热加工过程中,食品温度和时间是控制菜品成熟度的主要因素,同时也是影响微生物生长的关键因素。对于烹调加工人员来说,控制食品温度和时间是防止致病菌和腐败菌生长最有效的途径。加工过程中食品温度和时间的控制要求见表8-2。

表8-2 加工过程中食品温度和时间的控制要求

加工过程	食品安全温度和时间	对食品安全的影响
食品热加工	不同食品根据不同的加热方法需要不同的加热安全温度,通常要求食品中心温度达到70 ℃以上。食品处于危险温度带(10～60 ℃)的时间不超过4 h	正确的食品热加工方法能杀灭食品中的生物性危害,保持食品在危险温度带的时间不超过4小时,能抑制有害微生物的生长
食品冷却	食品应在2 h内冷却至室温,并在6 h内从60 ℃冷却到10 ℃以下	正确的冷却方法可防止致病菌芽孢向繁殖细胞转变,防止细胞增殖
再加热	所有再加热食品在2 h内中心温度达到70 ℃以上	正确的再加热方法能杀灭食品在贮存过程中可能出现的有害微生物
热保藏食品	烧熟后2 h内食品温度保持在60 ℃以上,其保质期为烧熟后4 h	食品正确的保温能防止有害微生物的生长
冷保藏食品	烧熟后2 h内食品温度保持在10 ℃以下,其保质期为烧熟后24 h。食用前要重新加热。重新加热时中心温度应达到70 ℃以上,重新加热次数不超过1次	食品正确的冷藏能有效地减缓有害微生物的生长繁殖

三、食用油的安全控制

在各类菜点加工中,食用油作为热菜加工中的主要传热介质,可以赋予食品更加丰富的口感、色泽和风味,同时增加食品的营养价值。中国居民膳食摄入的脂肪中有一半来自食品本身所含的脂肪,另外一半来自食用油。对于餐饮业而言,食用油的合理使用不仅影响着食品的加工工艺和成菜的感官质量,也影响着企业的生产成本和利润。在保证消费者健康的前提下,不仅要考虑提高食用油的利用率,还应该高度重视食用油的安全性。

❶ **食用油的加工方法**

食用油的加工方法有精炼法、压榨法和浸出法。

精炼法常用于动物油的加工。将动物组织在高温下熔炼,再经过压榨或过滤取油,该法可破坏脂肪酶和氧化酶,性质稳定,但应控制精炼的温度和时间。

压榨法多用于植物油加工,分为热榨和冷榨。热榨是将油料种子焙烤后再榨取,出油率较高,杂质含量较少,加热破坏了种子内的酶、抗营养因子和有毒物质。冷榨则是种子不需要加热直接炸出油脂,出油率低,杂质含量较多。

浸出法是利用有机溶剂将植物组织中的油脂分离出来,然后将有机溶剂去除获得毛油。

压榨法和浸出法获得的油都必须通过碱炼、脱色、脱臭等化学精炼过程,去除油脂中的杂质才能成为符合国家标准的食用油。只经过压榨和浸出的油称为毛油,是从植物油料中分离出来的初级产品,主要由一些不具有除杂和无精炼设备的作坊式榨油厂生产,通常以低价销售吸引消费者和餐馆购买。毛油中含有大量杂质、水分、磷脂等物质,过多杂质和水分会导致油脂颜色变深,加速酸败;磷脂的存在使油脂受热泛起大量泡沫,不利于食品的加工,缩短了食用油脂的保质期。

未精炼的菜籽油含硫化物较高,会对人体产生不良影响,如刺激黏膜导致甲状腺肿大、降低生长等,硫化物还具有刺激、辛辣气味,影响菜籽油的气味和滋味;霉变作物作为原料加工油脂使得油中存在的霉菌毒素大大超标,精炼后的油脂可以大大降低黄曲霉毒的含量;未精炼的棉籽油含有游离棉酚,会导致心、肝、肾等器官细胞受损,生殖系统破坏,甚至急性中毒死亡,若精炼棉籽油就能去除游离棉酚。

❷ 食用油的来源

食用油在餐饮业中作为大宗原料采购,使用量较大。但出于成本的压力,餐饮企业可能购买劣质油来增加所得利润,导致近年市场上反复出现"地沟油""潲水油"等事件。食用油的加工和流通成为政府监管部门的监督重点,通过严厉打击"地沟油"生产加工作坊,加强流通环节的监管,从源头控制食用油质量安全。同时政府也要求餐饮企业提高食品质量安全认识,加强企业员工的培训,督促企业自律,公示食用油基本信息,做好"地沟油"防范工作。购买正规企业生产的桶装油,不使用三无产品和过期产品,严格执行餐饮业食品原料采购索证制度。

❸ 油脂酸败

(1)油脂酸败的概念。油脂酸败指油脂和含油脂的食品,在贮存过程中经生物、酶、空气中的氧气的作用,发生变色、变味等情况,常可造成不良的生理反应或食物中毒。

(2)油脂酸败的原因。第一为生物性的,即动植物组织残渣和微生物的酶类所引起的水解过程;第二为纯化学过程,即在空气、日光和水的作用下,发生的水解及不饱和脂肪酸的自身氧化。

这两种过程往往是同时发生的,但也可能主要表现为其中一种。油脂中含有较多的水分,在较高温度下贮存时,极易引起酸败变质。一般来说,动物油脂含有较多的饱和脂肪酸,化学性质比较稳定,而植物油则含有较多的不饱和脂肪酸,化学性质活泼,易发生氧化,但植物油中含有一定量的抗氧化物质——卵磷脂和维生素 E,这些对于油脂的保存具有一定的意义,所以植物油的酸败过程慢于动物油脂。

(3)油脂酸败的危害。

①引起不良气味。油脂的感官性状发生改变后,具有强烈的不愉快气味。油脂水解产生的游离脂肪酸可产生不良气味,以致影响食品的感官质量。例如牛奶中含有的丁酸、己酸等水解后产生的气味和滋味可使牛奶在感官上让人难以接受,甚至不宜食用;一些干酪的不良风味,如肥皂样和刺鼻气味等也是油脂水解酸败的结果。

②引起急性食物中毒。油脂酸败引起的一般急性中毒症状为呕吐、腹泻、腹痛等。引起中毒的物质非常复杂,因油脂的种类、加热方式、酸败过程或食品中其他成分的影响等情况不同,有毒成分的种类和数量也不一样。新鲜油脂在长时间高温加热时,分解生成甘油和脂肪酸,甘油经高温脱水生成丙烯醛或称"醉油",可引起轻度中毒现象;同时,脂肪酸氧化酸败产生的具有强氧化作用的过氧化氢直接作用于消化道也可以引起食物中毒;此外,脂肪酸(包括亚麻酸、亚油酸、花生四烯酸等不饱和脂肪酸)还能发生聚合作用,其聚合物的毒性较强,可使动物生长停滞,肝脏肿大,肝功能受损,有的还有致癌作用,尤其是高温加热且反复使用的油脂,聚合物更多,对人体危害更大。

③导致慢性中毒。氢过氧化物的分解产物、二聚合物等原体或其分解物,被消化道吸收后会慢慢移至肝脏及其他器官而引起慢性中毒,或产生其他有害因素。

④破坏营养成分。油脂酸败还可破坏食品中的营养成分。过氧化氢及其分解产物与食物中的蛋白质及蛋氨酸、赖氨酸、组氨酸、胱氨酸及抗坏血酸、维生素 A 等发生反应,会影响人体消化和食物的可口性。此外,油脂经高温氧化产生的聚合物也具有妨碍营养素消化和吸收的作用,使食品营养价值下降,近年来已引起广泛关注。

(4)油脂酸败的预防措施。

①控制水分。一般认为油脂含水量超过 0.2% 时,水解酸败作用会加强,所以在油脂的贮存过程中,要严格防止水分的浸入。

②去除杂质。非脂肪物质会加速油脂的酸败,一般认为油脂中非脂肪物质含量以不超过 0.2% 为宜。

③隔绝空气。空气中的氧气是引起油脂酸败变质的主要因素,因此应严格密封贮存。

④避光。日光中的紫外线有利于氧的活化和油脂中游离基的生成,加快油脂氧化酸败的速度,因此,油脂应尽量避光保存。

⑤降低温度。温度升高,油脂酸败速度加快,温度每升高 10 ℃,酸败速度一般加快一倍,反之则延缓或终止酸败过程。

⑥抗氧化剂。贮存过程中还可适当添加抗氧化剂。我国常用的抗氧化剂有丁基羟基茴香醚、二丁基羟基甲苯、没食子酸丙酯等,其添加量应严格按照国家标准执行。也可使用天然抗氧化剂,如维生素 E。资料显示,在动物性油脂中添加 0.01%~0.03% 的维生素 E,可以使油脂的贮存期延长一倍;烹调过程中常用的丁香、花椒、茴香等香辛料一般都含有抗氧化成分,将它们与油脂一同熬制后可延长油脂的贮存期。

⑦其他措施。包装材料应避免使用铁皮或钢板,金属物质会加速油脂氧化酸败。

④ 高温油脂

菜点加工过程中食用油高温下反复加热的情况有两种:一种是油炸工艺,如炸鸡腿、炸油饼等,油温可以超过 200 ℃,炸制时油脂必须将食品淹没,用油量较大,油脂高温下反复使用;另一种情况是半成品的处理,如动物性原料滑炒、过油等操作,尽管加热温度适中,但仍然需要将油脂淹没原料,且一锅油需要处理多种原料,同样存在烹调用油的反复加热使用。

(1)高温油脂的危害。

①感官性状的变化。高温加热油脂可使油脂感官性状发生变化,如油脂颜色变深变黑、变黏稠等。

②营养价值降低。高温加热油脂可使油脂中必需的脂肪酸和脂溶性维生素遭到破坏,油脂的消化吸收率降低,其营养价值也随之降低。

③产生有害气体。油脂高温加热时,甘油和脂肪酸经脱水生成丙烯醛、低分子碳氢化合物,这些物质有强烈刺激性臭味,随油烟一起挥发,给人体带来危害。

④产生大分子聚合物。高温加热尤其是反复循环加热油脂,油脂中不饱和脂肪酸可发生聚合作用,两个或两个以上的不饱和脂肪酸相互聚合形成多环芳烃化合物,其毒性较强,不仅可使动物生长停滞,肝肿大,生育功能和肝功能发生障碍,还可能有致癌作用,并且阻碍其他食品中营养成分的吸收。

(2)防止高温油脂的措施。

①应选用发烟温度较高的油脂。精炼过的植物油发烟温度都较高,约为 230 ℃,以避免丙烯醛、低分子碳氢化合物对人体黏膜的强刺激作用。

②油炸、油煎温度不宜超过 190 ℃。油温越高,油脂氧化和热聚合的速度会越快。油温达到 200 ℃ 以上时,油脂的热聚合物、多环芳烃化合物和丙烯酰胺都会大量产生,而一般烹调温度下油脂几乎不产生聚合物,所以油温不宜超过 190 ℃。

③避免与空气过度接触。油脂与空气接触面积越大,氧化越剧烈,应尽量选择口径小的深型炸锅,并加盖隔氧。油炸时避免过度搅拌,溅起油花,减少油脂和空气接触的机会。用后的油脂应及时倒入容器,在阴凉干燥处密闭存放。

④减少反复使用次数,随时添加新油,充分过滤。注意清除漂浮的食品碎屑和底部沉渣,以防止聚合物的大量生成。目前主要采用两种过滤方式:一种是使用煎炸油过滤机进行吸附过滤;另一种是使用滤油粉过滤,但滤油粉过滤一直存在争议。不管哪种方法过滤都要注意,当酸价和过氧化值超过国家标准时,必须废弃油脂,不能再作为烹调用油。

⑤使用新型油炸设备。近年来已经投入使用的水油混合式油炸锅改变了过去将加热管设置在油炸锅底部的结构形式,采用中间加热式,即在油层的中间设置加热管,将油温分成两个区域,加热管上层的油区为高温区,下层为低温区,油炸锅下半部分是冷水,用于降低油温和排除油炸中的食品残渣。这种油炸设备避免了油炸残渣在高温中的反复加热。如果安装密封装置,隔绝空气,可以进一步延长油脂的使用时间。

❺ 反式脂肪酸

反式脂肪酸(trans fatty acids,TFA)是指碳链上含有一个或多个反式非共轭双键结构的不饱和脂肪酸。因其具有稳定性好、口感好、加工功能性好、价格低廉等特点,被广泛用于食品加工中。我们日常饮食中的反式脂肪酸主要有两个来源:一是天然食物,主要来自反刍动物,如牛羊肉、脂肪、乳和乳制品。因为反刍动物的胃里有很多细菌参与消化过程,会发酵产生反式脂肪酸,进入动物体内,所以肉、油、奶会含有少量反式脂肪酸。二是工业加工,最主要来自部分氢化的植物油、精炼的植物油,另外长时间的高油温烹饪也会产生少量反式脂肪酸。

WHO 认为过量摄入反式脂肪酸是心血管疾病发生风险的相关因素之一,可升高血清中总胆固醇(TCHO)水平和低密度脂蛋白胆固醇(LDL-C)水平,降低高密度脂蛋白胆固醇(HDL-C)水平。成年人每日反式脂肪酸供能比超过膳食总能量的 1%(约 2.0 g),可能对健康有害。因此,2018 年WHO 启动了"REPLACE"行动计划,争取到 2023 年从全球层面消除加工来源中油脂部分氢化形成的反式脂肪酸。

如何避免过量摄入反式脂肪酸?《中国居民膳食指南》推荐,反式脂肪酸每天摄入量不超过 2 g。这就要求我们除了少摄入天然反式脂肪酸外,更主要需限制工业反式脂肪酸的摄入。

(1)少吃快餐和油炸焙烤食物、糕点等食品,建议多吃蔬菜、水果、全谷物、大豆制品、乳制品等天然食物。

(2)识别常见的反式脂肪酸"小马甲",如植脂末、氢化植物油、精炼植物油、人造奶油、人造黄油、起酥油、植物奶油、植物黄油、酥皮油、氢化棕榈油、代可可脂、奶精等。在购买食品时,大家要学会看标签,若配料表中包括上述成分,要多留意标签上的营养成分表,尽量选择不含反式脂肪酸或反式脂肪酸含量低的食物。

(3)控制每天烹调植物油的摄入量。建议每天烹调植物油的摄入量在 25～30 g,应避免油温过高和反复煎炒烹炸,油温控制在不超过 180 ℃为宜。

四、常见餐饮食品的安全控制

(一)面点制作的安全控制

❶ 裱花蛋糕工艺安全

案例导入

烘焙店加工制作奶油蛋糕非法添加金箔(工艺铜箔)

2022 年 6 月 10 日,漳州市市场监管局依法对芗城区郑某某烘焙店生产经营的食品中添加食品添加剂以外的化学物质和其他可能危害人体健康的物质的行为,做出责令当事人立即改正违法行为,没收违法所得 174 元、罚款 10 万元的行政处罚。

2022 年 3 月 24 日,漳州市市场监管综合执法支队根据区局移送的关于芗城区郑某某烘焙店涉嫌生产经营添加金箔(工艺铜箔)的情人节限定款奶油蛋糕的案件线索,对当事人进行调查。经查,当事人为漳州向某坊食品有限公司的加盟门店,2022 年 2 月 14 日漳州向某坊食品有限公司向当事人提供 3 个常温 4 寸蛋糕胚,当事人自行对上述蛋糕胚进行涂抹奶油并装饰。在装饰蛋糕过程中,当事人将金箔(工艺铜箔)直接撒在蛋糕侧面奶油上,与食用的蛋糕直接接触。至案发时,当事人已经对剩余金箔做了报废处理。当事人共生产含金箔(工艺铜箔)的奶油蛋糕 3 个,销售 1 个给客户,销售价为 58 元/个,其余 2 个因未销售做了报废处理,货值共计 174 元。

当事人生产经营添加食品添加剂以外的化学物质和其他可能危害人体健康的物质的食品的行为违反《中华人民共和国食品安全法》第三十四条第(一)项的规定,漳州市市场监管局依据《中华人民共和国食品安全法》第一百二十三条第一款第(一)项及《中华人民共和国行政处罚法》第二十八条第一款的规定做出如上行政处罚。

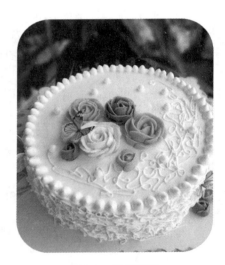

图 8-1 裱花蛋糕

金箔(工艺铜箔)既不是食品的生产原料,也不属于食品添加剂范畴,被禁止添加进食品中。使用金箔(工艺铜箔)生产、经营食品的行为,违反了法律规定,必然受到法律严惩。该案的严肃查办,对当地的蛋糕制售行业起到较好的警示震慑作用,乱添加问题显著减少,有力地保护了消费者的健康权益,一定程度上降低了食品安全风险。

我国将裱花蛋糕(图 8-1)的加工列入专间管理。餐饮食品安全操作规范对裱花操作的安全要求做了如下规定:①专间内操作卫生应符合相应的要求;②蛋糕胚应在专用冰箱中储藏,储藏温度为 10 ℃以下;③裱浆和新鲜水果(经清洗消毒)应当天加工、当天使用;④植脂奶油裱花蛋糕储藏温度为(3±2)℃,蛋白裱花蛋糕、奶油裱花蛋糕、人造奶油裱花蛋糕储藏温度不得超过 20 ℃。

(1)裱花蛋糕用奶油的安全。经乳脂分离机处理,牛奶分离出稀奶油,其含脂率为 25%～45%,可用于制作黄油,也可直接食用。稀奶油加入 1/4 的白砂糖进行人工或机械摔打,成为掼奶油,其含脂率不低于 28%。黄油又叫奶油或鲜制奶油,是用稀奶油经杀菌、成熟、加盐(或不加盐)、压炼等工序制成的。近年来,为避免黄油中过高的饱和脂肪酸可能对人体健康带来潜在的危害,人造奶油应运而生。人造奶油以植物油(豆油、菜籽油等)为原料,经催化剂镍的作用后,使其分子中的双键碳链氢化,熔点上升,乳化后冷却制成,其特点是具有天然黄油特色。

(2)裱花蛋糕制作的安全。各种添加剂应做好标签,无标签的不得使用。

鲜蛋应清洗、消毒。打蛋时要剔除变质蛋和蛋壳,防止变质蛋和蛋壳磕入蛋液内。制清蛋糕糊时,蛋液容器、搅拌桨、钵等物品无油污,并掌握好温度、转速和时间的关系。

烘烤时应掌握炉温、烘烤时间的关系及炉内湿度。根据面点品种的不同,控制上火和底火大小、时间长短、湿度大小,以防止干裂、中心未熟、着色不均、焦煳现象发生。焦煳部位应予剔除。

(3)裱花蛋糕成品的安全。我国制定了裱花蛋糕的标准食品安全标准,适用于以面、糖、油、奶油为主要原料,经焙烤与冷加工制成的裱花蛋糕。裱花蛋糕的安全标准也适用于其他西式面点的安全评价(见表 8-3 至表 8-5)。

表 8-3 裱花蛋糕感官要求

项 目	传统蛋糕	慕斯蛋糕	乳酪(干酪)蛋糕	复合型蛋糕	其 他 类
色泽	色泽均匀正常，装饰料色泽正常	色泽均匀正常，装饰料色泽正常	色泽均匀，颜色为乳白色或浅黄色	色泽均匀正常，装饰料色泽正常	色泽均匀正常，装饰料色泽正常
形态	完整、不变形、不析水、表面无裂纹	完整、不变形、不析水、表面无裂纹	完整、不变形、不析水、表面无裂纹	完整、不变形、不析水、表面无裂纹	完整、不变形、不析水、表面无裂纹
组织	组织内部蜂窝均匀，有弹性	组织细腻、均匀	细腻均匀，软硬适度	组织细腻、均匀	组织细腻、均匀
口感与口味	糕胚松软，有蛋香味。装饰料符合其应有的风味，无异味	口感细腻凉爽、装饰料符合其应有的风味，无异味	乳香纯正，装饰料符合其应有的风味，无异味	具有该产品应有的口感与口味，装饰料符合其应有的风味，无异味	具有该产品应有的口感与口味，装饰料符合其应有的风味，无异味
杂质	无正常视力可见杂质				

表 8-4 裱花蛋糕理化指标

项 目	传统蛋糕	慕斯蛋糕	乳酪(干酪)蛋糕	复合型蛋糕	其 他 类
干燥失重/(g/100 g) ≤	60	60	65	60	65
蛋白质/(g/100 g) ≥	3	3	5	3	3
脂肪/(g/100 g) ≥	5	5	7	5	5
总糖/(g/100 g) ≤	50				

表 8-5 裱花蛋糕微生物限量

项 目	采样方案[a]及限量				检 验 方 法
	n	C	m	M	
菌落总数[b]/(cfu/g)	5	2	10^4	10^5	GB 4789.2
大肠菌群[b]/(cfu/g)	5	2	10	10^2	GB 4789.3 平板计数法
霉菌[c]/(cfu/g)	≤150				GB 4789.15

n：同一批次产品应采集的样品件数；

c：最大可允许超出 m 值的样品数；

m：微生物指标可接受水平限量值(三级采样方案)或最高安全限量值(二级采样方案)；

M：微生物指标的最高安全限量值

注：a 样品的采集及处理按 GB 4789.1 执行。

b 菌落总数和大肠菌群的要求不适用于现制现售的产品，以及含有未熟制的发酵配料或新鲜水果蔬菜的产品。

c 不适用于添加了霉菌成熟干酪的产品。

❷ **点心工艺与安全（图 8-2）**

我国餐饮食品安全操作规范规定了点心加工的安全要求：①加工前应认真检查各种食品原辅料，发现有腐败变质或者其他感官性状异常的，不得进行加工。② 需进行热加工的应按本规范第十四条要求进行操作。③未用完的点心馅料、半成品点心，应在冷库内存放，并在规定存放期限内使用。④奶油类原料应低温存放。水分含量较高的含奶、蛋的点心应当在 10 ℃以下或 60 ℃以上的温度条件下贮存。

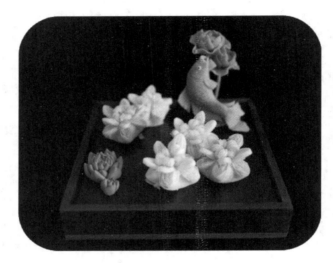

图 8-2　各种点心

点心制作程序：原、辅材料的处理→面团的调制→制品的成型→熟制加工→冷却及盛装（或包装）。各道工序中的卫生问题及其控制如下。

（1）点心用原、辅材料处理的安全要求：面粉使用前必须过筛，根据季节的不同保持恒温，剔除杂物、硬块。豆油需熬炼，冷却后使用，猪油、奶油温热融化备用，不宜高温加热。砂糖的晶粒应加工粉碎，过筛后使用，防止高温烘焙时产生焦烟物。

（2）面团调制和制品成型的安全要求：面团的调制、静置（或醒发）、成型区域应分开。搅拌不同的面团或面糊时应洗手，且机器设备也应清洗干净。使用各种机器设备、工具、容器及操作台时，应保证这些设备、工具的卫生，防止设备的污渍直接污染制品。醒发箱注意定期清洗、换水，保持清洁。

馅料的开启或制作，应根据生产需要量来准备。制馅时所用小麦粉应预先进行熟制加工，目的是使馅心熟透，不致夹生。炒馅的馅心应避免受热不均匀引起焦煳。使用加馅机后，应取下加馅口、料斗、加馅机头中残馅，并清洗干净。剩余料及残馅应单独存放，勿与新鲜料混放。

生产结束，应彻底清除机器设备中残余的面团、面粉等物料，以防发酵、霉变、腐败。刮除操作台、面案、模具上黏结的残面。

（3）点心熟制加工的安全要求：熟制加工包括烘烤、油炸、蒸制、烙制、煮制、炒制等。熬糖浆一般采用铜锅，较理想的为蒸汽熬糖锅，以避免砂糖结底焦化而影响品质并产生有害物质；油炸时最重要的是控制油温和油炸时间。炸油使用过程中要及时清除锅底部的杂质，以免影响油的清洁度，产生异味，要定期更换炸油。

（4）冷却及盛装（或包装）的安全要求：面点食品熟制以后一般需经过一段时间的凉置和存放。需贮存的面点一定要晾透后方可包装，以防止霉变。要防止面点的吸潮变形或水分蒸发而干裂。

❸ **面条、饺子皮的工艺安全**

面条根据含水量分为水面和挂面。挂面耐藏性好，而水面则容易变质。水面的保藏一般采用低温处理，保藏期长短与起始细菌数有关。如制作后起始的菌数在 10 cfu/g 以下，4 ℃下能放置 3～4

天。添加丙二醇、有机酸、乙醇等可以延长其保藏期。

丙二醇由于生面保湿作用,早先作为确保生面耐藏性的化学品使用,后来又作为防腐剂加以使用。FAO 和 WHO 规定每人一日内丙二醇允许摄入量(ADI)为 25 mg/kg。日本卫生福利部制定了丙二醇的使用标准,生面及其制品丙二醇含量<2%;饺子、烧卖、春卷及馄饨皮丙二醇含量<1.2%。

在生面中加入丙二醇,在冷藏条件下,其贮存性获得提高。特别是在冷藏温度下保藏效果较好,而在 25 ℃ 以上保藏效果较差。

在生面保藏方面也可使用乙醇,但对耐热芽孢杆菌来说加入乙醇是无效的。生面条随保藏时间延长,残存菌逐渐生长繁殖,最终引起面条的变质。

为了确保生面、煮面的耐藏性,还必须对生面材料、工艺流程及保藏过程中出现的微生物进行严格控制。

❹ 馒头、包子的工艺安全(图 8-3)

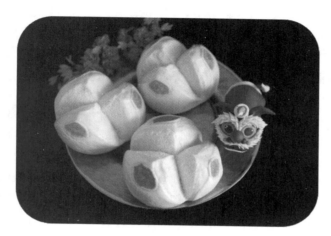

图 8-3 馒头

(1)发酵面团的安全控制。

①发酵温度的控制。酵母在面团发酵过程中的最适温度为 25～28 ℃。如果发酵的温度低于酵母作用的最适温度,就会造成面团发酵速度迟缓,延长生长周期。如果发酵的温度高于酵母作用的最适温度,虽然能缩短发酵时间,但是温度过高也利于产酸菌的生长(乳酸菌的最适温度为 37 ℃,醋酸菌的最适温度为 35 ℃),容易使面团的酸度增加,造成制品的质量下降。

另外,还需考虑在面团发酵过程中,由于酵母菌的代谢作用而产生一定的热量,也会使面团的温度升高,所以面团发酵时的温度最高不要超过 30 ℃。

②酸度的控制。酸度是衡量发酵性面食制品质量优劣的一个重要指标。面团在发酵过程中生成的酸性物质有乳酸、醋酸、丁酸等,其中大约 60% 是乳酸,其次是醋酸。在面团发酵过程中,要防止乳酸菌和醋酸菌的污染,这些产酸菌主要存在于鲜酵母中,所以应保持酵母的纯度和严格掌握面团的发酵温度,防止产酸菌的生长与繁殖。为了调整酸味,发酵后的面团必须兑碱,但应防止过酸过碱。

③发酵菌种的控制。面团发酵菌种的来源有面肥和鲜酵母两种形式。面肥也叫老面,多由过去剩下的少部分发酵面团接种在面粉中糅合。由于这种面肥长期使用,已不是纯酵母菌,还存在大量杂菌,这对发酵面团的卫生质量非常不利。

近年来多使用活性干酵母、压榨鲜酵母等生物膨松剂,这些酵母菌本身含有丰富的营养素,不含杂菌,发酵过程不产酸,发酵完成后也不必加碱中和。但是生物膨松剂若保存不当,同样会造成杂菌污染。许多微生物能够在鲜酵母上生长繁殖。例如,乳粉孢霉可使鲜酵母产生霉味,青霉属的一些菌种能在压榨鲜酵母上产生绿色的菌斑,这些都影响到发酵面团的卫生质量。另外,变质生物膨松剂中含有的谷胱甘肽是一种还原剂,能够破坏面筋蛋白质,使面团筋力减弱。因此,生物膨松剂应妥善保存,打开包装后应低温保藏并尽快用完,防止杂菌污染。

④水质控制。面团的发酵,一般使用啤酒酵母,最适 pH 为 5~5.8,为弱酸性环境。若发酵用水为碱性,应加入适量的乳酸进行调节。

⑤面粉质量的控制。面粉中细菌总数一般为 10^2 ~ 10^3 cfu/g,其中以芽孢菌为多,如巨大芽孢杆菌、黏膜芽孢杆菌等。面食制熟后,其中心常会残留少量细菌,引起面食变质。另外,杂菌的存在也影响到面团的正常发酵过程,如面粉中野酵母的存在会限制生产用菌种的生长,降低其发酵能力。因此,制作面食应选用卫生质量好的面粉,发酵用具也应保持清洁。

(2)包子馅心的安全控制。包子的馅心品种多样,受到污染的情况较为复杂,而原料大多未经杀菌处理。因此,馅心易带有大量微生物。

使用各种果仁、果料制作馅心时需去净杂质,有皮者应烘烤后去皮,防止制品烘烤时焦煳。果仁含油量高且不饱和脂肪酸成分较多,容易酸败,应该妥善保存。对已经酸败的果仁不能再用。禁止使用霉变的花生仁,因为它可产生致癌物黄曲霉毒素。糖渍果料、果酱、干果泥等果料含糖量高,属高渗透压食品,不适合多数微生物的生长繁殖,但一些耐糖细菌如明串珠菌属、耐渗透压的酵母菌及霉菌(如鲁氏酵母、灰绿曲霉等),常能引起高糖食品的腐败,应妥善保管。

在馅心的保藏过程中,微生物的生长使馅心的鲜度发生变化,在一定条件下,引起馅心腐败变质。对于原始菌数较高的馅心,其保藏期也较短。在制作馅心时应认真对原料洗涤消毒,控制原始菌数。包子馅心的保藏期与温度有关,在餐饮业加工面食时,往往将制成的馅心置于 4 ℃ 条件下冷藏,营业时取出,在 20~30 ℃ 条件下存放,在这种变温条件下可以贮存数天。

(3)馒头、包子放置的安全。包子蒸熟后立即食用是安全的。餐饮连锁经营企业和食品工厂在生产包子、馒头后,往往要放置一段时间使其冷却后包装及进行速冻加工。放置过程中细菌数会不断增加,部分细菌直接污染馅心,增加了风险,应做好放置环境的卫生工作。过去少数企业以生包子速冻后流通,结果出现严重霉变,带来经济损失。速冻包子应确保冷冻保藏,食用前应充分加热,以免李斯特氏菌生长引起食物中毒。

❺ 面点食品包装的安全

案例导入

使用重金属含量超标的包装袋　上海一面包食品公司被罚 25 万元

上海某面包食品有限公司自上海某彩印包装有限公司采购的相关食品包材产品,经市场监管部门抽检,抽检结果显示部分批次的食品包装材料铅含量指标不符合《食品安全国家标准 食品接触用纸和纸板材料及制品》(GB 4806.8—2022)中铅(Pb)≤3.0 mg/kg 标准要求。

当事人采购、使用不符合食品安全标准的食品相关产品的行为违反了《中华人民共和国食品安全法》第五十条第一款的规定:食品生产者采购食品原料、食品添加剂、食品相关产品,应当查验供货者的许可证和产品合格证明;对无法提供合格证明的食品原料,应当按照食品安全标准进行检验;不得采购或者使用不符合食品安全标准的食品原料、食品添加剂、食品相关产品。市场监管部门对该面包食品有限公司的违法行为作出罚款人民币贰拾伍万零捌拾壹元贰角伍分的行政处罚。

包装对食品的基本作用是对食品起保护作用,使食品免受外界因素的影响,延长食品的保藏期限,使食品销售更加安全、卫生、经济和美观,也便于消费者食用或烹饪。随着食品科学技术的不断发展,化工、生物工程、物理、机械、电子等多种学科的先进技术在食品包装中的运用越来越广泛。

（1）包装材料的安全。我国食品安全法第十一条规定：食品容器、包装材料和食用工具、设备必须符合卫生标准和卫生管理办法的规定。

食品包装材料多种多样，从古老的植物叶片（如荷叶、箬叶）、竹、木、纸、布、陶瓷、玻璃发展到当今广泛使用的树脂制品、金属制品等。包装材料除了要满足对食品的耐冷冻、耐高温、耐油脂、防渗漏、抗酸碱、防潮、保香、保色、保味等性能外，还要特别注意包装材料中的某些成分转移到食品中，造成污染，因此必须确保包装食品的卫生与安全。

（2）面点的包装。

①面条的包装。干面条、挂面、通心面包装的目的首先是防潮、防霉，其次是防灰尘污染，可采用聚乙烯、聚丙烯和双向拉伸聚丙烯薄膜制作的包装袋。

②面包的包装。面包包装的要求是保持面包水分，防止老化和防止细菌、霉菌等微生物的侵染及防尘。包装材料可用蜡纸、玻璃纸、塑料薄膜等。另外，面包产品松软而富有弹性，应避免受挤压而变形。收缩薄膜和泡罩包装面包都具有较大的发展潜力。

③其他糕点的包装。糕点含有较高脂肪和糖分，相对于面包来说不易陈化。糕点包装的目的主要是防止糕点的色、香、味以及组织发生变化。因此，糕点的包装应具有防潮、不透气和抗挤压的特性。通常用纸盒或带透明窗的纸盒包装，有的采用高性能的复合材料包装。

❻ 米饭加工的安全

大米、玉米粉等谷类原料中，存在大量细菌芽孢和霉菌孢子，其中细菌芽孢风险最大，特别是蜡样芽孢杆菌的芽孢，它能耐受多数蒸煮过程而存活下来。孢子不能繁殖，但如果米饭米粥慢慢地冷却，或在供应前保持温热（温度为 15～50 ℃）一段时间，芽孢就会发育生长形成繁殖体，并在这种温度下迅速繁殖，在繁殖的同时还产生大量的菌体外毒素，这些毒素耐热，米饭二次加热往往不能破坏这些已形成的毒素，米饭即成为有毒食物，吃下后会引起食物中毒。

大米、谷类制品在低温下长期存放期间，霉菌孢子可以缓慢地发育，在米制品表面形成霉斑、霉点，引起食品霉变，丧失食用价值。

米饭在销售或二次加热前，应检验是否有轻度发黏、入口不爽或带有异味的现象。隔日的剩饭如倒入刚煮熟的米饭中混匀出售易引起中毒，因为这种处理不仅起不了杀灭细菌的作用，反而使污染的细菌大量繁殖产生毒素，造成食物中毒。米饭应现煮现售，米饭加工应准确估算，减少剩饭量。剩饭在食用前必须充分加热后再销售，加热要保持在 100 ℃ 20 min 以上。

米饭加工成锅巴，则应作速冻加工，锅巴制作菜肴前先解冻并保持低温放置，因为常温下存放最易生霉变质。

米饭加工成炒饭，则应使用当日制作的米饭。如隔夜制作，则一次淘米量不宜过多，煮热的米饭应通风散凉，避免在温热条件下长时间堆垛在一起，因为最后的炒制不足以破坏可能已经存在的细菌毒素。

米饭加工成快餐米饭与盒饭时，常将热的米饭和菜肴混匀装盒，这种温热的盒饭其保温效果存在严重问题，盒饭的温度在 3～4 h 内可由 55 ℃降至与外界气温大致相同的温度。盒饭中的细菌数随保存时间延长而增加，特别是在 2～4 h 后细菌会明显急剧繁殖。因此，要避免在车辆内长时间放置。盒饭装好后必须在 2 h 内供应食用完毕。

如要保存盒饭，米饭和其他菜必须同时放凉后装盒。盒饭的保管要避免高温多湿，日常饭菜要在 10 ℃以下或 65 ℃以上条件下保存。而如果将温热的米饭和菜肴混合装盒，用车辆运输较长时间，操作人员又不洗手及戴口罩操作，则成为食物中毒隐患，风险加大。因而在加工盒饭时一定要在原料选择、烹调操作和装盒时，加强卫生管理，确保低温保存，尽量缩短制作到食用的时间。各种粥类饮品也应低温放置。食前重新加热后应迅速销售食用，推荐食用粥类罐头制品。

面点从原辅料使用、面团发酵、馅心加工到熟制、保藏与包装各方面涉及许多卫生问题，并有其自身的特点。面点用食品添加剂种类较多，应掌握其使用范围和使用卫生标准，面点制作过程会影响到成品的卫生质量,应加强管理。我国已制定了裱花蛋糕(相当于西点)和面包、糕点(相当于中点)的卫生标准,其微生物指标值较为具体,应重视面点保藏过程中的防腐、防霉工作,面点所有包装材料均须符合食品专用包装材料的卫生标准。

(二)煎炸食品的安全控制

案例导入

煎炸用油极性组分不合格　一餐饮企业被罚

2022年7月22日北京市市场监督管理局对北京××餐饮有限公司使用的煎炸过程用油进行抽样检验。当日该单位共有1 kg煎炸过程用油,全部被抽样,且抽样人员向该单位支付了1元的抽样费用。2022年8月1日,北京市食品检验研究院出具的《检验报告》(№:BCS22072357)显示:2022年7月22日在北京××餐饮有限公司抽样的"煎炸过程用油"经检验"极性组分"项目实测值为29.4%,超过27%的标准指标,不符合《食品安全国家标准　植物油》(GB 2716—2018)要求,检验结论为不合格。2022年8月11日当事人申请复检。2022年11月2日,北京市市场监督管理局在"国家市场监督管理总局国家食品安全抽样检验信息系统核查处置平台"上收到北京市产品质量监督检验研究院的《检验报告》(№:020-FJCSP220018),报告显示2022年7月22日在北京××餐饮有限公司抽样的"煎炸过程用油"经检验"极性组分"项目实测值为30.1%,不符合《食品安全国家标准　植物油》(GB 2716—2018)要求,检验结论为不合格。当事人复检结果为不合格。经查,该单位于2022年7月22日使用从北京××粮油销售中心购进的北京××油脂有限公司生产的绿宝大豆油加工制作"招牌大油饼"100份,共计销售收入1190.00元。当事人共有不符合食品安全标准的煎炸用油1 kg,货值金额1元。抽样单位支付抽样费用1元,销售煎炸菜品收入1190.00元。综上,当事人使用不符合食品安全标准的食品原料(煎炸过程用油)制作菜品,货值金额共计1191.00元,违法所得共计1191.00元。依据《中华人民共和国食品安全法》(2021版)第一百二十五条第一款第(四)项相关规定,责令当事人改正上述违法行为,并决定处罚如下:罚款18000元;没收违法所得1191元。

煎炸是最古老的烹调方法之一,也是食品熟制和干制的一种加工工艺。生的烹饪原料经过热油煎炸,吸入一定量的油分,一方面增加了食物的风味和口感,另一方面通过放出水分,使食物由生变熟。随着人们生活水平的提高和生活节奏的加快,煎炸食品在所有烹调食品中所占的比重会越来越大。

传统的米面制品如油条、油饺、油饼、麻花,菜肴如煎蛋、炸鸡、炸肉丸、脆鳝,食品工厂生产的方便面,一些街头炸货食品如麻油馓、炸面圈,都属煎炸食品。西餐中炸牛排、油炸土豆片、油炸培根肉也是以煎炸方式加工而成的。饭店蹄筋的油发、肉及鱼类的过油处理,也可以视为煎炸工艺。可见煎炸涉及的范围非常广泛,它对食品安全质量的控制起着重要作用。

❶ 煎炸的安全意义

(1)煎炸的灭菌作用。煎炸的灭菌效果取决于三个方面,即煎炸油的温度、食品的传热性、微生物的类别。与蒸煮灭菌的条件相比,煎炸油温度足以具备杀死细菌体的条件,但应防止外熟内生引起细菌残存。

研究牡蛎对脊髓灰质炎病毒的影响,结果发现短时间煎炸仍可能有病毒存活,这与病毒主要分布于中心部位的消化系统有关。煎炸会使原料表层蛋白迅速变性凝固,但对带毒的中心起了保护作用。

煎炸对肉中的寄生虫有较好的灭活效果。有人曾做试验,将带旋毛虫的猪肉切成肉糜,并加工成肉丸,下油锅翻 2 次,炸 6 min,丸子内温度为 60 ℃,结果发现已将旋毛虫灭活。又将带旋毛虫的猪肉切成 1～2 mm 厚的肉片,入热油锅爆炒 2 min,肉温为 80 ℃,结果也已将虫体灭活。但用油锅煸炒带囊尾蚴的猪肉加工成大锅菜,食用后引起了人体感染。表明只要将肉的内部温度加热到 80 ℃以上,不论煎炸或煸炒,均具有彻底的灭虫效果。

(2)煎炸对化学毒物的降解作用。

①对农药残留物的作用。六六六熔点为 65 ℃,滴滴涕熔点为 108 ℃,所以当温度达到 94～96 ℃,就可起降解作用。猪皮下脂肪炼油时,经炼制 10～18 min,六六六可降解 9.8%～16.5%,滴滴涕可降解 8.9%～14.5%。将炼制的油制作煎炸类菜肴时,可进一步发生降解 90% 以上。肉类经油炸后,肉中的六六六、滴滴涕分别降解 42.3%～77.3% 和 43.6%～82.2%。棉籽油炸油条 0.5 h,棉籽油中六六六可降解 48.9%,炸 1 h 可降解 90%。加工炸鸡可使鸡肉中滴滴涕降解 15%～18%。油炸也能彻底破坏有机磷农药的结构,但油炸对鱼体中甲基汞农药无降解作用。

②对多氯联苯(PCBs)的作用。多氯联苯属亲脂性物质。食用前去除动物脂肪可以减少多氯联苯的含量。煎炸时,由于肉、鱼组织中脂肪的溶出,可使多氯联苯发生转移。深海鱼油含有 3～13 mg/kg 的多氯联苯,经精炼后可降至 0.5 mg/kg 以下。食用油脂的脱酸、脱色、除臭试验表明,多氯联苯降解与除臭温度有关,160 ℃时降解 17%,200 ℃时降解 36%,230～258 ℃时降解 100%。可见商业炼油过程中除臭处理可以完全去除多氯联苯。

③对霉菌毒素的作用。黄曲霉毒素对热较稳定,煎炸只有部分降解作用。油炸花生仁可分别使黄曲霉毒素 B1、黄曲霉毒素 G1 减少 65% 和 62%。黄豆用清水洗净后放入热油锅内油炸,可使黄曲霉毒素 B1 减少 70%。煎炸用油,本身可能带有一定量的黄曲霉毒素,食盐、生姜、大蒜对加热过程中去除黄曲霉毒素无作用,但如果向煎炸油中加入 0.5% 或 10% 的纯碱(Na_2CO_3),当油温为 200 ℃时,去毒率可分别达到 25% 和 98%。

❷ 煎炸的质量控制

油脂在煎炸过程中,均会不同程度地发生氧化、水解反应,导致酸败变质,失去食用价值。高温下长时间使用煎炸油后,还会生成脂肪酸的聚合物和多种劣变产物,给人健康带来危害。采取相应的控制措施,研究新型煎炸工艺,对延长油脂的使用寿命、提高经济效益、确保食品安全,都具有实际指导意义。

(1)煎炸油的品质控制。

①煎炸过程中油脂的热氧化、热聚合及其控制。煎炸过程中,由于加热温度高,以及油脂的反复使用,易发生热氧化反应,这种氧化反应也叫高温氧化,它比常温条件下酸败油脂的自动氧化要剧烈得多。

油脂的热氧化与煎炸锅的表面积大小有关。表面积越大,越易引起脂肪氧化。当煎炸工作暂时停止时,要用铝或不锈钢薄板盖住油脂的表面。

油脂抗氧化剂丁基羟基茴香醚(BHA)、二丁基羟基甲苯(BHT)在高温条件下会发生分解、挥发,失去抗氧化能力,其使用常受到限制。花生仁油炸温度为 160～170 ℃,加热 2～3 min 即完成。如按用油量计加入 0.30 g/kg 的没食子酸丙酯(PG),则对煎炸油具有抗氧化能力。二甲基硅油(聚二甲基硅醚)是一种食用消泡剂,当其使用量为 2～5 mg/kg 时就能有效地延长炸油的使用时间,对间歇式油炸过程和连续油炸过程均有效。维生素 E 热稳定性好,在高温下仍然具有良好的抗氧化能力。如猪油中的维生素 E 在 220 ℃加热 3 h 仅消失 50%,煎炸油中维生素 E 加入量通常为 0.05%。抗坏血酸基棕榈酸酯(AP)可延长煎炸油的使用时间,炸油温度为 196 ℃,每天使用 10 h 的使用期为 10～14 天,而在新油中先加入 0.02%AP,以后每隔 2 天增加 0.02% AP 用量后,炸油可延长 10% 的使用期。

热氧化初期,毒物以过氧化物为主,后期以醛类物质为主。油脂在 150 ℃、200 ℃持续加热 6 h,含醛量增加还不明显,油脂仍然符合卫生要求。但 250 ℃加热 40 min 含醛量就超出卫生标准。

甘油分子在高温条件下会迅速发生脱水反应,生成丙二醛。当油温高出 180 ℃时,会从煎炸锅的边缘冒出大量白烟,并产生一股难闻的怪味,这就是由丙二醛所引起的。炊事员吸入带有丙二醛的油烟熏气之后,常引起食欲下降,甚至失去食欲,造成所谓"油醉"现象。这种油脂被人体食用后,还会引起食物中毒,因而必须保证厨房排油烟系统畅通有效。

随着煎炸时间的增加,油脂分子被分解,部分脂肪酸、醛类物质变成烟慢慢挥发。油脂的黏度增加,极易黏附在煎炸锅的表面,形成聚合油。聚合油是由油脂的热聚合反应形成的,应避免聚合油的形成。一经形成,不能继续使用。

②煎炸油安全标准。评价煎炸油的卫生指标,为极性组分指标。极性组分是一个范围很大的综合性卫生指标,它包含了所有的氧化产物、聚合物、裂解物和水解产物。

③煎炸油的净化。餐饮业为了提高煎炸油品质及使用期,一般对油脂做自然沉淀处理。将当日使用的炸油置于密闭容器内,食品碎屑会因重力作用自然沉降,次日将上层清油继续使用,废弃底层油脚。对过油烹调操作后的油脂,先加热蒸发水分,再自然沉降去除残渣。在煎炸油使用量较小时,可直接用于菜肴烹制而不久藏。数量较大时,也可使用煎炸油过滤机处理。

煎炸油过滤机是利用真空抽吸的原理,使高温煎炸油通过助滤剂和过滤纸,有效地滤除油中的悬浮微粒杂质,从而抑制酸价和过氧化值升高,延长煎炸油使用期和油炸食品的保质期,还能明显改善油炸食品的外观和色泽,其中可使煎炸油的使用期延长 2~5 倍。煎炸油过滤机设计成不同大小规格后,有些可作为大型油炸生产线如炸鸡、炸鱼、方便面加工的配套设备,也有小型过滤机适合中西快餐店、酒楼食肆等餐饮业和加工薯条、虾片、果仁的食品企业使用。过滤机应配备油脂酸败、劣变指标的传感器显示系统,以便过滤过程中对油脂品质的监控,提高煎炸食品质量且降低成本。

④废油的处理。发生煎炸劣变、氧化酸败、不符合食品安全标准的油脂,在餐饮业称为废油,只能作工业用,如生产肥皂、油漆。应建立厨房废油的流向记录台账制度,防止废油从源头上回流餐桌。要使煎炸废油、劣变油从餐饮业绝迹,必须从源头上建立有效的管理机制。餐饮业应向政府工商部门定期提供每批废油的收集时间、销售数量、购油单位(工厂)及用途,要严控废油流向,不得将废油随意流入下水道,保证废油仅用于工业用途。

(2)煎炸过程中可能形成的有害化合物及其控制。

①N-亚硝基化合物的产生及其控制。尽管亚硝酸盐或硝酸盐作为发色剂和防腐剂在肉类食品的加工过程中应用很广泛,但这些硝酸盐制品中一般没有或仅含有少量的亚硝胺。然而当它们经过油煎、油炸后,二甲基亚硝胺、亚硝基吡咯烷可显著增加。

将加硝酸盐处理过的肉品肥瘦分开后分别油炸,发现油炸前的瘦肉和肥肉都不含有亚硝胺,油炸后的瘦肉和油炸瘦肉后的植物油中也不含有亚硝胺,而油炸后的肥肉和煎炸油中则有亚硝基吡咯烷存在。表明亚硝基吡咯烷来自脂肪组织的煎炸过程,而与瘦肉无关。有人提出肉品中亚硝基吡咯烷的成因,认为脯氨酸可与亚硝酸盐反应生成亚硝基脯氨酸,再经脱羧反应生成亚硝基吡咯烷,或者脯氨酸先经脱羧反应生成吡咯烷,再与亚硝酸盐反应生成亚硝基吡咯烷。

亚硝基与脯氨酸结合生成亚硝基吡咯烷受加热温度的影响,温度在 100~250 ℃时能生成亚硝基吡咯烷,以 185 ℃生成量最多。在低于 100 ℃条件下,即使延长加热时间,也不生成或仅生成极少量的亚硝基吡咯烷。肉品在油煎过程中尽管瘦肉中的脯氨酸含量远高于脂肪,但因瘦肉内温度较低,一般不超过 100 ℃,而且瘦肉在煎炸过程中亚硝胺易随蒸汽挥发而不被检出。相反,脂肪组织在煎炸时,温度常超过 200 ℃,当温度升高时,胶原中所含的脯氨酸容易发生脱羧反应。再者,脂肪组织的非极性脂类以及由球形脂滴形成的表面体系为进一步亚硝化创造了条件,亚硝胺一经形成,也极易保留在脂肪组织中。

煎炸过程中亚硝胺的生成除原料的组织性状外,还与切配的形状有关。油煎咸肉片中的亚硝胺含量随厚度增加而下降。以不同方法煎炸咸肉发现,冷锅油炸亚硝基吡咯烷为 9~17 μg/kg,热锅油炸为 20 μg/kg,可见热锅油炸产生的亚硝胺高于冷锅油炸。

用^{60}Co、γ射线辐照食品可减少亚硝胺含量。用 120 mg/kg NaNO$_2$ 制成的咸肉片油煎后含二甲基亚硝胺 2.89 μg/kg，亚硝基吡咯烷 9.28 μg/kg，如用^{60}Co、γ射线以 3.0 Mrad 剂量照射后再经油煎，则煎过的咸肉片中二甲基亚硝胺可减少到 0.83 μg/kg，亚硝基吡咯烷降至 3.39 μg/kg。将抗坏血酸十六烷基乙缩醛先溶于豆油内，再用这种豆油煎炸咸肉，当加入量达到 500 mg/kg 时，亚硝胺合成的抑制率可达到 90%。在咸肉中加入 500 mg/kg 的 α-生育酚也能有效地降低煎炸肉片及煎炸油中的亚硝胺含量。

对油炸培根肉检测表明，含有较高的亚硝基吡咯烷及微量的二甲基亚硝胺，油炸过程中亚硝胺的生成与亚硝酸盐使用量有关。大约 50% 的亚硝基吡咯烷和 70% 的二甲基亚硝胺在油炸过程中已经挥发掉，余下的亚硝胺 1/3 分布于炸过的瘦肉中，其余 2/3 留在炸出的脂肪中。

油煎鱼中有二甲基亚硝胺产生。与肉类相比，鱼中胺含量较高，导致形成亚硝胺的可能性也较大。

街头食品中，有将加有亚硝酸盐的火腿肠、香肠油炸后出售。一些家庭也常将香肠作为配菜用料下油锅煸炒。这些方法都可以形成亚硝胺。有一道菜叫作杨梅芙蓉，盘子中间是白色芙蓉鱼片，周围以一圈紫色的杨梅球作为围边点缀。杨梅球以鱼茸为原料，滚火腿丁在锅内煎熟。由于火腿丁中含有亚硝酸钠，鱼茸中有胺类物质，煎炸后就有亚硝胺生成，故应改变使用火腿丁的做法。

②多环芳烃的产生及其控制。食用油脂中的多环芳烃，一部分来自植物种子的转移，另一部分可能来自浸出用溶剂的污染。在煎炸过程中，含量稍有下降。煎炸形成的多环芳烃也可能来自脂肪分子的热解热聚过程，如煎炸油条的油在反复循环使用后，苯并[a]芘含量会增高。

食物煎炸过程中，在吸入油分的同时，也可能吸入少量的多环芳烃。食物原料受热不均匀，常常发生焦化或炭化，这些部位多环芳烃浓度会大量增加。

对油脂中的苯并[a]芘，可加入 0.2%～0.5% 活性炭吸附除去。煎炸时经常翻动食物使其受热均匀避免焦化，是防止形成多环芳烃的有效措施。

煎炸过程中，还可能形成杂环胺类致突变物，应引起重视。

③丙烯酰胺的产生及其控制。一份对 17 个国家丙烯酰胺摄入量的评估报告显示，按体重计，儿童丙烯酰胺的摄入量为成人的 2～3 倍。其中丙烯酰胺主要来源的食品为炸薯条 16%～30%，炸薯片 6%～46%，咖啡 13%～39%，饼干 10%～20%，面包 10%～30%，其余均小于 10%。可见，丙烯酰胺主要出现于煎炸的淀粉类食品。

丙烯酰胺的前体化合物氨主要来自含氮化合物的高温分解，丙烯醛可能来自食物中的单糖在加热过程中的非酶降解、油脂在高温加热过程中释放的甘油三酸酯和丙三醇以及 Maillard 反应、天冬酰胺的转化。丙烯酰胺由丙烯醛或丙烯酸与氨反应生成。氨基酸分子重排转化形成或氨基酸与糖类经 Maillard 反应形成丙烯酰胺。

在烹饪实践中，应注意如下几点。

①原料合理放置：马铃薯应避免低于 10 ℃保存，切成片后浸在约 60 ℃温水中 15 min，可减少其中的天冬酰胺和糖，用此制作的炸薯条丙烯酰胺含量比未处理的丙烯酰胺含量减少 5～10 倍，同时还保留了原有的烹调效果。虽然为了保持食品的新鲜度，对易腐食品均要求低温放置，但用于煎炸的淀粉类食品则是个例外，只有控制好其温度，才能减少丙烯酰胺前体物的含量。

②尽量选用发酵性原料进行煎炸：对减少高温烹调的淀粉类食品加工过程中的丙烯酰胺的研究表明，通过发酵减少淀粉类物质如炸薯条、炸马铃薯片、炸谷类食品、油炸面包等产品中的丙烯酰胺前体物质，达到减少丙烯酰胺生成的目的。淀粉类物质在煎炸前置于添加了糖、氨基酸、温度 10～40 ℃、pH 4～8 的水介质中，用能产生乳酸的食品级酵母、细菌进行发酵，发酵后进行干燥，再进行煎炸等加工，可显著降低产品中丙烯酰胺的含量。对中式烹饪而言，油煎小馒头、炸臭干等可能是减少丙烯酰胺较好的烹制方法。

③控制油脂的质量：油脂不能高温下长期煎炸或过油处理时油温太高，否则油脂中甘油脱水易

形成丙烯醛(一种丙烯酰胺的前体物),煎炸时,应降低油脂的发烟点,提倡低温油炸。

④油烟的控制:食物烹调时会产生大量的油烟与刺激性气体,对人体的呼吸系统和视觉器官有影响。烹调油烟,不仅含有高温蒸发出来的油和水蒸气,还含有多达上百种的污染物,有些还是致癌物质。现代科学研究证明,菜油在加热时产生的挥发性冷凝物具有损害染色体及细胞遗传的毒性;脱排油烟机中收集的油烟冷凝物具有致突变性;流行病学调查也发现烹调油烟与肺癌发病有关;油烟中一些挥发性有机物对周围环境会造成污染。

肉食在加热过程中,产生的有机物以细微颗粒的形式散发到空气中,形成气胶。在污染空气的有机微粒中,肉食油烟占 1/2,超过了其他单个污染源。

厨房长期处在烟气大、灰尘多、气温高、湿度大的状态,极有利于致病微生物的生长繁殖。厨房内的食品、餐具、容器、烟道、墙壁、地面、顶棚与炊事人员等容易受到污染。随着时间的积累,还会造成人与物的交叉污染与恶性循环。

治理油烟的方法很多,按其原理分有水吸处理法、吸附过滤法、高压静电除油法。目前油烟治理方法存在成本偏高、运行操作自动化低的问题,有的还有占地面积大、二次污染、风机噪声高等不足之处。

油烟处理要求以不影响周围居民正常生活为前提,兼顾对大气环境质量的影响,应体现高效、节能、低噪声性能。对净化设备应做到专人管理,专人监督检查,长期坚持设施正常运转,确保油烟净化质量。

对排油烟设施,应在炉灶、蒸锅上方装有油烟排风罩,以便使油烟、蒸汽、废气能够及时排出。油烟排风罩的罩内不宜使用排风扇,可在烟道口安装引风设备,以减轻厨房的噪声。如果厨房位于地下室,还应安装送新风设备。

清洗油烟排风罩应按由内到外、自上而下的顺序,用合适的洗涤剂抹洗,再擦干。油烟排风管道内的排风扇及管道口处的引风机,也要定期擦尘清洗。要确保油烟排风设备洁净卫生,避免油渍随意滴落污染食品。

(3)煎炸食品放置的安全。厨房里烹饪原料的过油处理只将原料加工成半熟制品,处理后虽然细菌数有所下降,但杀菌率有限,这类食品在存放过程中还会发生腐败变质,如鱼片、虾仁、肉片等,应低温放置。

干货原料的油发加工如油发肉皮、油发蹄筋,因加热时间较长含水分少,不适合细菌、霉菌生长,所以较为安全。同样,煎炸类面食制品如油条、油面筋、油炸方便面也都可以放置较长的时间。

而一些带有馅心的食物如油饼,因其馅心可能有细菌的芽孢残存,存放过程中可能引起细菌性腐败,因而不能久放。目前有一种市售袋装馅心,本身为熟制又加入防腐剂,其保藏期限稍可延长。

油豆腐在加工过程中,由于煎炸不彻底,其中心保留有较多的水分,因此极易引起霉变,即使低温也不能久置。

菊花青鱼菜肴是将青鱼切成条状下锅深度煎炸制成的,不易腐败。但在食用时加上番茄酱等带水、带菌的调味品,其剩余食品往往因调味品的带菌污染而引起腐败,应现做现吃。

猪油的精炼过程其实也是一种煎炸处理,由于炼成的猪油不可能不带水,在存放过程中常由于霉菌的缓慢生长而引起霉变。

为了延长煎炸食品放置时间,增强抗氧化保质效果,科技人员研究使用抗氧化剂,近期取得一些新的成果。如将 PG(没食子酸丙酯)和柠檬酸加入煎炸油中,不仅 PG 对煎炸油提供最好的保护作用,还可增进 BHA(丁基羟基茴香醚)在油炸食品中的"携带进入"能力。如将 PG 和柠檬酸加入油炸食品原料中,可补偿在油炸期间酚类抗氧化剂的损失,在加工过程中和放置过程中,这些抗氧化剂可以一直存留下来并仍能继续发挥作用,从而提高了油炸食品的稳定性。

AP(抗坏血酸基棕榈酸酯)保护油炸食品用油和油炸食品的能力均非常强,在经过高温、光照和长时间的油炸使用后,AP 仍有潜在的抗氧化能力保护油炸食品。

先在土豆泥中加入少量 BHA 或 BHT(二丁基羟基甲苯),煎炸过程中通过挥发使其分散,在煎炸和放置期间可保护食品。TBHQ(叔丁基对苯二酚)普遍用于油炸速煮面中,它对油炸食品的制作条件有足够的耐受能力。也有将适当浓度的抗氧化剂加入包装材料中,以稳定这些食品。

除氧剂已有专门厂家生产,将除氧剂置于煎炸食品或高脂肪食品的包装物内,也有较好的保存作用。

研究将耐高温、对油炸食品"携带进入"能力强的抗氧化剂加入油脂中,制成抗氧化专用煎炸油,及针对食品对象研制特定煎炸食品的专用抗氧化剂、抗氧化增效剂和复合保鲜剂,将具有很好的市场前景。

(4)煎炸设备的安全。煎炸设备有各种设计类型。炸锅在不用的时候应盖严,以防止油脂的氧化变质。每天将煎炸油过滤一遍,可延长使用期。煎炸锅外部应每天用湿布擦拭,内部每周至少将油倒空并清洗一次。如果油炸食品生产量大,则应每天清洗一次。

煎炸锅的清洗程序:①将油倒出,做过滤或废弃处理;②锅内倒入水,加合成洗涤剂,煮 10～15 min;③ 将洗涤水倒净;④用特制的刷子将炸锅内壁、内腔刷净,除尽所有食物残渣;⑤ 用醋液冲洗一遍,再用清水漂净;⑥ 晾干;⑦ 再将滤净的油或新油倒入锅内;⑧ 将锅盖好,直到使用时打开。

供过滤用的滤纸属一次性用品,不能多次使用。过滤油贮存时应加盖。

❸ 新型煎炸工艺

(1)水油混合式油炸。水油混合式油炸工艺是指在同一敞口容器内加入油和水,相对密度较小的油占据容器的上半部,相对密度较大的水则占据容器的下半部,在油层中部水平位置设置加热器加热。油炸时,食品处于上部油层中,食物残渣则沉入底部的水中,并可以通过过滤除去(图 8-4)。

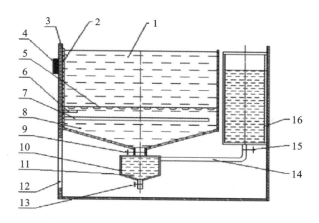

图 8-4 水油混合式油炸设备

1.油;2.油炸锅;3.外部框架;4.控制面板;5.滤网;6.温控探头;7.空冷管;8.水;9、13、15.截止阀

10.油渣分离器;11.油渣聚集区;12.操作窗口;14.水管;16.水箱

采用水油混合式油炸时,只要严格控制上下油层温度,就可以使油的热氧化程度显著降低,污浊情况大为改善,而且用后的油无须再进行过滤,只要将食物碎渣随水放掉即可。在炸制过程中,油始终符合卫生要求,所炸出的食品不仅色、香、味俱佳,而且外观洁净美观。更重要的是,没有与食物残渣一起弃掉的油,也没有因氧化变质而成为废油扔掉的油,所耗的油量几乎等于被食品吸收的油量,补充的油量也接近食品吸收的油量,因而节油效果明显,经济效益可观。

(2)真空低温油炸。真空低温油炸技术是在真空低压的情况下,使食品原料中的水分迅速气化,温度降低,在短时间内迅速完成脱水,实现在低温条件下对食品进行油炸的一种工艺。它将油炸和脱水作用有机地结合起来,使该技术具有独特的优越性和广泛的适应性。真空低温油炸属于一种新型的油炸工艺,在低温低压低氧的条件下对物料进行油水替换,进而达到脱水的目的。与常压油炸相比,真空油炸可以有效降低油炸食品中的油脂含量,减少褐变反应以及高温对原料营养及感官品质上的破坏,减少有害物质的生成,同时增加油炸食品的酥脆性。真空低温油炸设备见图 8-5。

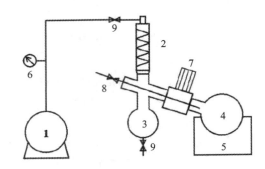

图 8-5　真空低温油炸设备
1.真空泵；2.冷凝管；3.油水分离装置；4.油炸腔；5.加热套；6.压力表；
7.旋转电机；8.进液口；9.阀门

真空低温油炸的油温低,且处于缺氧或少氧的状态,油脂与氧的接触少,因此油脂的氧化、分解、聚合反应迅速减慢。真空低温油炸不必添加抗氧化剂,并且油可以反复使用,这样就有效地降低了耗油量。另外,对于同样的食品原料,用常压油炸其产品的含油率高达 40%～50%,若采用真空低温油炸,其产品的含油率则在 20% 以下,这对控制人体脂肪摄入量有实际意义。

目前国外市场上出售的真空油炸食品有水果类如苹果、猕猴桃、柿子、草莓、葡萄、香蕉等;蔬菜类如胡萝卜、南瓜、番茄、四季豆、甘薯、土豆、大蒜、青椒和洋葱等;肉类如鱼片、虾、牛肉干等,以及各种干果如花生和大枣等。

近年来我国对真空低温油炸技术进行了开发研究和设备引进,市场上已有真空低温油炸食品出售,这类产品开发前景较为广阔。

(三)烧烤食品的安全控制

我国餐饮业卫生规范规定了烧烤加工的卫生要求:①烧烤加工前应认真检查待加工食品,发现有腐败变质或其他感官性状异常的,不得进行加工;②原料、半成品应分开放置,成品应有专用存放场所,避免受到污染;③烧烤时宜避免食品直接接触火焰和食品中油脂滴落到火焰上。

❶ 烤制工艺安全

在我国,烤制食品历史悠久,食用也比较普遍。烤制在古代又称为炙,是指运用热空气作为传热介质,使食品直接受热变性成熟的一类烹调方法,因产品特有的风味,至今仍有十分重要的应用价值。烤制可用于动物性食品的加工,如烤乳猪、烤肉方、烤羊肉串、烤大排、烤鸡、烤鸭、烤鹅、烤鱼等(图 8-6),也常用于各种酥点的熟处理。现在,不少烤制产品已形成工业化生产。

(1)烤制的灭菌作用。烤制是以气体传热的方式灭菌。烤制的灭菌机制,即干热空气灭菌机制,干热空气使细菌蛋白质变性和电解质浓缩而失去毒性。由于失水,以及肽链上的极性基团减少,需要较多的能量才能将分子打开。加上干热在空气和物料中的穿透力较低,所以干热杀菌效果较差。有时烤制温度虽可达 300 ℃左右,但烤制食品仍有发生细菌性食物中毒的危险。

①烤肉。对烤方块整肉,如在烤制后立即趁热供应,则安全性较高,因为多数细菌只存在于肉的表面,不会存在于肉的中心。

西方国家习惯食用烤牛排,一般不会引起食物中毒,即使是半生的烤牛排,也认为是安全的,因为牛排深部带菌率极低。

②烤禽。原料禽内部的微生物,可能有一部分仍然存活着,即使冷冻处理还能幸存。对原料禽采用化学处理,可以大大地减少沙门菌数,包括使用 200 mg/kg 的漂白粉溶液进行喷洒,使用热的 3%琥珀酸浸泡处理,0.5%戊二醛浸泡处理等,但可能会导致产品外观和气味的不良变化。现在的

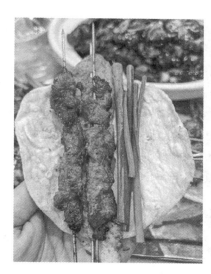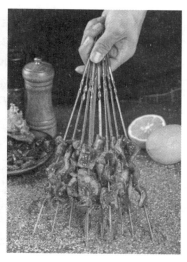

图 8-6　烧烤食品

加工业更强调在加工期间不断改善卫生条件以控制沙门菌。

烤制用冻禽在烹调前必须彻底解冻,不使禽肉中心存在余冰,否则烤制后的中心温度不足以杀死沙门菌,反而是细菌繁殖的理想温度。

③烤鱼。将鱼烤制、烘干是民间常用的加工保藏方法。主要是减少水分,降低水分活度(Aw),使微生物生长困难,但可能有霉菌的生长与产毒。

(2)烤制对化学污染物的降解作用。

①农药。烤制对动物肉中的有机氯农药去除率一般较低。

②多氯联苯。将从大湖中捕获的受到多氯联苯严重污染的鳟鱼切成鱼片、鱼块,在 117 ℃下烤制,另外用整鱼去皮后进行烤制,对照可以发现,烤鱼片多氯联苯去除率最高,平均为 53%,带皮与否对去除多氯联苯并无显著影响。

③霉菌毒素。烘烤以面粉、玉米粉制作的面包,对黄曲霉毒素的降解作用并不显著。

据报道,在模仿商品油脂烘烤技术的条件下,烘烤人为污染的花生,可减少黄曲霉毒素 45%~83%;烘烤人为污染的核桃,可使黄曲霉毒素减少 50%~80%。对含有 27 μg/kg 黄曲霉毒素的玉米以气体燃料烤制时,在 150 ℃条件下,可使黄曲霉毒素去除 81%。Ullcoa Sosa 将 1200 g 污染有黄曲霉毒素 50 mg/kg 的玉米,加入 2000 mL 水与 150 g 石灰,煮沸 1 h,再滤去石灰水(此步骤可破坏一定量的毒素),然后将玉米磨碎,做成面坯,再在饼铛上烤熟(在烤熟过程中又可破坏部分毒素)。结果残存的黄曲霉毒素含量只有原来的 25%,可见烤制以玉米为原料制成的饼糕时,结合加碱处理,具有显著的去毒效果。

❷ 烤制过程中可能产生的毒物及其控制

(1)多环芳烃的产生及控制。多环芳烃(polycyclic aromatic hydrocarbons,PAHs)是指 2 个以上苯环以稠环形式相连的广泛存在于烧烤类食品中的一类污染化合物。相关研究表明,食物因高温产生的 PAHs 主要以轻质的 PAHs 为主。2006 年,美国环保署将 16 种 PAHs 列为需关注的 PAHs。苯并[a]芘是一种极强的致癌物质,经常在食品和环境中被检出,是世界卫生组织确定的三大致癌物之一。我国《食品安全国家标准　食品中污染物限量》(GB 2762—2017)对烤制的肉及肉制品、谷物及其制品、水产动物及其制品的苯并[a]芘限量标准为 5 μg/kg。食物在烤制过程中,脂肪、蛋白质和碳水化合物等物质在高温条件下发生热裂解反应,再经过环化和聚合反应生成苯并[a]芘,当食品在烟熏和烘烤过程中发生焦煳现象时,苯并[a]芘的生成量将会比普通食物增加 10~20 倍。

烤制过程中苯并[a]芘的产生与燃料种类有关。以果木为燃料烤制,产生的苯并[a]芘较高;以煤气、煤为燃料烤制,则产生的苯并[a]芘较少;用电、远红外线烤制,热源本身不产生苯并[a]芘。

叉烧肉在加工时,脂肪融化,滴落于热源质上,会发生高温热聚,而使苯并[a]芘的形成量增加,这些苯并[a]芘主要分布于肉的表面。

绵羊肉和海鸟一直是冰岛人的主要食物。早先烤制时使用的燃料是泥炭、干草、木材碎屑和煤。当用煤或柴油作燃料时,烤羊肉中苯并[a]芘含量高达 28 $\mu g/kg$,在煤炉上烤熟、烤焦的海鸟中苯并[a]芘含量高达 99 $\mu g/kg$。后来改用丙烷及乙烷气体作燃料时,则未检出苯并[a]芘。

在烤制过程中产生 PAHs 还与食品中脂类物质含量以及食物与热源的距离有关。脂肪在 400 ℃时就可热聚产生 PAHs,胆固醇比其他脂类及类脂更易产生 PAHs,糖类也可热聚生成 PAHs,而 β-胡萝卜素生成 PAHs 的量极低。在靠近烧红了的煤块处长时间炙烤的牛肉片,苯并[a]芘高达 50 $\mu g/kg$,而在距热源较远的地方制作的食物则含量较低。

为减少烤制过程中 PAHs 的产生,餐饮业应做到:①避免焦化;②尽可能使用电热法、煤气炉法烤制,少用煤炉、柴炉、草炉烤制;③加工叉烧肉时,做好脂滴的回收利用;④烤制时使用文火,避免火焰与食物接触;⑤尽量在低温下长时间烤熟;⑥应选用脂类含量较低的原料烤制。

(2)N-亚硝基化合物的产生及控制。烤制食品中亚硝胺形成的原因:在火烤过程中,燃料周围产生的亚硝酐(N_2O_3)与被烤的食物直接接触,发生化学反应,生成亚硝胺。这是因为在火焰周围的空气中,氧与氮发生反应形成一氧化氮,其中部分一氧化氮进一步氧化生成二氧化氮,另一部分一氧化氮则与二氧化氮反应,生成亚硝酐。其反应方程式如下:

$$N_2 + O_2 \longrightarrow 2NO$$
$$2NO + O_2 \longrightarrow 2NO_2$$
$$NO + NO_2 \longrightarrow N_2O_3$$

食物在烤制时,原料中的蛋白质可因高温发生分解,产生胺类化合物,如吡咯烷、哌嗪等。而亚硝酐可与这些胺类物质直接发生亚硝化反应,生成亚硝胺。

❸ 远红外线烤制

所谓远红外线是指波长为 2.5～1000 μm 的电磁波,很多物质对波长 3～15 μm 范围的红外辐射有很强的吸收带。利用远红外辐射作为加热源,可以对食品进行烤制以及干燥杀菌等处理。远红外烤箱在肉制品焙烤和糕点生产中已得到了广泛使用,它是一种较为新型的烤制方法,可以克服传统烤制方法产生毒物的问题。

❹ 烤制食品的卫生

烧烤肉是指以兽医卫生检验合格的猪肉、禽肉为原料加上酱油、盐、糖、酒等调味料经电或木炭等烘烤而成的熟肉制品。卫生标准参照《食品安全国家标准 熟肉制品》(GB 2726—2016)执行。

❺ 烤制设备的安全

(1)烤炉的卫生。不能因为烤炉温度高能杀死微生物而忽略了烤炉卫生。由于烤炉与食品密切接触,在一定情况下也可以使食品污染。

烤炉的构件材料要对人体无毒无害,不会影响食品的感官与营养成分,不能用铜、锌等金属,因为铜离子易促进氧化,易引起食品变味变色,锌中常混有镉等有毒金属。可用铁制品,最好用不锈钢做烤炉的烤盘。

烤炉中的汤汁溢出或滴溅物应在停用后及时用浸有清洗剂的抹布擦拭干净,以防滋生微生物。烤炉要定期清理,保持整洁。烤炉的内腔和外部应当用热水和合成洗涤剂清洗,炉子至少每月清洁一次,挡板至少每天洗一次并晾干,对盛油的盘每天应当倒空、清洗和晾干。

(2)烤盘的卫生。烤盘每次用完都应涂抹食用油,防止烤盘生锈。如烤盘长时期未用,在使用前应先用热碱水刷洗干净后才使用。为防止在烤制过程中食品粘在烤盘上,每次烤完后可用一把金属刮刀把烤盘上的食物残渣刮净。对烤盘至少每周彻底清洗一次,方法是将烤盘受热的表面先用不含盐的油擦洗，使烤焦而粘在盘底的残渣软化，再用热碱水或热水加合成洗涤剂洗涤。洗净后，把烤盘表面漂净、揩干，抹一层油，以保护烤盘表面。

烤盘别的部位也应每天清洁。烤盘背面可以泼一小滴水在上面，利用产生的蒸汽把粘在上面的食物残渣去掉。滴油碟应每天倒净，洗后晾干。

（3）烤箱的卫生。随着餐饮业的发展，烤箱的使用已越来越普遍，它们多以热风、微波、煤气、电力作为能源。对烤箱内撒落下来的食品渣，应在炉子凉下来后扫掉。炉膛内的残渣可先用小刷子扫去，然后用浸有合成洗涤剂的布擦洗。要注意不能直接用水泼在开关板上，因为水可以使热的烤箱变形。也不能用含碱的液体清洗烤箱内膛和外部，以免损害镀膜、喷漆。烤箱的喷嘴应每月清洁一次。控制开关也应定期校正。鼓风式烤箱的风扇应每月拆开清洗一次。微波炉的内部则只需用合成洗涤剂溶液擦洗，面包烤箱应每天清扫。

（四）火锅类食品的安全控制

案例导入

火锅酒楼制售"回收油"，被罚超 1400 万，老板领刑十年

2022 年 8 月 10 日上午，石棉县法院公开开庭宣判一起该县某火锅酒楼经营者及员工被指控生产、销售有毒、有害食品罪的刑事附带民事公益诉讼案件。

从 2015 年 8 月开始，石棉县某火锅酒楼经营者喻某为了降低经营成本，增加火锅口感，指使、安排店内服务员贺某、彭某等将顾客食用后的废弃油脂（俗称"地沟油"或"回收油"）加工炼制成火锅底油，并再次销售给顾客食用。2022 年 1 月 13 日，公安民警接到相关线索后，电话联系喻某接受调查，喻某到案后如实供述了自己指使该火锅酒楼员工炼制"回收油"出售给到店顾客食用的犯罪事实。经审计，截止到案发，该火锅酒楼涉案"回收油"锅底销售金额共计 1477941.62 元。

该案经石棉县法院审理，于 2022 年 8 月 10 日作出一审刑事附带民事判决。

刑事惩处方面：老板喻某及服务员彭某、贺某三名被告人因犯生产、销售有毒、有害食品罪，分别被判处有期徒刑十年、五年、两年，追缴全部犯罪所得，并处 360 万元、10 万元、5 万元罚金，终身禁止三人从事食品生产经营及相关管理工作。

附带民事公益诉讼方面：判令火锅酒楼经营者喻某支付惩罚性赔偿款 14779416.2 元，并在市级及以上媒体向社会公众赔礼道歉。

随着我国经济的发展，火锅产业逐渐打破地域限制，成为国际餐饮业的新兴力量。据相关数据分析，2020 年全国火锅餐饮收入已达 8 880 亿元，其中火锅外卖收入达 427 亿元。火锅餐饮目前已成为餐饮业细分中的最大品类，并以超过餐饮行业水平的速度持续增长。

火锅食品由于其独特的加工技术和消费者共同参与的食用方式，历来受到人们的青睐（图 8-7）。但食者在餐桌上接触多种生的食材，而这些生食材多携带微生物、寄生虫虫卵，很容易因交叉污染及烹饪不当而使食者引发食源性疾病与食物中毒。此外，为了追求火辣的美味，在精心调制特色底汤时，由于反复熬制，不同程度存在油脂品质的劣变，加上消费者对蔬菜的长久煮制，硝酸盐、亚硝酸盐类物质会不断浓缩。近年来一些商家为了片面迎合消费者的口味，不惜超范围超量使用食品添加剂，甚至违法加入具有刺激性的禁用物品。因此，必须对该类食品加强安全监控，并建立切实可行的行业食品加工卫生规范，使火锅行业沿着良性轨道健康发展，助力实现《"健康中国 2030"政策规划纲要》，促进民生服务。

❶ 火锅食品存在的安全问题

（1）火锅食材病原生物的污染。火锅食材病原生物的污染是首先必须面临的问题，据食品安全

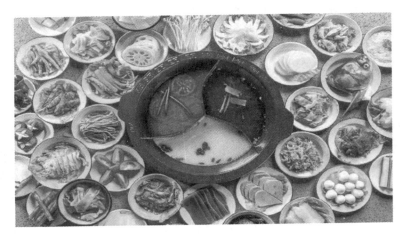

图 8-7　火锅食品

机构对火锅店采集的火锅菜肴样品检验表明,火锅食材所采用的动、植物类原料都带有溶藻弧菌、副溶血性弧菌、变形杆菌,这说明火锅菜肴存在严重的细菌性污染。而火锅由于其独特的饮食方式,食材在上桌前仅经过拣洗,没有经过灭菌处理即上桌供消费者烫煮食用,烫煮时间都是由消费者自己决定,随意性很大,很多食材吃的就是一个"鲜嫩",烫煮时间偏短,这种食用方式很难全面灭菌。此外,火锅食材在拣洗、切配、装盘等过程中,没有做到工具、洗涤池等荤素分开,导致严重的交叉污染,从而引起各类寄生虫污染、细菌性食物污染等问题,这在很大程度上加重了食材的安全隐患。

(2)火锅中硝酸盐类物质的污染。火锅汤汁在加工过程中亚硝酸盐的浓缩是一大隐患。在烧煮过程中,汤汁中的硝酸盐和亚硝酸盐的数量均具有显著增高的趋势,主要原因是蔬菜、肉类等在加热过程中,硝酸盐和亚硝酸盐溶于汤汁中,水分蒸发,汤汁浓缩,两者在汤汁中发生累积,虽然每次吃火锅时的摄入量远未达到中毒剂量,但若经常食用这类火锅,则会引起食物中毒,甚至引发癌症。近年来一些地方披露了火锅店辣汤反复使用、底汤不标准及使用的原料不卫生等问题,应该加强该类食品的立法与卫生监督。

(3)火锅底料中油脂的劣变。油脂品质是火锅底料重要的质量评价指标,它不仅影响火锅风味、口感的呈现,而且对火锅底料的储藏稳定性及货架期有重要影响。引起油脂劣变的原因有很多,如贮存方式不当、油脂过度使用等。发生在火锅食品中的油脂问题主要是过度反复使用,已经成为阻碍火锅产业发展的关键因素。因此,为了促进火锅产业的不断发展,助力实现《"健康中国 2030"政策规划纲要》,需要加强火锅底料油脂的监管力度,尽快完善火锅底料油脂的法律法规及相关标准,开发针对火锅底料油脂中危害因子的快速检测手段。

西华大学生物工程学院张丽珠等人分别对使用棕榈液油菜籽复合油脂、棕榈硬脂牛油复合油脂、菜籽油及牛油熬制的火锅底料在熬煮过程中的油脂质量变化进行了研究,发现 4 种火锅底料在熬煮过程中的油脂过氧化值、酸值和丙二醛含量均出现增长趋势,油脂不饱和脂肪酸含量均降低,油脂质量明显下降,其中棕榈液油菜籽复合火锅底料、菜籽油火锅底料经熬煮 16 h 后,油脂中的反式脂肪酸含量明显升高。而反式脂肪酸是一种对人体健康十分有害的物质,它会增加人体患心血管疾病的概率,诱发肿瘤、哮喘、糖尿病等病症。可见火锅底料在长时间熬煮后会产生对人体不利的影响。

(4)火锅中滥用食品添加剂。火锅底汤添加剂不合理使用是火锅饮食中的另一重要安全隐患。有新闻披露不法商家为了使自家的火锅底汤更加鲜美诱人,向火锅底汤中添加鲜味剂,这些鲜味剂往往源自对人体不利的化学物质制成。

广州中医药大学的湛社霞等人采用固相萃取结合高效液相色谱法测定市售"火锅飘香剂""火锅增香剂"等 8 类火锅添加剂产品,结果显示有 4 种检出安赛蜜,1 种含有阿斯巴甜;有 5 类产品含有山梨酸;7类产品含有人工合成色素,而且含量很高。这表明火锅添加剂中含有化学添加剂,这种"化学火锅"添加剂在饮食业被大量使用,虽可以让火锅汤底的口感更鲜美,满足人们对口味的需求,降低了部分经营成本,但此类火锅添加剂大量使用化学物质,所用食品添加剂的种类和含量,也尚无卫生标准及使用规范,这给公众的身体健康带来一定的隐患。在餐饮业使用食品添加剂,应符合食品安全法规的相关规定。即使能使用,也要对其作为复合添加剂进行系统的卫生毒理学分析,证明无毒性作用并制定允许使用量,经卫生和食药监管部门批准方可使用。

(5)火锅中违法添加禁用物品。一些不法商家和饭店为了牟取暴利,在火锅、麻辣烫、牛肉粉、烤禽类等汤料和辅料中添加罂粟壳及其水浸物等违禁原料。罂粟是制作毒品鸦片的主要原料,很显然罂粟壳类原料带有兴奋剂,是一种毒品,人在吃了含有此类物质的火锅后会产生依赖性,吃了还想吃,一些不法火锅城就是利用这一方法来招揽顾客,获得不法利益。

汕头市出入境检验检疫局的张林田等人建立了同时检测食品中非法添加罂粟壳所产生的吗啡、可待因、蒂巴因、那可汀、罂粟碱残留量的固相萃取/高效液相色谱-质谱/质谱方法,这种方法可准确、快速、可靠地检测出火锅底料、火锅浓汤中非法使用罂粟壳所产生的 5 种生物碱的残留量,可以为食品安全监管部门应用,这无疑推动了火锅食品安全监管的发展。

❷ 火锅食品的安全控制

(1)引导消费者合理消费,防止交叉污染。对消费者而言,首先应该去有正规经营许可证和安全证书的火锅店吃火锅。火锅食物务必彻底烫熟,不可贪图食材的鲜嫩。研究表明烫熟后的食物中细菌数量已下降到极低水平。餐桌上不宜摆放过多食物,菜单搭配要合理,生熟食物应分开处理。每次添水或汤后,应等底汤沸腾后再继续涮食。吃火锅不宜打长久战,吃完后不要喝火锅汤,可以喝清茶解腻清火。

(2)规范商家行为,加强卫生监督。商家必须取得合法证书方可经营火锅城或火锅调味品公司,火锅调料或底汤中不应添加对人体有害的物质。食材上桌前必须安排专人清洗,清洗人员对食材要有严格的消毒处理程序。火锅底汤应在顾客食用完毕后当泔水回收处理,不可重复使用。餐具要严格进行清洗消毒处理并合理保存。此外,还应自觉接受食品安全部门和消费者的监督,对不安全或不合理的方面加以改进。应主动引导消费者正确食用火锅食品,这也是每个火锅食品经营者应尽的义务,这是对顾客负责,也是对自己负责。

食品安全部门必须加强监管与立法,对违法商家依法严肃处理,对消费者投诉要认真解决,共同营造良好的食品安全环境,以确保火锅食品的饮食安全。吃火锅时使用的餐具也不要混合使用。值得一提的是,建议火锅店或火锅城给每位顾客发放简易的火锅食品食用规范及注意事项,将上述可能引起食品安全问题的项目罗列其中,或者将这些注意事项融合到菜单之中,在菜单前或后单独安排一个版面,亦不失为一个引导消费者合理安全消费的方法。

(3)建立火锅食品 HACCP 安全控制体系。建立 HACCP(Hazard Analysis Critical Control Point)安全控制体系来控制火锅食品的安全。HACCP"危害分析和关键控制点"是科学、实用而简捷的预防性食品安全控制体系,是企业建立在 SSOP(卫生标准操作程序)和 GMP(良好操作规范)基础上的食品安全自我控制的有效手段之一。联合国粮农组织和世界卫生组织在 20 世纪 80 年代后期开始大力推荐这一食品安全管理体系。四川省产品质量监督检验检测院的陈燕等人提出了建立 HACCP 安全体系来控制火锅底料生产。在生产火锅底料方面,针对生产工艺的整个过程进行危害分析,确定了原料验收、配料、炒制、冷却、分装封口等关键控制点,并且详细制订了 HACCP 计划,将危害性因素降至最低限度,以确保火锅底料类食品的安全。显然,应用 HACCP 体系控制火锅底料安全是先进高效的,对构建火锅食品安全环境有十分积极的影响。

(4)建立火锅食品的安全标准与加工技术规范。火锅行业蓬勃发展,规模庞大,但这样一个庞大的行业却没有一套完整的火锅食品安全标准与加工技术规范。2009 年底,由国家农副加工产品及调味品质量监督检验中心负责起草的《火锅底料国家标准》只是对火锅底料的食品安全进行了规范。

地方火锅食品行业标准也只是对火锅的添加剂及底料进行标准化。如 2012 年底,上海市食品药品监督管理局对火锅中的罂粟碱、吗啡、那可丁、可待因和蒂巴因等火锅违禁成分测定规定了地方测定标准;2012 年,四川省卫生厅修订了火锅底料、半固态复合调味料等食品安全地方标准。随着火锅行业的发展及食品安全监管部门的重视,火锅行业整体食品安全标准的制定进程日新月异。2010年 3 月,我国第一个火锅行业服务规范——《火锅企业经营服务规范》(SB/T 10531—2009)出台并实施,《火锅企业经营服务规范》对火锅行业进行了详细有效的规范。而最近,中国烹饪协会正在国家市场监督管理总局的支持下制定火锅行业全程量化的行业标准,这无疑是火锅食品安全标准及加工技术规范制定史上具有里程碑意义的大事。

任务二 凉食菜肴的食品安全控制

任务目标

(1)明确冷食制作岗位的食品安全操作规范的具体要求。
(2)增强冷食制作岗位从业人员的食品安全意识,提高保障食品安全的能力。

典型案例

2018 年 8 月,桂林举办了一场大型全国学术会议,来自北大、清华、浙大、中大等国内知名高校的师生赴会。会议晚宴上约 500 人在桂林某酒店餐厅就餐。然而晚宴过后,多人开始出现腹泻、呕吐、发热等症状,共有 92 人入院治疗。万幸的是,经全力有效治疗,大部分患者病情好转,无危重及死亡病例。根据桂林市疾病预防控制中心的检验,这是一起由沙门菌感染引发的食源性疾病事件。经相关部门调查取证,事件"元凶"竟是一道凉菜——卤拼盘!

沙门菌在自然界广泛存在,各种家禽、家畜在喂养、屠宰、运输、包装等加工处理过程中均有被污染的机会。此外,肉类等也可在贮存、市场出售、厨房加工等过程中通过各种用具被污染或直接相互污染。食品尤其是凉菜,如果处理不当,就很有可能发生沙门菌感染。

任务导入

在人们的印象中,热菜较安全,那么凉菜也不会有问题。实际不然,凉菜比热菜的食品安全风险往往更高,属食品安全事件"高发区"。

凉菜看似简单易制,其实对加工条件要求很高。由于它属于冷加工,食用之前不会再被加热,缺少灭菌环节,在制售中稍有贮存不当,就会被细菌污染,很容易引发食物中毒。特别是夏季,温度高、湿度大,如果制作、贮存不当,食品更容易变质,中毒风险更高。此外,如果凉菜制作时没有遵循生熟分开原则,也很容易造成交叉污染。

任务实施

冷食广泛定义为不需要加热即可食用的或者已经加热但经过冷却且没有热度的食品。如餐饮企业中售卖的凉菜、冷荤、熟食、卤味等均属于冷食类(图 8-8)。

因为冷食制作过程中不经过加热或加热后又经过冷却,容易造成微生物污染而引起食物中毒,

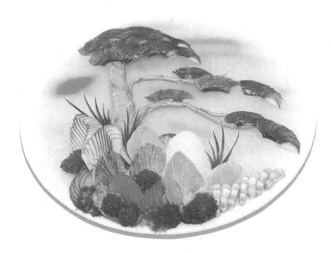

图 8-8　海鲜拼盘

所以冷食制作岗位的食品安全风险较高,食品安全操作规范要求更严格。加工前应认真检查待加工食品,发现有腐败变质或有其他感官性状异常的,不得进行加工。

一、冷制凉食的食品安全控制

(一)生食蔬菜类菜肴

生食蔬菜类菜肴主要是对部分蔬菜等植物性原料进行拌制、腌制或蘸碟后食用,具有清香脆嫩、味道鲜美、色泽美观的特点,适用于黄瓜、莴笋、萝卜等原料。

❶ 果蔬凉拌菜

(1)原料初加工:冷制凉菜在选择原料时要求新鲜、无异味、无腐败变质。因其不经过加热处理,所以原料的卫生要求较高,这也是保证食品安全的重要环节。首先应使用流动的水充分清洗蔬菜上的泥土、污物,减少蔬菜表面的寄生虫、虫卵和细菌,降低蔬菜中的农药残留;然后再用果蔬消毒剂或清水进一步清洗消毒,注意消毒剂的浓度和作用时间。一般蔬菜用漂白粉溶液浸泡 3 min,瓜果消毒时间可适当延长。还可以采用 0.5%～1.0%盐酸溶液浸泡,可消除果蔬表面的砷、铅,有效率可达到89%～99%。稀盐酸对果蔬组织没有影响,洗涤后残留溶液容易挥发,不需要做中和处理,用清水漂洗干净即可。

(2)切配:根据原料的性质和成菜要求,将原料切成不同的形状,如条、片、丝、丁等。使用的刀具、案板、容器等应清洗消毒,避免与其他用具混用,防止交叉污染。

(3)调味:生食蔬菜味型和调味方式较多,调味在装盘前后进行,方式有拌味后装盘、装盘后淋味和装盘后蘸味等方式。调味过程中应注意调味料的卫生,应新鲜、无霉变和病虫害且在保质期内,不能随意添加人工合成色素、着色剂和香精,姜、葱、蒜等调味料应用清水洗净后使用。

部分调味料由于其独特的成分对菜品具有抑菌作用,同一种蔬菜不同味型和不同种蔬菜同一味型杀菌的效果是有区别的。

同一种蔬菜不同味型的杀菌效果不同。生食蔬菜常见的味型有咸鲜味、糖醋味、酸辣味、麻辣味、蒜泥味、椒麻味等。相关资料显示,对萝卜等生食类菜肴,不同味型杀菌效果从强到弱为糖醋味＞酸辣味＞麻辣味＞咸鲜味。前两种调味料杀菌效果较强的原因是配方中含有食醋,麻辣味和咸鲜味主要依靠生姜和大蒜杀菌。由于生姜本身带有较多的泥土污物,初始细菌数较高,最好做烫洗处理,切成姜末的效果比姜丝好。

同一味型不同种蔬菜的杀菌效果也不同。由于蔬菜原料质地、形状不同,食醋的渗透程度也不一样。叶菜类杀菌率高于果菜。而在食醋、食糖用量基本一致的情况下,杀菌率主要取决于原料的初始菌数,原料的初始菌数为萝卜＞莴苣＞黄瓜＞卷心菜,这与原料的种类、体表结构、初加工方法和质地等有关。

随着主要调味料中食醋浓度的增加,菜肴中的细菌数大大减少。此外,如果调味料中能够同时利用大蒜中植物杀菌素的作用,可使生食类菜肴保持良好的风味和可接受性,同时显著降低食品安全风险。

❷ 沙拉

沙拉类食品所用的原料中,生的蔬菜有莴笋、卷心菜、胡萝卜、黄瓜、洋葱等,另外有马铃薯泥、蛋类、通心粉、蛋黄酱。除了部分蔬菜进行过预煮处理,其他在制作过程及以后都不能加热。沙拉类食品很难长期保存,也易造成致病菌污染和增殖。某次奥运会期间就曾 2 次发生大型的沙拉类菜肴食物中毒事件。

(1)沙拉用原料的细菌性污染:以制作蛋沙拉食品为例,水洗黄瓜细菌数 3.6×10^4 cfu/g,切成黄瓜片后细菌数 1.5×10^4 cfu/g;水洗卷心菜细菌数 2.4×10^4 cfu/g,切成卷心菜切片后细菌数 1.0×10^5 cfu/g;生通心粉、水洗萝卜与煮胡萝卜通心粉、蛋黄酱、生蛋与煮蛋切片中的细菌数均不超过 300 cfu/g。但蛋沙拉制成品中细菌数高达 4.0×10^5 cfu/g,大肠菌群也呈阳性。沙拉的酸性腐败是由乳酸菌引起的,它在沙拉中会迅速增殖。

(2)沙拉用原料细菌数的控制:洗净原料,可起到一定效果,一般可减少一个数量级的细菌数。卷心菜、洋葱外层皮细菌数多达 $10^3 \sim 10^4$ cfu/g,去除三层后其中心部位只有 $0 \sim 12$ cfu/g,因而选用中心部位制作也是控制细菌数的一种方法。用含乙醇 6.2%、乳酸 3.9%、磷酸 1.8% 的乙醇制剂洗涤 $20 \sim 30$ min,具有杀菌作用,特别是对大肠菌群的除菌效果较好。对黄瓜、卷心菜等进行预煮处理,即放进沸水中浸泡 1 min 后,立即做冷却处理,也能有效除菌。

对沙拉制作间的环境、器皿、人的手实施除菌和净化,在合理的设备布局、手工操作卫生规范的基础上,要加强菜肴制作过程的卫生管理,对沙拉类制品一定要低温保存,并设法迅速送餐厅消费。

(二)生食水产品

生食水产品是指食用前不经过加温蒸煮就直接进食的水产品,由于风味独特,历来赢得不少人的青睐。我国苏、浙、闽、粤等沿海地区,有些生食水产品已作为当地传统风味食品,并已成为居民普遍食用的美味佳肴。生食水产品的种类繁多,不同地区生食水产品的种类有所不同,但归纳起来均以贝壳类和甲壳类水产品为主。常见的生食水产品有蚶类、蛤类、螺类、牡蛎、虾类、蟹类、海蜇等。

由于水体受到生活污水、工业废水的污染,水产品体内常带有肠道致病菌、寄生虫和重金属等,有些水产品自身还带有毒素。而加工过程中没有加热环节且毒素不易被破坏,沿海地区生食水产品引起的食物中毒事件及各类食源性疾病也时有发生,并出现日趋严重的后果。因此,应严格规范加工过程。

❶ 生鱼片

(1)原料采购验收:制作生鱼片的原料必须来源于不受污染的海域或生态环境较好的大江、大河或湖泊,应该有详细的感官性状要求。经营者应规定本企业使用的加工生鱼片的原料品种及来源,并要求供货商提供原料检验报告。检验报告内容必须包括寄生虫及虫卵、致病菌等,不符合原料性状要求或无检验报告的原料不能验收。验收后的原料应选择合适的贮存条件并标识,一般进行低温(-4 ℃)或超低温(-20 ℃)冷冻,抑制或杀灭副溶血性弧菌和寄生虫。

(2)清洗、切配及供餐:加工生鱼片的海鱼,一般选择大型鱼,但必须确保鱼的鲜度。鱼体表面用流动水清洗,除去头部的内脏,将血液和污物彻底冲洗干净,使用专用工具将鱼肉加工成所需的大小和形状,放入消毒的容器中。

需要腌制(如醉制)后食用的原料必须在经过消毒的容器中腌制,并确保在腌制完毕后至食用期间食品不被污染。不经过腌制的原料粗加工过程应通过安全操作方法把生食部分取出,放于消毒容器中,并在专间内切配,从原料中取出可食部分至供餐给消费者的间隔时间不超过 1 h。若原料是半成品状态且冷冻保存,食用时应彻底解冻。

加工生鱼片时,常会使用芥末酱、醋蒜、椒等作为调料,不仅起到提鲜增香的作用,还可起到一定的杀菌作用,其中芥末酱的杀菌效率最高。当 pH 小于 3.5 时,可抑制所有肠道致病菌的生长。对于淡水鱼制作的生食水产品,由于淡水鱼与人类的生活环境密切联系,带有更多的寄生虫、致病菌和病毒,食用的安全风险更高。加工淡水鱼时,除了选择来自无污染的大江、大湖所产的草鱼、青鱼等,一般利用冷冻的方法控制各类生物性危害,调味时充分用醋、酒、蒜等调味料,杀菌后的生食水产品应放置在食用冰中保存并用保鲜膜分隔。

❷ 醉制水产类冷菜

所谓醉制是指用酒浸泡加工制成的菜肴,主要品种有醉蟹、醉虾和醉螺等。由于各地加工醉制品配方不一,这些制品一般都有微生物残存,如处理不当,可能会引起食物中毒,应该加以严格控制。

(1)醉蟹:活河蟹一般带有一定数量的细菌,据测定,腿肌为 $1.4×10^3$ cfu/g;蟹黄为 $3.4×10^3$ cfu/g;蟹鳃为 $6.4×10^4$ cfu/g。一旦死亡,各部位的细菌数即可达到 $1×10^5 \sim 9×10^5$ cfu/g。

20 世纪 80 年代以来,特种水产养殖业迅速发展,由于投放蟹苗过于密集,水质卫生状况恶化,随之而来的河蟹病源性疾病不断发生。特别是由气单胞菌引起的河蟹水肿病时常发生,使河蟹病原菌带菌率不断增多。这些致病菌一般适宜在 15～30 ℃下生长繁殖,给人类健康带来潜在危害。

醉蟹的一种配方为河蟹 2500 g,米酒 1750 g,白酒 750 g,花椒 17.5 g,八角 17.5 g,炒盐 325 g。醉制 1 周,醉蟹各部位均已达到完全杀菌的要求,表明在有食盐存在时,虽然乙醇浓度较低,但食盐与乙醇的联合作用可以控制醉蟹的卫生质量。以相似的方法加工醉蟹,结果在醉制 7 天、14 天都无活菌检出,表明传统醉制工艺中的一些配方具有科学道理,应加以科学验证和挖掘整理。

(2)醉虾:以市售鲜活青虾加工醉虾,分析醉制过程中的细菌学变化。

用 10% 白酒(乙醇含量 53%,体积分数),杀菌率较低(29.17%),加入由食盐等组成的卤汁后杀菌率有所提高(41.67%),白酒及卤汁量加倍后的杀菌效果达到 60% 以上。醉制时间对杀菌效果也有影响,一般醉制 45～60 min。经细菌学鉴定表明,残存的优势菌为河弧菌,属引起食物中毒的病原菌。而厨房醉制由于操作时间较短,不能从根本上消灭致病菌,因而食用这类菜肴是有风险的。应研究改进工艺过程,确保醉虾彻底无菌。

(3)醉螺:醉螺是以泥螺为原料醉制而成的。其肉质滑爽富有弹性,别具风味,是佐餐佳肴。泥螺属小型海产品类,生活在沿海的浅滩,以硅藻及有机污泥为食。我国沿海均有出产,以东海最多。

食用醉螺曾经引起人体的霍乱弧菌、不凝集弧菌的感染。1991 年江苏南通城区甲型肝炎发病率突然上升,经调查发现,吃泥螺组比不吃泥螺组发病人数高出 3 倍。对泥螺醉制前用 40% 食盐腌渍 12 h 或在水里养泥螺几个小时至一天,再沥弃污泥,即可去除致病性弧菌。泥螺分泌的黏性物质有利于微生物增殖。而泥螺加工过程中的三曝处理(盐处理及去沙)可以减少细菌病毒数量,进一步用酒醉制 36 h,即可灭活肝炎病毒和致病菌。

一些市售醉螺经常贮存在 40 ℃或-4 ℃的温度下,其制品中还可能有少量肠球菌、革兰阳性芽孢杆菌检出。所以应注意产品的保质期,尽量使食品在低温下保存,控制腐败变质的进程,同时须改进其工艺卫生条件。

(三)现榨果蔬汁

现榨果蔬汁营养丰富、口感良好、携带及食用方便,在水果加工品中占有较大的市场份额,尤其深受老人、女士和儿童的喜爱,在很多餐饮企业中制作并销售。现榨果蔬汁是指以新鲜水果、蔬菜为原料,现场制作的、供消费者直接饮用的非定型包装饮品。采用浓浆、浓缩汁、果蔬粉调配而成的饮料,不得称为现榨饮料。

现榨果蔬汁应在专门的操作场所内,由专人、专用工具设备加工制作;制作原料必须新鲜、无腐烂、无霉变、无虫蛀、无破损等;不得使用非食品原料和食品添加剂;用于制作现榨果蔬汁或食用冰的水应通过净水设施处理或煮沸冷却;果蔬原料应进行清洗消毒,在压榨前再次检查待加工的原辅料,若发现有感官性状异常的不得加工;接触食品的设备、用具每餐次使用前应消毒,用后洗净,并在专用保洁设施内存放;从业人员在工作前应更衣,对手部进行清洗消毒,戴口罩;现榨果蔬汁应存放于加盖的容器中,加工后到食用的间隔时间不超过 2 h,若当餐没有用完,应妥善处理,不得重复利用。

(四)菜肴围边和雕刻

❶ 围边卫生

围边是在菜肴盘边用蔬菜、水果摆成有造型的别致图案,使菜肴增加美感(图 8-9)。围边在餐饮业使用频率较高,宴席档次越高,使用越普遍。加工过程中若对手、刀、板消毒不严格,则带菌率较高,所以应该消毒后再装盘。设计围边时最好不要与菜品及其汤汁直接接触。对切配成的围边用料如果暂时不用,应置于凉开水、无菌水中,或放入含有保鲜剂的溶液中备用,不能用自来水浸泡,要避免手与食品过多接触。鉴于许多围边原料是生料,可能由原料转移的细菌数偏高,对这些原料在使用前应该充分洗净及消毒,避免在菜肴装盘过程中与生食或熟食交叉污染。

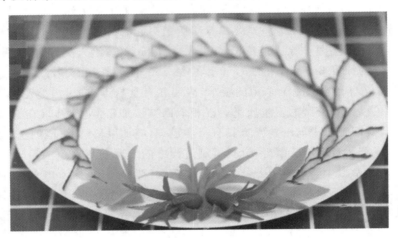

图 8-9　菜肴围边

❷ 雕刻卫生

雕刻食品一般不食用,而作为一种食品艺术造型供人观赏(图 8-10)。有些虽然是用食品雕刻而成,但带有习惯上不作为食品的部分,如果皮、果核等。有些用生南瓜、生马铃薯、生萝卜雕刻而成,仅供摆设。食品雕刻一般使用专用雕刻刀,由厨师自备及自行管理,常无杀菌消毒措施,不注意雕刻过程中的卫生管理,则细菌性污染会随着雕刻时间的延长而不断增加。对于这类食品无参照的食品安全标准,未来应开展对这类食品卫生的研究,确保菜肴既具有艺术性又符合食品安全要求。雕刻时应采用优质不锈钢材质,拼摆时防止使用钢丝、铝丝、铁丝等金属制品。立体图案的底座应采用无毒的塑料制品。操作时切忌滥用化学色素,尽量使用原料的本色或符合食品安全标准的食用色素。

二、热制凉食的食品安全控制

热制凉食是原料经过烹调热加工后,迅速降至室温或冷藏后再切配装盘调味食用。此种加工方式常见于动物性原料如畜禽肉、鱼虾,以及豆制品、根茎类等菜肴的制作。热制凉菜相对于冷制凉菜虽然增加了加热环节,但切配、存放、再加热等加工环节若不严格按照卫生要求操作,仍然会出现食品安全问题。

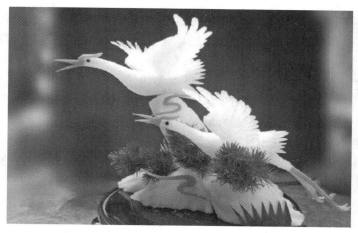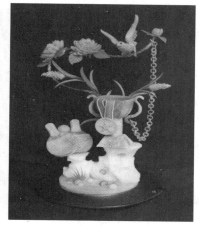

图 8-10　雕刻食品

（一）加工过程的食品安全控制

热制凉食的种类很多,相对于冷制凉食增加了加热和冷却的环节,各种菜肴共同的特点为熟制后晾凉食用,但是用的熟制方法、调味方法各不相同,因此有必要针对各类菜肴制作工艺特点分析加工过程,从工艺环节制订相应的食品安全控制措施。热加工方式包括焯水、水煮、卤制、炸收等。此外,糕点制作冷加工工艺也属于此种加工方式。

（1）焯水。适用于蔬菜类原料,应选择新鲜细嫩、受热易熟透的原料,以段或自然形态为主。加工时水温高,水量大,短时间加热,焯水后放入清水中迅速冷却,凉透拌制成菜,调味味型多样。沸水投料,选择适当水料比和焯水时间,保证断生熟透,采用净水冲洗冲凉,餐前定量配置调味料,加盖存放。常见菜品有酸辣菠菜、蒜泥豇豆、凉拌粉丝等。

（2）水煮。适用于畜禽肉类及笋类、豆类原料,以片、条、丝、丁为主。动物性原料经焯水后水煮,根据原料和成菜需要掌握不同成熟度,熟后晾凉切配,调味后食用;大块原料加工时体积不宜过大,加工时保证烧熟煮透,中心温度达到 70 ℃以上;根据原料体积和菜肴质地确定加热时间,煮制后快速冷却(2 h 内)至室温;餐前定量配制调味料,加盖存放。常见菜品有椒麻鸡片、凉拌蚕豆、蒜泥白肉等。

（3）卤制。适用于畜禽肉类及其内脏和豆制品、禽蛋等原料。将加工处理的原料放入调制好的卤汁中,以小火加热至熟透入味,卤汁可重复使用,每次使用前调配色、香、味。菜肴具有色泽自然或棕红、鲜香醇厚的特点。大块原料加工时体积不宜过大,加工时保证烧熟煮透,中心温度达到 70 ℃以上;根据原料体积和菜肴质地确定加热时间,原料脆制、卤制使用的食品添加剂应严格按照国家标准添加,禁止超标超范围使用;卤制后快速冷却(2 h 内)至室温。常见菜品有卤牛肉、卤鸡鸭、卤蛋等。

④炸收。适用于畜禽肉类及鱼虾类和豆制品。将加工处理的原料经水煮、过油后放入锅内,加入鲜汤、调味品加热使之收汁亮油,再将其晾凉,最后装盘成菜。菜肴具有色泽红亮、干香滋润、香鲜醇厚的特点。大块原料加工时体积不宜过大,加工时保证熟透,中心温度达到 70 ℃以上;保证食用油品质,根据原料体积和品种控制油温、火力和油炸时间,防止焦煳现象;严格按照国家标准添加食品添加剂,禁止滥用、超标、超范围使用;炸收后采用快速降温的方式,以防止生物性污染。常见菜品有糖醋排骨、五香熏鱼等。

（二）不同调味料及香辛料的杀菌作用

香辛料是指植物的种子、花蕾、叶茎、根块,或其提取物等具有刺激性香味,能够矫正食品的异味,赋予其香气,有些还具有着色、抗氧化、杀菌防腐以及生理药理作用。香辛料被广泛应用于烹饪

183

食品和食品工业中,主要起调香、调味、调色等作用。

为了抑制微生物的生长,提高食品的安全性,食品加工过程中可以加入香辛料作为天然的食品防腐剂以替代化学防腐剂。在餐饮业冷制菜肴质量控制方面,香辛料不仅具有调味着色功能,还具有一定的杀菌作用。

(1)辣椒。辣椒为一年或有限多年生草本植物。果实通常呈圆锥形或长圆形,未成熟时呈绿色。成熟后变成鲜红色、绿色或紫色,以红色最为常见。辣椒的果实中因果皮含有辣黄而有辣味,能增进食欲。辣椒黄素是辣椒中辛辣味的主要来源,还具有强烈的抑菌、杀菌作用。

(2)胡椒。有黑胡椒和白胡椒两种,广泛用在调味过程中。白胡椒是成熟果实脱去果皮的种子,黑胡椒是未成熟而晒干的果实。将胡椒研磨成粉末,则称为胡椒粉。胡椒粉应干燥、无霉变、无质变。胡椒粉末辛辣芳香、性热,除可增香外还有除寒气、消积食的效用,胡椒中的挥发油一般称为胡椒油,胡椒的辛味成分主要是胡椒碱,具有一定的抑菌、防腐作用。

(3)大蒜。大蒜的蒜瓣中含有蒜氨酸,当大蒜细胞破裂时,在蒜酶的作用下,蒜氨酸被分解出来。大蒜中大蒜素含量为 0.3%～0.5%,是一种具有强烈杀菌作用的挥发性物质,杀菌能力很强,是当前发现的天然植物杀菌素中抗菌作用最强的一种。实验发现,大蒜素水溶液稀释到 10 万倍左右时仍然能够抵抗葡萄球菌、链球菌和痢疾杆菌等。

(4)姜。姜是开有黄绿色花并有刺激性香味的姜科植物的根茎。根茎鲜或干品均可以作为调味料。姜性辛辣,有散寒发汗的功效,也是日常烹饪常用佐料之一。姜与葱和蒜并称为"三大佐料"。姜的嫩芽或老芽中含有约 2% 的香精油,其主要成分为生姜醇、姜油酮和生姜酚,其中姜油酮和生姜酚是起到杀菌作用的主要成分。

(5)洋葱。按照表皮颜色可分为白皮、红皮、黄皮三种类型:白皮洋葱辣味淡,组织柔软,不耐保藏;黄皮洋葱辣味浓厚,组织致密,耐保藏;红皮洋葱组织致密,耐保藏但保藏时色泽变暗。目前市售黄色和红色洋葱较多。洋葱的香气及辛辣成分主要为硫醚类化合物、烯丙基二硫化合物、二丙基二硫化合物和二基二硫化合物,它们均具有一定的杀菌作用。

(6)八角茴香。八角茴香的香辛成分主要是茴香醚。当茴香醚使用量为 2 mg/mL 时,能抑制黄曲霉、杂色曲霉与棕曲霉的生长与产毒。

(7)花椒。花椒的皮层含有 3%～5% 的芳香油,辛味成分花椒素是一种酰胺类化合物,不仅具有麻辣味,还具有一定的抑菌防腐作用。

(8)酒。乙醇作用于细菌,是通过使蛋白质凝固、变性而显示杀菌作用的,但对细菌芽孢几乎无效。乙醇含量在 50%～90% 范围内均具有杀菌作用,但无水乙醇的杀菌力较差。

影响乙醇杀菌作用的因素有乙醇含量、细菌种类及作用时间等。但乙醇易挥发,一旦挥发便失效,不会有持久的杀菌力。

(9)食醋。食醋通过醋酸起杀菌作用。当醋酸含量为 6%(pH 为 2.3～2.5)时,可以有效抑制腐败性细菌的生长。

烧煮食品加醋能缩短烹调灭菌时间,提高安全性。随着人们对健康的追求,调醋在某种程度上将会比调盐更加普遍,食醋还有抑制病毒的作用。

(10)酱油和酱。酱油和酱中的食盐可抑制细菌的生长,10%～15% 的含食盐量一般可抑制酱油、面酱中腐败性杆菌、伤寒杆菌、肉毒状芽孢杆菌的生长,同时可抑制蛔虫卵发育成有染性的虫卵。甜面酱含食盐量低,是为了照顾品种的特点设计加工的,其杀菌作用较小或几乎没有。

在酱油和酱中,都加有各种食品添加剂,特别是防腐剂,它们对控制调味料自身卫生质量起着重要的作用。

(11)食糖和蜂蜜。食糖在烹调过程中,通过扩散作用进入制品内部,使入侵的微生物得不到足够的自由水,同时由于糖渍产生的渗透压很高,微生物发生脱水,严重抑制微生物的生长繁殖。

实验表明,6% 蜂蜜对带食糖水的黄瓜条只有微弱的杀菌作用,杀菌率为 10%;将蜂蜜量加大到

12％时,显示出较强的杀菌作用,杀菌率为 76％。再置于 4 ℃冰箱冷藏 1 h(这也是蜜汁类菜肴制作过程中常用的一个工艺过程),细菌数降至最低值。由此可见,用蜂蜜杀菌必须有一定的浓度,并最好结合其他抑(杀)菌方法联合使用。

复合香辛料或复合调味料存在特殊卫生要求,即在上市和投入食用之前必须进行卫生毒理学安全性评价,由卫健委指定机构出具试验数据,确认无毒无害方可使用。

必须指出,香辛料对冷菜的杀菌作用有限,有时仅仅依靠这种作用还不能真正使菜肴符合卫生防病的要求,必须与其他措施综合使用。

冷制凉菜制作中完全没有加热环节,是容易导致细菌性食物中毒的高风险品种。这类菜肴制作过程中应从原料采购、清洗、加工、调味等环节入手,结合加工环境、操作规范、器具消毒等各方面实施食品安全控制措施。

热制凉菜包括加热和冷却的环节,熟制后晾凉食用为各种菜肴共同的特点,但是采用的熟制方法、调味方法各不相同,因此,要针对各类菜肴制作工艺特点,分析可能存在的食品安全危害,掌握加工过程中应采取的食品安全控制措施。

➡ 复习思考题

❶ 简答题

(1)如何控制烧煮熟食品的卫生质量?

(2)怎样确保火锅食品的卫生质量?

(3)煎炸过程中可能出现哪些毒物? 控制措施如何?

(4)怎样控制油烟的危害?

(5)熏烤过程中控制 PAHs 污染的措施有哪些?

(6)怎样控制裱花蛋糕的卫生质量?

(7)食品包装材料有哪些卫生要求?

(8)怎样处理好厨房内废弃物?

(9)生食蔬菜调味方式有哪些?

(10)中国最早吃生鱼片的记载出现于何时?

(11)加工生鱼片时,通常会使用哪些调味品作为蘸料? 为什么选择这些调味品?

(12)热制凉食热加工环节常见的热加工方式有哪些?

(13)冷制凉食的制作应从哪些方面实施食品安全控制措施?

❷ 实践题

某餐厅的凉菜间,生产中存在如下现象:

(1)工作人员在凉菜间进行蔬果原料的整理和清洗;

(2)操作人员在同一个砧板上切黄瓜和卤牛肉;

(3)前一天煮熟的猪肉从冰箱取出切配后调味上菜。

请分析上述现象是否违反食品安全操作规范,可能导致什么后果。

实训 12　烤肉的制作及其安全分析

一、实训目的

(1)了解并掌握烤肉的制作方法。

(2)了解并掌握烤肉制作过程中的安全控制点。

二、实训原理

参照《餐饮食品安全操作规范》《食品安全法》等

三、实训内容

（一）材料与设备

鸡翅，鸡腿，食盐，白糖，蜂蜜，五香粉，酱油，锡箔纸，手套，炉灶，烤箱等。

（二）实验步骤

鸡翅/鸡腿洗净→撒上调味料→腌制 15 min，备用→锡纸包裹→200 ℃ 20 min→翻面→刷蜂蜜→200 ℃ 10 min→冷却，成品。

（三）安全分析

（1）小组讨论分析每一步骤中的安全隐患，并确定控制方法。

（2）讨论商定后填入下表。

步　　骤	安全隐患	安全级别	应对措施与方法	解决与否

（四）实验过程

（1）遵照实验步骤中的安全隐患的控制应对方法完成烤肉的制作。

（2）学生汇报，教师指导与总结。

四、实训要求

叙述结果，进行总结，写出结论，填写实训报告。

实训 13　咸蛋的制作及其安全分析

一、实训目的

（1）了解并掌握咸蛋的制作方法。

（2）了解并掌握咸蛋制作过程中的安全控制点。

二、实训原理

参照《餐饮食品安全操作规范》《食品安全法》等。

三、实训内容

（一）材料与设备

鸭蛋，食盐，煮锅，手套，炉灶，腌制缸等（参考配方：100 个鸭蛋，食盐 5 kg，水 8 kg）。

（二）实验步骤

料液配制（5 kg 食盐溶于 8 kg 开水中）→冷却至常温，备用→挑选新鲜的鸭蛋，洗净→浸泡于盐水中→室温放置30天→出缸清洗→放入蒸煮锅内,100 ℃ 15 min→冷却,成品。

（三）安全分析

（1）小组讨论分析每一步骤中的安全隐患,并确定控制方法。

（2）讨论商定后填入下表。

步　　骤	安全隐患	安全级别	应对措施与方法	解决与否

（四）实验过程

（1）遵照实验步骤中的安全隐患的控制应对方法完成咸蛋的制作。

（2）学生汇报,教师指导与总结。

四、实训要求

叙述结果,进行总结,写出结论,填写实训报告。

实训 14　番茄果酱的制作及其安全分析

一、实训目的

（1）了解并掌握番茄果酱的制作方法。

（2）了解并掌握番茄果酱制作过程中的安全控制点。

二、实训原理

参照《餐饮食品安全操作规范》《食品安全法》等。

三、实训内容

（一）材料与设备

番茄,白砂糖,食盐,炒锅,手套,炉灶,料理机等。

（二）实验步骤

番茄→开水烫2～3 min→去皮→切小块→料理机打碎→大火煮沸→小火收汁→加入适量白糖→搅拌→加少许盐→冷却→密封→成品。

（三）安全分析

（1）小组讨论分析每一步骤中的安全隐患,并确定控制方法。

（2）讨论商定后填入下表。

步　　骤	安全隐患	安全级别	应对措施与方法	解决与否

续表

步　骤	安全隐患	安全级别	应对措施与方法	解决与否

（四）实验过程

（1）遵照实验步骤中的安全隐患的控制应对方法完成番茄果酱的制作。

（2）学生汇报，教师指导与总结。

四、实训要求

叙述结果，进行总结，写出结论，填写实训报告。

实训 15　果冻布丁的制作及其安全分析

一、实训目的

（1）了解并掌握果冻布丁的制作方法。

（2）了解并掌握果冻布丁制作过程中的安全控制点。

二、实训原理

参照《餐饮食品安全操作规范》《食品安全法》等。

三、实训内容

（一）材料与设备

水果，牛奶，白糖，吉利丁片，煮锅，手套，电磁炉，冰箱等。

（二）实验步骤

水果洗净、切块→吉利丁片，加热融化→加入牛奶、水果、白糖→搅拌均匀→冷却，成品。

（三）安全分析

（1）小组讨论分析每一步骤中的安全隐患，并确定控制方法。

（2）讨论商定后填入下表。

步　骤	安全隐患	安全级别	应对措施与方法	解决与否

（四）实验过程

（1）遵照实验步骤中的安全隐患的控制应对方法完成水果布丁的制作。

（2）学生汇报,教师指导与总结。

四、实训要求

叙述结果,进行总结,写出结论,填写实训报告。

实训 16　水饺的制作及其安全分析

一、实训目的

（1）了解并掌握水饺的制作方法。
（2）了解并掌握水饺制作过程中的安全控制点。

二、实训原理

参照《餐饮食品安全操作规范》《食品安全法》等。

三、实训内容

（一）材料与设备

猪肉,白菜,胡萝卜,鸡蛋,面粉,调味品,电磁炉,煮锅等。

（二）实验步骤

（1）猪肉洗净,切小块后剁馅备用→白菜或胡萝卜等切碎剁馅→肉菜馅料混匀加入葱姜蒜末,食盐、酱油、蚝油、五香粉等调味品→搅拌均匀。

（2）和面→分小剂子→擀皮→加入馅料→包饺子→蒸或煮熟→成品。

（三）安全分析

（1）小组讨论分析每一步骤中的安全隐患,并确定控制方法。
（2）讨论商定后填入下表。

步　　骤	安全隐患	安全级别	应对措施与方法	解决与否

（四）实验过程

（1）遵照实验步骤中的安全隐患的控制应对方法完成水饺的制作。
（2）学生汇报,教师指导与总结。

四、实训要求

叙述结果,进行总结,写出结论,填写实训报告。

项目九

餐饮食品其他环节的安全控制

扫码看课件

项目描述

　　餐饮食品从加工完成到顾客食用,往往需要经过备餐、分餐、配送等环节。此时餐饮食品为即食食品,即后续不经加热便直接食用的食品,极容易发生食品污染等问题。因此,备餐、分餐、配送等环节作为餐饮食品加工链的最末端,也是整个食品加工链中食品安全风险最高的环节,对环境和人员的卫生安全要求也极高。餐饮服务单位及食品安全管理人员应对此环节高度重视,并针对食品安全风险点采取有效控制措施,强化食品安全风险的管理与控制,确保消费者的食品安全。这对于提升我国餐饮业安全水平、保障消费者饮食安全、适应人民群众日益增长的餐饮消费需求具有重要意义。

　　对于餐饮厨房,餐厨废弃物是重要的污染源,也是细菌虫害的滋生地。餐厨废弃物的管理是餐饮单位虫害防控的重要环节,也是餐饮食品安全控制不可或缺的部分。此外,党的十八大以来,习近平总书记多次就反食品浪费作出重要批示,要求"厉行节约、反对浪费"。餐饮单位更应该遵循《中华人民共和国循环经济促进法》倡导的"减量化、再利用、资源化"原则,从源头上减少餐厨废弃物,同时实现餐厨废弃物的资源再利用,成为餐饮绿色经营的标杆。

知识目标

　　(1)理解餐饮备餐、分餐的方式与种类。
　　(2)熟悉餐饮备餐、分餐环节食品安全控制的要求。
　　(3)熟悉餐饮配送环节食品安全控制的要求。
　　(4)熟悉餐厨废弃物的管理要求。

技能目标

　　(1)能够检查备餐、分餐环节的食品安全控制要点。
　　(2)能够检查配送环节的食品安全控制要点。
　　(3)能对餐厨废弃物的管理进行检查。

素质目标

　　(1)树立和践行社会主义核心价值观,了解中国国情和行业发展,具有良好的人文社会科学素养。
　　(2)理解餐饮从业者的职业性质,能够在操作实践中理解和自觉遵守"诚实公正、诚信守则"的职业道德和规范。
　　(3)能够自觉履行对公众的安全、健康和福祉,以及环境保护的社会责任。

案例导入

某知名餐饮品牌，被蟑螂拉下神坛

一则名为"某知名餐饮品牌吃出蟑螂后检查发现 43 只"的词条冲上微博热搜榜首位，引发了围绕食品安全话题的网络热议。据国家企业信用信息公示系统网站显示，2023 年 3 月 14 日，北京某知名品牌餐厅因违反食品安全法，被北京市昌平区市场监督管理局罚款 6.5 万元。处罚详情显示，该餐厅 1 月 13 日销售的辣白菜猪肉双拼饭热卤套餐混入 1 只蟑螂。1 月 16 日，执法人员现场检查发现，距当事人被举报前最近一次消杀仅 5 天，现场总共发现 43 只蟑螂。由此，监管部门认定，当事人虽每月进行消杀，但环境消杀不彻底、不干净是造成食品混入异物的主要原因。

对此，中国经济网记者联系到公司公共事务部相关负责人，对方表示："这件事发生在 1 月份，所以 1 月份我们已经处理了。"近两年，该品牌屡次因食品安全问题现身热搜。

【思考与讨论】

（1）蟑螂从哪里来？可能是在哪些环节混入餐饮食品？

（2）如果你是该企业管理人员，应如何预防和杜绝此类事件再次发生？

任务一　备餐与分餐环节的安全控制

任务描述

备餐是餐饮食品制作完成后，在提供给顾客之前，经过餐食装饰、整理或包装的过程。分餐是指用餐过程中，实现餐具、菜饮品等的不交叉、无混用的环节。备餐与分餐的方式多样，但共同的食品安全风险是来自环境、工具、人员的污染，存放的时间和温度失去控制等。因此，明晰备餐与分餐环节的食品安全控制点，才能保障提供给顾客的最终食物是安全放心的。

任务目标

（1）理解餐饮备餐、分餐的方式与种类。

（2）熟悉餐饮备餐、分餐环节食品安全控制的要求。

（3）理解餐饮服务提供者应具备必要的食品安全意识、诚信管理意识和自律意识。

任务导入

2023 年 2 月"食品安全零容忍，实行全覆盖、全链条、全主体监管"专家答记者问节选如下。

问：食品安全执法监管是一场攻坚战，也是一场持久战，如何提高"从农田到餐桌"全过程监管能力？

张峰（中国检验检疫科学研究院副院长、首席专家，国务院食品安全委员会专家委员会委员）：我国实行全覆盖、全链条、全主体监管，主要从以下方面提高监管能力，提升食品安全水平。

一是监管标准实现全覆盖，保证食品安全执法监管有标准可依。根据食品安全法及其实施条例，食品安全标准制定包含 8 个方面内容，基本涵盖了食品"从农田到餐桌"、从一般人群到婴幼儿等

191

特殊人群食品安全管理各个环节的技术要求。对尚未制定食品安全标准但风险评估证明存在安全隐患的,制定临时限量值和临时检验方法;对添加或可能添加的非食品用化学物质和其他可能危害人体健康的物质,制定名录及检验方法并予以公布;对上述方法无法检验的掺杂掺假食品,制定补充检验项目和检验方法。

标准制定更加严谨。食品安全标准是强制执行的标准,其制定流程科学严谨,验证和评审环节涉及十余家政府部门、技术机构。随着食品安全监管规范化,食品安全标准也不断完善。

二是监管机制实现全链条,保证食品安全监管不留死角。食品"从农田到餐桌"链条长,涉及农业行政、食品安全监管、出入境检验检疫等。农业行政部门对食用农产品种植、养殖、屠宰等环节从源头进行监管,食品安全监管部门负责市场综合监管,出入境检验检疫部门对进出口食品安全实施监管。行政执法和刑事司法基本实现无缝衔接。

监管力度不断加大。2021年,全国四级市场监管部门共完成食品安全监督抽检6954438批次,发现不合格样品187368批次,降低了食品不良事件发生概率。对于没有相关标准用以进行抽检的项目,通过风险监测发现风险因子,为监管和标准制定提供了重要导向。

三是监管责任主体更全面,压紧压实食品安全属地管理责任和企业主体责任"两个责任",严防严管严控食品安全风险。

▶ 任务实施

为贯彻落实党中央、国务院关于加强食品安全工作的决策部署和习近平总书记关于抓好餐饮业质量安全的重要指示精神,满足人民群众日益增长的餐饮消费需求,落实食品安全管理"四个最严",我国推荐实施餐饮分餐制度。

一、备餐与分餐的方式及种类

(一)备餐与分餐

有的餐饮类型在备餐时就完成了分餐,比如集体用餐配送单位、网络餐饮、快餐,其备餐时已经按份数分好餐食。分餐服务仅适用于2人以上的聚餐情形,并不是所有餐饮单位都会提供分餐服务,但是几乎所有的餐饮类型都有备餐环节,很多餐饮单位设置专门的备餐间。备餐间介于厨房和餐厅区域之间,既是厨房生产流程的终点,也是餐厅餐饮服务的起点。

餐饮分餐是饮食文明的体现,餐饮分餐制既是适应公共卫生突发事件的需要,也是引导餐饮移风易俗、文明进步的需要。《餐饮分餐制服务指南》(GB/T 39002—2020)国家标准的发布,推动餐饮分餐制的实施,促进分餐服务提供的规范化、标准化,使餐饮分餐成为日常用餐方式。作为餐饮服务提供者,应该制订细化的分餐实施要求,并积极宣传分餐理念,营造分餐氛围,推动分餐制实施。

(二)备餐与分餐的方式及种类

根据餐饮类型不同,备餐分为宴会备餐、零点备餐、集体用餐备餐、网络餐饮备餐等。零点备餐是指在后厨与前厅较方便的过渡地带,备餐间起收菜单,传菜单,起菜、传菜、停菜等指挥作用。宴会备餐,是指大批量宴会食物暂时存储分派的环节,服务员在备餐环节做餐饮服务的准备工作。集体用餐备餐,是指集体用餐配送单位将餐食分成份装,进行整理包装的过程。网络餐饮备餐,是指网络餐饮单位将食物整理包装好,贴上食安封签,保温等待外卖快递员运送的过程。

根据《餐饮分餐制服务指南》(GB/T 39002—2020),按不同用餐场景和需求而设计的分餐方法和形式,一般可分为按位分餐、公共餐具分餐、自取分餐。

(1)按位分餐。即指按就餐人数将菜品分成单人份,每人一份呈现于餐桌的分餐方式。

(2)公共餐具分餐。是指用餐过程中利用公勺、公筷、公叉、公夹或公刀等专用分餐工具实现分餐的方式。公勺和公筷作为常用分餐餐具,应该通过造型、材质、色彩和尺寸与个人餐具进行区分,并且印制"公勺""公筷"字样,分餐标识如图 9-1 所示,分餐勺标准如图 9-2 所示。分餐餐具应有专门的盛放器皿,分餐餐具及其盛放容器使用前应清洗消毒。

图 9-1　分餐标识

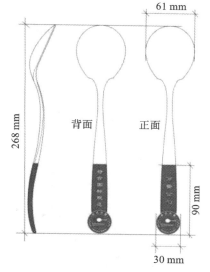

图 9-2　分餐勺标准

(3)自取分餐。是指就餐人员使用独立餐具,自助取餐或由服务人员协助取餐的分餐方式。

菜品研发应充分考虑分餐需要,对有整体造型展示需求的菜品,宜考虑菜品分拆的技法设计,菜品传送过程中还应对菜品加盖隔离罩,为传送人员佩戴防唾液飞溅透明口罩等方式,以防止交叉污染。

二、备餐与分餐过程中的安全控制

在备餐、分餐环节,要按照最少接触、最少交叉的原则进行食品准备,根据《食品安全国家标准 餐饮服务通用卫生规范》(GB 31654—2021),餐饮单位在供餐环节时应注意以下几点。

(1)分派菜肴、整理造型的工具使用前应清洗消毒。加工围边、盘花等的材料应符合食品安全要求,使用前应清洗,必要时消毒。

(2)烹饪后的易腐食品,在冷藏温度以上、60 ℃以下的存放时间不应超过 2 h。存放时间超过 2 h 的,如果未发生感官性状变化的,食用前应进行再加热,再加热时,应当将食品的中心温度迅速加热至 70 ℃以上;如果食品感官性状发生变化的,应当废弃该食品。烹饪完毕至食用时间需超过 2 h 的,应在 60 ℃以上保存,或可采取将食品切成小块、搅拌、冷水浴等措施,或使用专用速冷设备,使食品尽快冷却,冷却后进行冷藏。

(3)供餐过程中,应采取有效防护措施,避免食品受到污染。用餐时,就餐区应避免受到扬尘活动的影响(如施工、打扫等)。事先摆放在就餐区的餐(饮)具应当避免污染。

(4)与食品接触的餐(饮)具面或与食品接触的垫纸、垫布、餐具托、口布等物品应一客一换。撤换下的物品应清洗消毒,一次性用品应废弃。

(一)备餐与分餐的场所及设施

备餐间是预备开餐所需要的场所,是后厨生产与前厅的服务之间相衔接的一种必需的设计。备餐间以方便、快捷、减少就餐人员排队等候时间为原则将售卖区设计为长龙式。备餐间应处于餐厅、厨房过渡地带,要有足够空间和设备,以便于夹、放传菜单,便于通知划单员,要方便起菜、停菜等信息沟通。

供餐与用餐过程中的安全管理

厨房与餐厅之间应采用双门双道,起隔油烟、隔噪声、隔温度作用。备餐间的设备包括开水器、工作台柜、制冰机连滤水器、紫外线消毒柜等。针对不同的用餐场景,分餐场所需配备餐具存储柜、洗手池、洗手液、消毒液等适宜的设施设备和用品。

备餐与分餐区应保持环境干净整洁(图9-3),应该符合专间的卫生要求,详细内容如下。

(1)操作人员进入专间前应更换洁净的工作衣帽,并将手洗净、消毒,工作时须戴口罩。专间内应当由专人加工制作,非操作人员不得擅自进入专间。不得在专间内从事与备餐分餐无关的活动。

(2)专间每餐(或每次)使用前应进行空气和操作台的消毒。使用紫外线灯消毒的,应在无人工作时开启30 min以上。专间内应使用专用的工具、容器,用前应消毒,用后应洗净并保持清洁。

(3)供备餐用的蔬菜、水果等食品原料,未经清洗处理的,不得带入专间。

(4)制作好的食物应尽量当餐用完。剩余尚需使用的应存放于专用冰箱内冷藏或冷冻,食用前应该再加热。

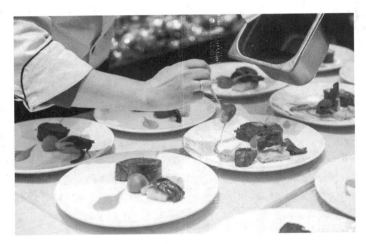

图9-3　备餐与分餐

(二)备餐与分餐的温度及时间

备餐与分餐是食品供应流程中的后期环节,食品的安全容易受到温度、时间失控的影响。因此,应注意热的食品保持热的温度,冷的食品保持冷的温度,应避开5~60 ℃这个危险温度范围。备餐及分餐应该尽快完成,如果需要等待,则应对食品成品(即食食品)进行保温。大量食品制备后需短暂保温,如自助餐、宴会或员工餐厅的备餐,以及自助餐上食品的展示。在注意时间、温度控制的同时,热食和冷食还应在保温时加以防护,凉菜在后厨备餐时也必须防护,保护食物免受污染。

对于高风险冷热食品展示,如果在危险温度范围(5~60 ℃),比如室温下,供应时段每2 h应进行一次温度监测,记录到食品展示监控记录表格中。高风险热食应保持在60 ℃或以上温度范围,如在危险温度范围(5~60 ℃),超过2 h食品应翻热,翻热后的食品不应存放超过2 h。高风险冷食应保持在5 ℃以下,如在危险温度范围(5~60 ℃),超过2 h应丢弃食品,巧克力、糖浆类除外。寿司、海苔卷可以在15 ℃下存放达4 h,温度和时间应记录到食品展示监控记录表中。供应时段每2 h应进行一次温度检测,记录到食品展示监控记录表格中。这里的2 h包含了食品制备后在后厨保温的时间以及在餐厅展示供应的时间。因此,制备后的食品应贴上时间标签再放入保温柜中存放,以便于时间的记录。

对于自助餐的高风险热菜(如禽、肉、蛋、海产品)展示,最少每餐对每个品类抽取其中一个出品进行记录。如餐厅内用餐人数较为集中(包括自助餐式宴会、员工餐厅),食物的更换频率相对更快,在此情况下,可仅记录出品的每次更换时间。食品补给时必须完全替换,保证先烹饪的食品先被食用,遵循先进先出原则,在自助餐台上不能新旧食品混合。已经展示或端送过的无包装剩余食品应在餐后丢弃,决不可重复使用。冰槽内应有排水,冰不可直接与即食食物接触。同一自助餐时段内,冰上的食物可以轮转,但冰块不会进行更换,如果食物直接接触冰块,食物的残渣将有可能污染冰块,导致下一轮的食物受到污染,因此,冰不可直接与即食食物接触。

集体用餐配送的食品不得在 5～60 ℃的温度条件下贮存和运输,从烧熟至食用的间隔时间(保质期)应符合以下要求:烧熟后 2 h 的食品中心温度保持在 60 ℃以上的(热藏),其保质期为烧熟后 4 h;烧熟后 2 h 的食品中心温度保持在 5 ℃以下的(冷藏),保质期为烧熟后 24 h,但供餐前应再加热。盛装、分送集体用餐的容器表面宜标明加工单位、生产日期及时间、保质期,必要时标注保存条件和食用方法。在烹饪后至食用前需要较长时间(超过 2 h)存放的食品,应当在高于 60 ℃或低于 5 ℃的条件下存放。

（三）备餐与分餐的器具及人员

备餐与分餐环节的人员和器具应满足以下要求。

(1)操作前应清洗、消毒手部,操作时佩戴口罩和一次性手套,使用筷子、勺子等工具将食物分派,避免手部直接接触食品(图 9-4)。

(2)集体用餐单位从事食品分餐、发放的人员必须每年进行健康检查,并取得有效健康证明。发现有不明原因发热、腹泻、呕吐、手部开放性或感染性伤口、咽部炎症等有碍食品安全病症的人员,不得安排从事食品的分餐、发放。

(3)操作人员应认真检查待供应食品,发现有感官性状异常的,不得供应。

(4)操作时要避免食品受到污染。

(5)使用符合食品安全规定的容器、包装材料盛放食品,避免食品受到包装材料的污染,菜肴分派、造型整理的用具应该消毒。

(6)备餐分餐的设备、工具应专用。每餐次使用前应消毒,用后应洗净并在专用保洁设施内存放。

(7)用于菜肴装饰的原料使用前应洗净消毒,不得反复使用。

(8)运送集体用餐的容器应安装食品热藏和冷藏设备,在每次配送前应进行清洗消毒。

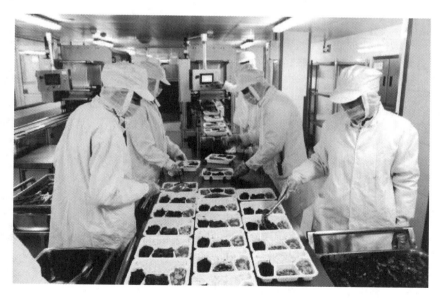

图 9-4　备餐间分餐

食品的留样
制度

任务二　配送过程中的安全控制

➡ 任务描述

　　餐饮配送是指在经济合理区域范围内,根据客户要求,向消费者专门提供各种酒水、食品,而不需要客户提供设施及场地的食品配送行为。这种餐饮配送类型主要包括集体用餐单位配送、中央厨房配送以及网络餐饮配送。集体用餐单位配送是指根据服务对象订购要求,集中加工、分装和分送食品(但不提供就餐场所)的生产经营活动;网络餐饮配送是指入网餐饮服务提供者利用互联网提供餐饮配送服务。

➡ 任务目标

　　(1)理解餐饮配送的特点。
　　(2)熟悉餐饮配送环节食品安全控制的要求。
　　(3)理解餐饮配送者应具备必要的食品安全意识、诚信管理意识和自律意识。

➡ 任务导入

　　2023年3月14日,昆明市网络餐饮食品安全共治暨食安封签守护行动正式启动,吹响全市"小封签守护大安全"的号角。

　　在启动仪式上,昆明市市场监督管理局食品餐饮安全监管处解读了《关于推行使用网络订餐外卖食安封签的指导意见》,昆明市餐饮与美食行业协会发布并解读了《昆明市餐饮外卖密封规范》团体标准。同时,开启食安封签设计线上征集活动,设计一经采用,将获活动组委会提供的神秘"大奖"。

　　此次行动将推动形成"部门主导、平台主推、商户参与、社会共治"多维度推广使用食安封签的良好局面,在全社会营造"无封签不外卖"的良好氛围。在启动仪式现场,美团、饿了么网络餐饮服务第三方平台、外卖骑手等各方代表上台承诺,首批200万份食安封签面向全市投放。食安封签走进市民的生活,不仅对入网餐饮单位提出了更高要求,也将进一步规范第三方平台的主体责任,给餐饮外卖再上一道"安全锁"。通过食安封签,明确商家、骑手和消费者的责任,消除配送过程中的监管"盲区"。

➡ 任务实施

　　习近平总书记多次就做好食品安全工作发表重要讲话,反复强调要切实加强食品药品安全监管,用最严谨的标准、最严格的监管、最严厉的处罚、最严肃的问责,加快建立科学完善的食品药品安全治理体系。这为做好食品安全工作提供了根本依据。

一、餐饮配送环节的特点

　　配送环节是很多餐饮形式的必备环节,也是食品安全风险较高的环节,对配送环节实施食品安全控制,显得极为必要。而配送环节也是食品供应链中最薄弱的环节,很多配送人员资质良莠不齐,配送环节难以监管,配送环节涉及的权责利益不明晰,如果发生食品安全事件,无法确定是配送前的餐饮单位责任、配送时配送人员的责任，还是最后消费者的责任。因此，配送环节的食品安全控制极为重要，是食品安全管理的监管难点环节。

二、餐饮配送环节的安全控制

根据《食品安全国家标准　餐饮服务通用卫生规范》（GB 31654—2021），餐饮单位在配送环节时应该注意以下几点。

餐饮食品配送过程中的安全管理

（1）应选择合适的食品配送工具和配送包装、容器，配送前对配送工具、食品容器进行清洗消毒，配送中防止食品交叉污染和注意温度控制，不应与有毒、有害物品混装配送等。

（2）应注意送餐人员个人卫生，配送箱（包）保持清洁并定期消毒，外卖配送过程防止直接入口食品污染，保证食品温度符合要求，鼓励使用外卖包装封签等。

（3）中央厨房、集体用餐配送单位配送的食品应标注信息，鼓励外卖配送食品标注信息。

（一）餐饮配送车辆与器具

集体用餐的食品应采用冷藏、加热保温或高温灭菌以及符合要求的其他方式进行配送。应当采用封闭式专用车辆，车辆运输前应当进行清洗、消毒，在运输装卸过程中应当注意操作卫生，所有食品在运送过程中必须密闭保存，防止食品污染（图 9-5）。集体用餐配送单位应配备盛装、分送产品的专用密闭容器，运送产品应使用专用封闭式车辆，车辆内部结构应平整，便于清洁，设有温度控制设备，以确保集体用餐配送的食品在 8 ℃以下或 60 ℃以上的温度条件下贮存和运输。餐饮配送应配备封闭式专用运输工具，配送过程中应进行实时定位和配送过程温度的监控。

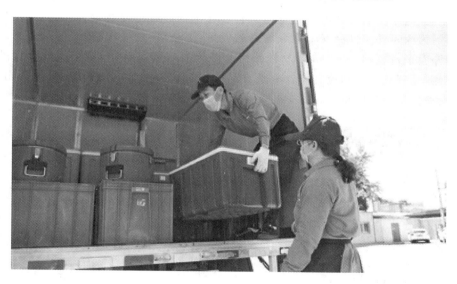

图 9-5　餐饮配送车辆

对于送餐量大、分装时间长的热链食品，配送前应对食品进行二次加热，应配备专用保温或加热设施，运输时食品的中心温度保持在 60 ℃以上。对于冷链食品，采用冷藏方式配送的，应当在食品烧熟后充分冷却（在 2 h 内中心温度降至 8 ℃以下），并在 8 ℃以下分装、贮存、运输，食用前须加热至中心温度 75 ℃以上。运输工具应配备制冷装置，使运输时食品的中心温度保持在 8 ℃以下。采用高温灭菌方式消毒后配送的，应当将食品盛装于密闭容器中经高温灭菌，达到商业无菌要求。

餐饮服务提供者应当使用无毒、清洁的食品容器、餐具和包装材料，并对餐饮食品进行包装，避免送餐人员直接接触食品，确保送餐过程中食品不受污染。餐饮服务提供者配送有保鲜、保温、冷藏或者冷冻等特殊要求食品的，应当采取能保证食品安全的贮存、配送措施，鼓励提供可降解的食品容器、餐具和包装材料。

　　液体类餐饮外卖食品打包时宜使用餐盒盒盖附加卡扣、餐盒覆盖保鲜膜、塑封机加盖覆膜等密封措施;固体类餐饮外卖食品根据餐饮食品特点和食用方式选择合适餐盒打包,推荐在包装袋外使用外卖食安封签、一次性扎带、密封机等密封措施;固液混合类餐饮外卖食品,因固体餐饮食品易在液体里泡发,推荐将固体餐饮食品和液体餐饮食品分别打包,有条件的可以采用固、液分层放置的餐盒打包,根据食品的不同形态选择适合的密封措施。

　　(二)餐饮配送温度及时间

　　食物制备完成后应该尽快进行配送,因为室温条件往往处于食品存放的危险温度带 5～60 ℃,长时间存放易造成食品变质,餐品熟制后常温存放食用时限不得超过 2 h,60 ℃以上热藏保存食用时限为熟制后 4 h。冷藏方式加工的食品从烧熟至食用的时间不得超过 24 h;加热保温方式加工的食品从烧熟至食用的时间不得超过 4 h。热食和冷食应该分开配送。热食运输时食品的中心温度应该保持在 60 ℃以上,冷食运输时食品的中心温度应该保持在 8 ℃以下。

　　(三)餐饮配送人员与信息标注

　　餐饮服务提供者应当加强对送餐人员的食品安全培训和管理。委托送餐单位送餐的,送餐单位应当加强对送餐人员的食品安全培训和管理。培训记录保存期限不得少于 2 年。送餐人员应当保持个人卫生,使用安全、无害的配送容器,保持容器清洁,并定期进行清洗消毒。送餐人员应当核对配送食品,保证配送过程食品不受污染。

　　网络餐饮建议使用食品安全封签(简称食安封签)对餐品进行密封(图 9-6)。食安封签是防止餐食外包装在运送过程中被人为拆启或意外破坏而使用的一次性封口包装件,具有拆启后无法恢复原状、无法重复使用的特性,消费者可凭封签确认餐食在配送过程中是否完好无损。食安封签的推广不仅是监管部门为保障外卖食品安全重点推进的项目,更是对"食安锁"形式的迭代升级,将其作为有效载体推动外卖平台、餐饮外卖单位及食品行业广泛参与和支持,有效普及外卖食品安全知识。小小的一张封签,能有效预防和控制餐饮外卖食品配送过程中的食品安全风险,提升用户就餐安全体验,有效减少餐品受到二次污染。

外卖配送过程中的安全管理

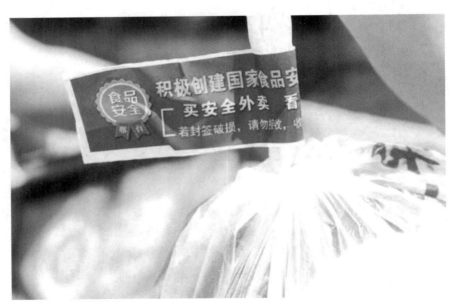

图 9-6　网络餐饮的食品安全封签

任务三 餐厨废弃物的安全控制

任务描述

餐厨废弃物是餐饮垃圾和厨余垃圾的总称。餐厨废弃物是重要的污染源,也是细菌虫害的滋生地,餐厨废弃物的管理是餐饮单位虫害防控的重要环节,也是餐饮食品安全控制不可或缺的部分。同时,从源头上减少餐厨废弃物,实现餐厨废弃物的资源再利用,也是餐饮单位实现绿色经营与管理的重要举措。

食品餐厨废弃物的安全管理

任务目标

(1)理解餐厨废弃物的概念。
(2)熟悉餐厨废弃物的管理要求。
(3)理解餐饮提供者应具备必要的食品安全意识、环境保护意识。

任务导入

近年来,餐厨垃圾试点城市数量不断增加,目前全国已有 100 个试点城市。在探索餐厨垃圾分类收集管理与回收再利用体系上,各类法律法规政策不断强化各项专门性的规定。从 2010 年以来,国家先后发布了十余条相关政策,不断提升餐厨垃圾管理的标准,完善餐厨垃圾收处制度监管,推动无害化、资源化处理,而包括餐厨垃圾在内的固体垃圾收费制度也成为规范城市餐厨垃圾收处体系的重要手段。

自 2010 年起,国家发展和改革委员会、生态环境部和农业农村部等联合下发了《关于组织开展城市餐厨废弃物资源化利用和无害化处理试点工作的通知》,监督地沟油的排放处理过程,确立了北京、上海、武汉等城市为第一批餐厨垃圾处理试点城市。

截至目前,全国已有五批 100 个餐厨垃圾试点城市。一、二线城市,包括部分省市城市,在餐厨垃圾管理上面更加严格,在探索有效的餐厨垃圾"收集—运输—处理"一体化机制上不断积累先进经验,垃圾分类覆盖率、市场化开放程度显著提高。

任务实施

习近平总书记强调,"要推动形成绿色发展方式和生活方式,为人民群众创造良好生产生活环境"。推动绿色餐饮发展,建立健全餐饮业节能、节约发展模式,提供"放心、健康"的餐饮服务,倡导绿色低碳的生活方式,满足人民群众过上美好生活的新期待,是贯彻落实党的二十大精神的具体举措。

一、认识餐厨废弃物

餐厨废弃物,是指从事餐饮服务、集体供餐、食品生产加工等活动的单位和个人(以下简称餐厨废弃物产生单位),在生产经营过程中产生的食物残余、食品加工废料和废弃食用油脂等废弃物。垃圾分类政策强力推进,促进了整体湿垃圾量提升。相关研究表明,2020 年中国整体的餐厨垃圾产生总量增加,预估达到 1.2 亿吨。餐厨垃圾的产量巨大,餐厨垃圾中的油性物质和有机物含量较多且具有易酸化腐臭、滋长细菌与寄生虫的特点,不加处理就会对餐饮单位环境造成污染。因此,对餐厨垃圾进行无害化的回收处理以及资源化的利用是目前的当务之急。

二、加强餐厨废弃物管理

根据《食品安全国家标准 餐饮服务通用卫生规范》(GB 31654—2021),餐饮单位在餐厨废弃物管理时应该注意以下几点。

(1)餐厨废弃物应及时清除,不应溢出废弃物存放设施。

(2)废弃物存放设施应及时清洁,必要时消毒。

(3)废弃物处置应当符合法律、法规、规章的要求。

餐饮单位应该建立餐厨废弃物处置管理制度,将餐厨废弃物分类放置,做到日产日清;以集体食堂和大中型餐饮单位为重点,推行安装油水隔离池、油水分离器等设施;严禁乱倒乱堆餐厨废弃物,禁止将餐厨废弃物直接排入公共水域或倒入公共厕所和生活垃圾收集设施;禁止将餐厨废弃物交给未经相关部门许可或备案的餐厨废弃物收运、处置单位或个人处理;不得用未经无害化处理的餐厨废弃物喂养畜禽。设置专用且易于区分的废弃物存放容器(图 9-7),食品处理区分易腐垃圾、其他垃圾和可回收物,用餐区分易腐垃圾、其他垃圾和可回收物。餐厨废弃物应当实行密闭化运输,运输设备和容器应当具有餐厨废弃物标识,整洁完好,运输中不得泄漏、撒落。垃圾存放合理,易腐垃圾和泔水存放期间应优先置于室外;如置于封闭环境,应设立结构密闭的废弃物临时集中存放设施,做好排气处理,排口加装除味处理设备,食品处理区内可能产生废弃物或垃圾的场所均应设有废弃物容器。废弃物容器应配有盖子,以坚固及不透水的材料制造,能防止有害动物的侵入、不良气味或污水的溢出,内壁应光滑以便于清洗。在加工经营场所外适当地点宜设置废弃物临时集中存放设施,其结构应密闭,能防止害虫进入、滋生且不污染环境。

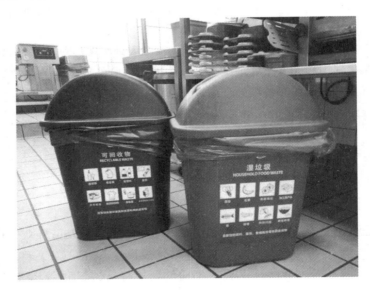

图 9-7　餐饮厨房废弃物存放容器

应该建立餐厨废弃物管理台账制度,详细记录各类垃圾的处理时间、种类、数量等信息。餐厨废弃物产生、收运、处置单位要建立台账,详细记录餐厨废弃物的种类、数量、去向、用途等情况,定期向监管部门报告(表 9-1)。各地要创造条件建立餐厨废弃物产生、收运、处置通用的信息平台,对餐厨废弃物管理各环节进行有效监控。

续表

表 9-1　餐厨废弃物处理记录台账

日期	废弃物 名称	废弃物 数量/kg	处理废弃物 数量/kg	经办人 签名	废弃物回收 人签名	是否 索证	食品安全 管理人员签名

三、推进餐厨废弃物资源化利用和无害化处理

餐厨废弃物管理应当遵循减量化、资源化、无害化的原则。餐厨废弃物产生单位应当与餐厨废弃物收集运输企业依法签订收集运输协议,约定餐厨废弃物的数量、收集时间、收集地点等内容。具备条件的餐厨废弃物产生单位可以根据环境卫生专项规划安装分散式餐厨废弃物处理设备,对餐厨废弃物进行无害化、资源化处理;分离出的废弃食用油脂应当交由餐厨废弃物收集运输企业收集运输。餐厨废弃物收集运输企业应当为餐厨废弃物产生单位无偿提供标识统一、数量充足的专用收集容器。餐厨废弃物产生单位应当负责收集容器的管理,保持收集容器的完好和整洁。

探索适宜的餐厨废弃物资源化利用和无害化处理技术工艺路线及管理模式,提高餐厨废弃物资源化利用和无害化处理水平。要研究完善相关政策和措施,支持餐厨废弃物资源化利用和无害化处理项目建设,积极扶持相关企业发展,引导社会力量参与餐厨废弃物资源化利用和无害化处理。做好技术研发、资源化产品安全性评估等工作,加快建立相应的政策、法规、标准和监管体系,促进餐厨废弃物资源化利用和无害化处理产业发展,积极推进餐厨废弃物资源化利用和无害化处理工作。

食品生产经营单位要强化食品安全责任主体意识,坚持诚信守法经营,切实履行社会责任。要严格执行生产卫生标准和操作规范,建立健全并严格落实进货查验、索证索票和全程追溯制度,加强对食品原料的检验检测,发现问题立即处理并向监管部门报告。

加大查处和收缴非法收运餐厨废弃物运输工具的力度,严厉打击非法收运餐厨废弃物的行为;对违法销售或处置餐厨废弃物的餐饮服务单位要依法予以处罚;对机关和企事业单位、学校、医院等内部集体食堂(餐厅)不按照规定处置餐厨废弃物的,除进行处罚外,还要追究食堂(餐厅)所属单位负责人的责任。

复习思考题

(1)餐饮备餐环节应注意哪些食品安全管理要点?

(2)餐饮分餐环节应注意哪些食品安全管理要点?

(3)餐饮配送环节应该如何保证食品安全?

(4)餐厨废弃物应该如何管理?

常见餐饮安全管理控制方法

项目描述

　　餐饮连锁企业是我国餐饮企业重要发展趋势之一,通常统一品牌、统一规范、统一配送、统一管理,提供标准化产品与服务。餐饮连锁企业往往经营门店数量多,采购数量大,供应链长,配送范围广,食品安全的系统性风险较高。近年来,个别餐饮连锁企业在加快规模扩张的同时,疏于内部管理,违规经营时有发生,损害了消费者的切身利益。加强餐饮连锁企业食品安全管理,有利于推动餐饮连锁企业依法诚信经营,提升科学管理水平;有利于树立餐饮连锁企业的品牌形象,促进行业健康发展;有利于提高餐饮服务食品安全水平,切实维护公众的健康权益。各级市场监督管理部门要充分认识加强餐饮连锁企业食品安全工作的重要性和必要性,针对餐饮连锁行业的特点,采取更加有力的措施,强化从企业总部到经营门店的系统管理,强化企业总部对中央厨房、配送中心和经营门店的管理,进一步提高餐饮连锁企业食品安全水平。因此,运用科学的食品安全管理控制方法是餐饮企业管理的重要环节。

知识目标

　　(1)理解餐饮食品安全管理控制方法的基本内涵、特点。
　　(2)熟悉餐饮食品安全管理控制方法的基本内容。

技能目标

　　(1)能够根据餐饮食品安全管理控制方法开展工作。
　　(2)能够根据餐饮企业管理实际开展食品安全管理方法优化。

素质目标

　　(1)提高学生的食品安全管理的意识,树立科学管理的思维。
　　(2)深化学生对企业食品安全管理制度的重要性认知。

案例导入

餐饮企业的六大苦恼

　　某餐饮企业出现如下问题:第一,厨房、前厅、库房的物品摆放工整但无秩序,使用时寻找耗时较长,工作效率低;第二,库房、操作间内贮存的调料有时存放几个月都不使用,很容易出现原料过期变质还在库房或操作间内存放继续使用的现象,给餐厅安全带来巨大的隐患;第三,餐饮人员流动性大,节能意识和原料成本的控制每天例会都讲,但每天检查时此类问题还是会出现;第四,服务流程与技能每月都要进行培训,但考核运用时一部分员工还是记不全;第五,卫生清洁每日都做,但由于无标准,员工清理不到位,检查时还是存在卫生死角;第六,传达一项工作时由于员工个人理解能力不同,在工作中总会出现偏差,导致将全部的精力用到"救火"解决处理工作中出现的各类问题,从而很容易造成餐厅综合管理能力的薄弱。

【思考与讨论】

(1)以上事件反映了餐饮管理中存在哪些共性问题?

(2)如果你是该企业管理人员,应采取何种科学管理方法解决上述问题?

任务一　五常管理法

→ 任务描述

五常管理法是当前餐饮业广为推行的一种较为先进、较有实效的企业内部管理方法,其原理简单,实用性强,可操作性强,投入少见效快。作为一名即将进入准备实施五常管理或已实施五常管理的餐饮企业的员工,通过本任务的学习能起到帮助其了解五常管理基本理念,熟悉和掌握五常管理基本要求和具体操作,牢记并履行本职岗位五常管理要点,是本任务学习目的所在。

→ 任务目标

(1)理解五常管理法的概念及内容。

(2)掌握用五常管理法进行餐饮企业管理的要点。

(3)提升个人食品安全意识,落实食品安全管理职责。

→ 任务导入

某餐饮企业出现如下三大问题:第一,厨房工作环境零乱肮脏,又湿又滑,经常出现摔碎菜盘、摔伤员工的现象,甚至引发食品安全问题;第二,经常出现采购不足或过量的问题,导致物品积压和食品变质等问题;第三,物品随意摆放,经常找不到要找的东西,工作效率低下,出现食品混杂的情况。那么,我们作为餐饮管理人员,应该如何处理?

→ 任务实施

一、认识五常管理法

五常管理法是 1994 年由香港品质管理大师何广明教授始创的概念,所谓的"五常",即常组织、常整顿、常清洁、常规范、常自律。五常管理法源于 5 个英文单词,即 Seiri(整理)、Seiton(整顿)、Seiso(清扫)、Seiketsu(清洁)和 Shisuke(修养),由于 5 个英文单词的头一个字母都是"S",故也称为 5S 管理。

1987—1988 年,何广明教授受聘于日本的亚洲生产力中心,在日本调查研究 5S 管理法,并在日本 20 多家企业成功推广应用。1993—1994 年,何广明教授又受聘于亚洲发展银行,成为马来西亚政府的首位品质专家,再次成功推行了 5S 管理方法。基于这些成就,何广明教授将 5S 管理法引入香港,命名"五常管理法"(图 10-1)。1994 年,香港政府工业署委任何广明教授在香港推行五常管理法。1995 年,香港五常法协会成立,并在中国内地和香港地区注册商标。5S 管理在日本民间流传 200 多年,这与日本人干净整洁的生活习惯和严明的纪律性不无关系。目前,五常管理法是一种先进科学的管理方法,其目的是经常维持工作现场的组织、整顿、清洁和规范,杜绝和减少浪费,提高工作效率,尤其在餐饮企业食品安全管理领域起着重要的作用。

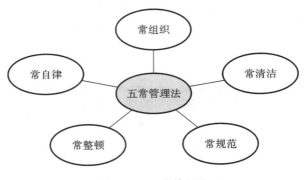

图 10-1　五常管理法

二、餐饮企业五常管理法的主要内容

(一)常组织

常组织指对自己的工作场所和身边物品进行全面的、经常性的分门别类,舍弃不需要的、不经常使用的及破损过期等不能使用或不需要使用的物品,在工作场所只留下工作必需或需要经常使用的物品,从而达到腾出空间、塑造整洁卫生工作场所的目的。常组织的核心是在工作场所把所需要的物品和物品的数量降低到最少。

❶ 要点一:去除食品加工操作场所内所有无关的物品

常组织的第一步,对厨房、仓库、餐厅等食品加工操作场所、就餐场所的现有物品进行全面清理、逐一分类,确定哪些是必需的、哪些是非必需的。其一,必需的物品是指经常使用的物品,如果没有它,就会影响经常性的食品加工制作。这类物品归属为必需物品。其二,非必需物品又可分为两种,一种是使用周期较长的物品,一个月、三个月,甚至半年、一年或两年才会用到的物品,如不常用的餐具、特殊的调料等,对于这一类物品均应清出厨房放入仓库,并对这类物品建立库存档案,定期检查,以备随时需要;另一种是食品加工制作中,已不需要或不能使用的物品,如已过期变质的食品、食品原料,已破损、损坏的食品工用具、容器、餐具、设备等,对于这类物品处理,坚决废弃。多数餐饮单位的厨房本来就不宽敞,再存放一些与食品加工无关紧要的或可有可无的物品,自然更拥挤。因此,五常管理法的第一步就是对现有物品逐一开展全面清理,将所有物品按照必需与非必需原则进行判别,将与食品加工无关的或可有可无的物品坚决清理出厨房,使厨房内物品减少到最低程度,让厨房环境变得整洁、宽敞。

❷ 要点二:按照物品使用次数,确定物品存放位置

当要点一介绍的物品使用次数确定后,接下来就要对留在厨房内的物品按照使用次数确定存放位置。一星期内不使用的物品,原则上应存放到食品仓库或食品贮存区域,不能存放在厨房等食品加工制作场所。尤其是餐饮单位从成本考虑采购食品原辅料、酒水饮料多为成箱成捆成包购买,五常管理法要求一个星期内用不完的食品,应及时贮存到仓库,例如采购的一箱酱油,有 12 瓶,但企业一个星期只能使用3瓶,那么剩余的9瓶在一星期内不可能用完,都要存入仓库,而不能存放在厨房。所有物品的贮存都要按照这一原则,并定点定位。

（二）常整顿

常整顿指对经过分类后的物品进行整理,明确某一物品应该摆放在工作场所内的某一位置和允许摆放的具体数量,要求在厨房内的物品全部做到定量存放、定点存放,并对每一件物品加以标识,使每件物品做到有"名"有"家"。"名"即物品的名称,"家"即物品具体摆放位置。通过常整顿,使工作场所内的所有物品都做到有名有家,井然有序,一目了然,能极大地方便员工操作时取用,缩短寻找物品时间,同时,因规定了物品允许摆放的数量,消除了物品数量过多造成积压浪费或占用空间等弊端。常整顿的核心是对所有物品予以定点定位、做到有名有家。

❶ **要点一：对所有物品进行全面定位**

厨房现场留下的都是食品加工制作的必需物品,因此,常整顿的第一步,就是对这些物品进行全面定位,确定具体摆放位置。具体操作时应结合下列几个因素进行处理:一是物品定位应归类。食品、非食品分离,同种物品存放同处,使用次数频繁物品应离操作人员最近。二是物品定位不混淆。不同物品如肉禽类、蔬菜类、水产类,定位时应确定不同冰箱、冷柜、容器、货架。三是防止交叉污染。生、熟食品,成品、半成品食品,直接入口食品与待加工食品,定位应严格区分,分开存放。

❷ **要点二：物品存放地划线定位,标上标识**

划线定位,就是在物品存放的所有地点如台面、搁板、货架、橱柜、餐具保洁柜等划上线条,线条的作用是明确某一物品允许摆放的划定范围或划定区域。标上标识,就是对所有已划线定位的范围或区域,如摆放蔬菜原料的货架、摆放调味品的台面、贮存消毒餐具的保洁柜等,标上某某蔬菜、某某食品、某某餐具的名称,标识应简洁、明了,与实际定位摆放物品相一致。通过全面定位、划上线条、标上标识,在常整顿阶段应对厨房等食品加工制作场所内的所有物品落实有名有家。物品有名有家实施的关键是做到:名称固定、位置固定、标识固定、实物固定。

❸ **要点三：标示最高存量、最低存量和左进右出标识**

五常管理法对库存食品有一个最高存量和最低存量的上下限定。上限限定库存食品不能过多,避免资金积压或造成食品过期变质;下限限定库存食品不能过少,避免影响正常经营活动。上下限的具体最高量和最低量,可以根据企业的实际经营业务情况确定。但是,企业最高、最低存量确定后,负责仓库保管的人员或厨房操作人员,都要严格按照限量进行管理。规定左进右出与最高最低存量是五常管理法的一个显著特色。通常员工在实际操作中为了方便往往习惯拿最外面或最靠近自己身体一侧的物品,久而久之摆放在最里面的食品容易造成积压甚至过期变质。五常管理法规定的左进右出,要求食品放进去、拿出来,必须按照左面进去右面出来顺序,使新购入的食品永远从左边放进去,拿出来时又总是从右边开始,如此往复,做到了先进来的食品永远在右边,新进来的食品永远在左边,避免了食品积压或过期变质的发生。

（三）常清洁

常清洁指随时随地清洁工作场所,清除垃圾和不卫生死角,保持干净、清洁、明亮、卫生的厨房状况,创造一个良好的工作环境,减少污染环节,保障食品安全质量。常清洁的核心是培养员工做到随时清、随手清,工作环境始终维持洁净,使心情保持舒心。

❶ **要点一：建立清洁责任区,落实责任人**

餐饮业在营业过程中,必然随时会产生餐厨垃圾,对于这些垃圾,要求责任区员工随时随手放入垃圾桶,随时随手清洁工作台面和环境,食品加工制作现场看不到散落在地面、桌面、台面上的垃圾。责任区域全覆盖,垃圾桶有盖子,冷菜间提倡脚踏式或感应式垃圾桶。垃圾不存放过夜,做到日产日清。建立责任区域,落实随时清随手清习惯,可实现厨房操作现场无散落垃圾,使厨房地面保持干燥卫生,员工有一个舒适环境,可穿布鞋上岗。

❷ 要点二：保持地面、墙面、天花板、工作台面清洁

（1）地面：厨房、冷菜间、面点间、仓库等食品加工制作场所地面应保持经常性清洁、干燥，除粗加工、餐具清洗消毒间等区域外，要求不能有积水。下水道明沟保持清洁、卫生，无食物残渣、油污或污水积存，暗沟保持流水通畅。备菜间、冷菜间不能设置明沟。

（2）墙面：食品加工制作区的墙面尤其是冷菜间墙面应保持清洁，无霉斑污迹。为了做到这一点，建议使用易清洁的瓷砖或其他材料，在厨房、冷菜间铺设到顶，对已发霉、有污迹的墙面应重新装修或重新粉刷。

（3）天花板：天花板应保持清洁、卫生，无积尘、无蜘蛛网。负责包干区域的员工应随时用笤帚掸尘，避免结灰尘或蜘蛛网。

（4）工作台面：工作台面物品应随时定点定位，卫生应随手清洁，保持台面清洁整齐。

❸ 要点三：排烟设施清洁，四害防范设施齐全

油烟罩、排烟管等最容易上油污、积灰尘，包干责任人应每天揩擦，保持清洁。四害防范指防老鼠、防蟑螂、防苍蝇、防蚊子，应有相应的设施和措施，在食品加工区内无四害危害。

（四）常规范

常规范指将常组织、常整顿、常清洁这三个常内容加以制度化、规范化，通过制度化、规范化，把五常管理法具体落实到每一位员工的工作岗位、包干区域、五常职责，即定岗、定职、定责。同时，通过定期、不定期的常检查，检查每位员工的五常执行情况，好的表扬，差的批评，鼓励先进，鞭策后进。常检查的过程是督促员工从不自觉履行五常，到被动履行五常，逐渐转变到自觉履行五常和主动履行五常的过程，起到巩固常组织、常整顿、常清洁成果的作用。常规范的核心是严格检查，奖优罚劣。

❶ 要点一：检查五常制度和规定的落实情况

"没有规矩不成方圆"，一个好的管理方法、好的管理措施一定要上升或形成管理制度，并且在制度面前人人平等。对于已建立的制度或操作规定，需要进行定期、不定期的检查，并通过检查发现问题，从而对现有制度或操作规定的欠缺和不足加以完善。

需要注意的是，五常制度或操作规定一旦建立，全体员工包括负责检查督促的管理人员，就应严格按照制度或规定履行自查自纠与检查评比，要求检查的结果做到及时公布。

企业主要领导应定期或不定期地亲自参加对本企业五常管理实施情况的监督检查。领导参与和重视对员工起激励作用。只有认真履行常检查，企业才能真正把五常管理做到持之以恒。

❷ 要点二：建立必要制度与操作规定

五常管理法离不开必要规章制度与操作规定。规章制度是员工行为的准则，是员工相互达成共识、形成企业文化的基础，应尽可能让员工参与和知晓。

大中餐饮企业，应建立《企业五常管理组织结构图》《食品加工制作场所卫生包干责任图》《五常管理人员工作职责》《五常管理责任卡》《原料采购索证五常管理制度》《食品贮存五常管理制度》《食品粗加工五常管理制度》《切配菜五常管理制度》《烹饪五常管理制度》《冷菜加工五常管理制度》《面食制作五常管理制度》《餐具清洗消毒保洁五常管理制度》《从业人员个人卫生五常管理制度》《更衣室五常管理制度》《预进间五常管理制度》《食品留样五常管理制度》《除虫灭害五常管理制度》《考核奖惩五常管理制度》《企业五常管理制度》等。小餐饮业，上述规章制度可省略、简化、合并，但也应做到上墙。

（五）常自律

常自律指员工自从事餐饮岗位的第一天起，就要接受五常培训，了解五常管理法，了解五常含义，熟悉本职岗位五常要点。常自律需要每位员工按照五常管理要求，养成良好的操作卫生习惯，从我做起，从我身边的点滴小事做起。只有养成了良好的工作习惯，才能提升员工的素质，提高工作效率。自律是主动行为，由于人大多有惰性，因此，常自律需要赋予必要的纪律和奖罚措施加以约束。

常自律的核心,是创造一个人人具有良好操作习惯的工作环境和企业氛围。

三、五常管理法的成效

张恨水有句话:"看戏别上后台,吃馆子别上厨房。"以前不少饭店、酒楼、大排档等食肆,"前厅"的门面大多干净清洁、光鲜照人,而看过"后厨"的人留下的都是纷杂灰黑的记忆:烟熏火燎,蒸汽高温,墙面油腻,地上湿滑,污水满溢,生熟食物、原料调料混合堆放,荷台上凌乱地摆着各种碗碟。不论是家庭厨房,还是酒店厨房,都是物品最杂最乱的地方,其状况实在令人不敢恭维。特别是酒店厨房,单单原料、调料就多达上千种,管理起来是一大难题。

从传统的"乱",到现在的"卫生、安全、整洁",现代餐饮企业开展的这一切革命性变化,五常管理法的引进功不可没。刚引进五常管理法时,不少餐饮企业员工觉得这些做法很麻烦,而且有些极端和绝对,样样都按部就班似乎过于僵化并让人难以做到,且在实施过程中也碰到了一大堆现实问题,包括十多年老厨房硬件设施条件的限制、标识使用过程中的高损耗率、人员流动性等问题,导致五常意识难以统一。但是随着政府的重视、餐饮行业协会的推广、餐饮企业自我发展的需要,通过多年来的努力与推广,中国餐饮业开始慢慢养成了良好的工作习惯,社会效益与经济效益也初见成效。

任务二 6T 管理法

➡ 任务描述

为了有效推动我国餐饮行业的健康稳定发展,我国餐饮业开始应用 6T 管理法,旨在提高餐饮行业后厨环境卫生管理水平。那么到底什么是 6T 管理法? 6T 管理法具体操作如何?

➡ 任务目标

(1)理解 6T 管理法的概念及内容。
(2)掌握用 6T 管理法进行餐饮企业管理的要点。
(3)提升个人食品安全意识,落实食品安全管理职责。

➡ 任务导入

市场监督管理总局于 2020 年 9 月发布的《餐饮质量安全提升行动方案》中提到:2023 年作为"餐饮环境卫生提升年",各地市场监管部门要聚焦餐饮环境卫生水平提升,指导餐饮服务提供者加强环境卫生规范化、精细化管理。打造"清洁厨房",优化厨房布局及硬件设施,鼓励引入色标管理,以及 4D、5S、6T 等管理方法,提升后厨环境卫生管理水平。细化就餐区环境、设施、清洁和消毒操作要求。解决餐饮门店卫生间难看、难闻、难用等突出问题,实现卫生间设施齐全、功能完善、环境整洁,为消费者营造安全、整洁、舒适的餐饮服务环境,有效改善餐饮消费体验。

➡ 任务实施

一、认识 6T 管理法

6T 管理法是以香港地区所应用的五常管理法、日本所应用的 5S 管理法为基础,以我国餐饮行

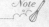

业现阶段的实际情况和具有的特点为依据,所制订的对各餐饮单位进行现场管理的全新管理模式。6T 管理,又称为"中国式卓越现场管理法"。

6T 管理法中的"6T"指的是 6 个天天,T 代表"天"(TIAN)字的拼音的第一个字母,分别是天天处理、天天整合、天天清洁、天天规范、天天检查及天天改进(图 10-2)。其目的是让餐饮业管理者和一线员工一起努力行动起来,找出工作中存在的问题,制订出管理办法,并在餐饮实际工作中坚持执行。

6T 管理法的核心是让经营者(管理者)和一线员工一起参与,共同发现工作流程中的问题,寻找可行性措施并按标准执行。主要目的是在工作现场找到科学的、可操作性的管理操作规程,使流动性大的餐厅员工快速掌握工作技巧,清楚自己该做什么、如何做。可以说该管理法的提出,对餐饮单位服务管理、人事管理、就餐环境的改善以及现有能源的节约都具有十分明显的帮助。因此,应用 6T 管理法是餐饮行业发展的必然结果。

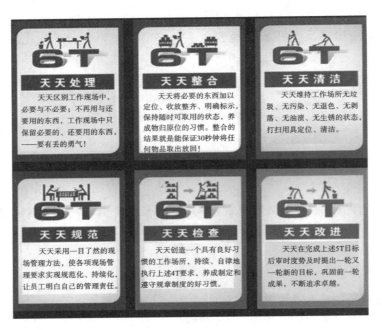

图 10-2 6T 管理法

二、6T 管理法的主要内容

(一)天天处理

区分要与不要,将不需要的东西加以排除、丢弃。具体做法:①判断完成工作必需的物品并把它与非必需物品分开,工作现场不放置非必需品;②将必需品的数量减少到最低程度,按高、中、低用量及重量分别存放,分层管理;③将必需品放在一个易取易放的地方,分层管理。实操要点如下:

(1)将破损的用具、器皿或不需要的物品处理掉或回仓,工作现场没有不需要的物品。

(2)仓库的物品按高、中、低需用量和重量分层存放,并将食品库房与非食品库房分开。

(3)操作间和售卖间禁止出现私人物品,将私人物品集中存放,个人物品有独立的上锁柜,以避免个人物品丢失。

(4)注意节约资源,环保回收。各主要部门有用电、用水、用煤的定额标准和明确责任。

(二)天天整合

工作现场的所有物品都有清楚的标签和固定的摆放位置(图 10-3、图 10-4)。其目的是让员工

5 s内拿到、10 s内找到所需物品,将天天处理后留下的必需品按照功能进行整合,分类集中放置在能立即取得的状态,固定放置位置并做好标识。实操要点如下:

(1)让所有物品做到有名、有家,在物品上贴好名称,在货架位置上同样也贴有该物品的名称,做到对应一致便于寻找。

(2)每样物品位置标签上要注明存放数量标准,并按先进先出、左入右出的路线摆放。

(3)工作现场的每个区域都有物品分区平面图,以及负责人的照片、姓名和休班替换人员。

(4)物品摆放采取合适方便的方法,食品加膜加盖,用保鲜盒存放。

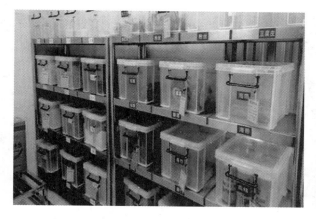

图 10-3　分类整理(一)　　　　　　　　图 10-4　分类整理(二)

(三)天天清洁

维持工作场所无垃圾、无污秽、无退色、无油渍等状态,注意清洁炉灶灶底、柜底等隐蔽地方,保持工作场所的干净、明亮、清洁。

实操要点:布置各部门责任区的颜色分布平面图,规定清洁责任人的职责,职责到人(图 10-5)。

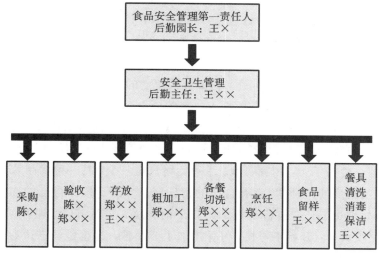

图 10-5　责任到人

（四）天天规范

将天天处理、天天整合、天天清洁的做法制度化、规范化,使各工作现场管理要求规范并且一目了然,提高办事效率。同时,建立经常性的评核与激励制度,推行颜色和视觉管理。实操要点如下:

(1)清除不必要的门、盖、锁,增加透明度,所有物品以透明胶盒、开架式存放。

(2)落实节约能源措施,将不需要使用的电器、灯关掉。

(3)采用视觉管理方法,如生食品(红色)、熟食品(蓝色)、蔬菜水果(绿色)。

（五）天天检查

创造一个具有良好习惯的工作场所,持续、自律地执行规范标准。通过检查养成持续、自律地遵守规章制度和执行天天处理、天天整合、天天清洁、天天规范要求的习惯。

（六）天天改进

管理坚持正常化、日常化、习惯化、自然化、真实化,提升自我品质与效率。不断地巩固前一轮成果的同时,也要不断地反思过去,总结经验,发现不足,找出差距,天天改进,才能不断地提升管理水平和服务质量。

三、6T 管理法的成效

有学者研究表明,6T 管理法实施后成效显著。第一,实施后干预组食具合格率比对照组食具合格率高。说明实施 6T 管理法后,餐饮单位在卫生管理、食品原料采购、场所环境卫生、加工操作卫生、食品专间卫生、个人卫生、冰箱卫生、库房卫生、食具消毒卫生 9 个方面卫生状况和总体情况都有明显改善,确实能降低餐饮食品安全风险。第二,实施前后干预组从业人员食品安全知识测试答对率有明显提高,从实施前的 54.46% 上升到实施后的 83.27%,提高了近 30%,说明实施 6T 管理法后,从业人员能够理解和掌握更多的食品安全知识。第三,实施后员工心态感觉和习惯有所变化。现场有一目了然的制度、清洁干爽的地面、一尘不染的操作台、不沾油污的灶具和脱排油烟机、整齐划一摆放的物品;工作现场没有不必需的物品,必需的物品整齐放置在规定地方;食品仓库只保存 1.5～3 天的用量,做到先进先出、左进右出,杜绝了食品过期现象;厨房冰箱、厨具做到生熟分开,使厨房彻底摆脱平时脏乱差的状态;所有物品都有醒目的标签,做到有"名"有"家","名""家"相符,保证任何员工取放任何物品都能举目可见,随手可取,并在 30 s 内完成,大大减少了寻找物品的时间;员工通过反复执行正确的操作而形成良好的卫生操作规范,使员工养成讲秩序、爱清洁、负责任的习惯。

当然,6T 管理法也存在一些现实问题,比如提倡统一的标签、容器(保鲜盒、货箱、调味品盛器等)、货架、员工工作时的日常用品等,需要投入一定的资金;必须由创建 6T 管理法的机构培训和验收认证,才能申报 6T 单位,培训费用也较大,给餐饮单位带来许多困难和不便,这也是餐饮管理者提出投入大、培训存在困难的重要原因。6T 管理法的原则是"一是最好",即把所有物品数量降至最低,每一种只留一件在手边,用完再取,手边始终只有一个,每一种物品"定位""有名、有家",用后归位;每人(包括厨房的大师傅)都有自己的责任区,"天天"按照自己的岗位划分区域打扫卫生;必须天天检查,每位员工还要自行制订每天收工前 5 min 进行 6T 管理,这样管理起来非常方便,有效空间也随之变大,但开始不习惯,好像增加了劳动量。这也是员工认为"管理方法死板,不能长期坚持,操作太麻烦"的原因。

任务三　良好操作规范(GMP)

任务描述

民以食为天,食以安为先,食品安全和每一个人的生命健康安全息息相关,餐饮企业更要加倍重视食品安全。为此建立科学有效的食品安全监管体系,遵守严格的行业食品安全准则,至关重要。

任务目标

(1)理解良好操作规范的基本要求。

(2)熟悉良好操作规范的基本内容。

(3)理解餐饮服务提供者应具备必要的食品安全意识、科学的食品安全控制能力的重要意义。

任务导入

2021年深圳市坚持以"制度+科技"为引领,深入推进食品领域全链条、全覆盖信用监管体系建设,构建以信用监管为核心的事中事后全链条闭环式监管体系,实行食品生产经营企业信用分级分类管理,完善食品安全严重失信者名单认定机制,打造人民满意的食品安全城市。

深圳市构建科学公正的企业通用信用评价模型,利用大数据分析手段,结合关键指标,制定食品生产信用风险等级及分级标准。该标准首先根据许可情况对各生产企业设定初始总分,再根据企业在经济活动中的信用及食品安全主体责任落实情况进行扣分,对实施 HACCP、GMP、ISO22000 等先进食品安全管理体系的企业,以及获得市级以上(含)监管部门奖励或认可的企业进行奖励加分。综合各项计分指标,对企业实施风险等级动态调整。监管部门根据关键信用指标,对不同信用等级的企业采取差异化监管,提升信用监管的效能。

任务实施

为进一步提高食品生产单位食品安全监管能力,保障消费者的食品安全,我国鼓励食品生产单位进行 HACCP、GMP、ISO22000 等先进食品安全管理体系的认定。

一、GMP 的概念

食品生产卫生规范,又称良好操作规范(Good Manufacture Practice,GMP)。GMP 是政府强制性地对食品生产、包装、贮存卫生制定的法规,保证食品具有安全性的良好生产管理体系。GMP 要求食品企业应具备合理的生产过程、良好的生产设备、正确的生产知识、完善的质量控制和严格的管理体系,并用以控制生产的全过程。GMP 是食品生产企业实现生产工艺合理化、科学化、现代化的首要条件。

二、GMP 产生的历史背景

食品生产卫生规范是从药品生产质量管理规范中发展起来的。早在第一次世界大战期间美国新闻界披露美国食品工业的不良状况和药品生产的欺骗行径之后,促使美国诞生了《联邦食品、药品和化妆品法案》,开始以法律形式来保证食品、药品的质量,由此还建立了世界上第一个国家级的食品与药品管理机构——美国食品药品管理局（FDA）。第二次世界大战后,由于科学技术的发展,人们认识到以成品抽样分析检验结果为依据的质量控制方法有一定的缺陷,从而产生了全面质量控制和质量保证的概念。

1961 年发生了一起源于欧洲、进而波及世界 28 个国家、20 世纪最大的药物灾难。事件是在联邦德国发现许多没有臂和腿、手直接连在躯体上,很像一只海豹的畸形儿。经调查是由孕妇服用名为"反应停"的药物引起的,殃及澳大利亚、加拿大、日本以及拉丁美洲、非洲等 28 个国家,发现畸形胎儿 10000 余例。美国是幸免此次灾难的国家之一,1962 年美国修订了《联邦食品、药品和化妆品法案》,将全面质量管理和质量保证的概念变成法定要求。1963 年美国制定颁布世界上第一部药品的良好操作规范（GMP）。食品和药品都是与人类生命息息相关的特殊商品,在药品 GMP 取得良好成效之后,GMP 很快就被应用到食品卫生质量管理中,并逐步发展形成了食品 GMP。

（一）国际上食品 GMP 的发展进程

1969 年美国 FDA 制定了《食品良好操作规范》,最初是作为《联邦法规法典（CFR）》第 21 部分 Part128 公布的,并陆续制定了各类食品的 GMP:21CFR Part106 适用于婴儿食品的营养品质控制;21CFR Part113 适用于低酸罐头食品加工企业;21CFR Part114 适用于酸化食品加工企业;21CFR Part129 适用于瓶装饮料等。

世界卫生组织（WHO）在 1969 年第 22 届世界卫生组织成员国大会上,向各成员国首次推荐了 GMP;1975 年 WHO 向各成员国公布了实施 GMP 的指导方针。

日本 20 世纪 70 年代初期重新修订了《日本食品卫生法》,规定饮食业,以及对公共卫生影响较大的企业,必须达到政府规定的卫生标准,并取得许可证。厚生省、农业水产省、日本食品卫生协会等先后制定了各类食品产品的《食品制造流通基准》《卫生规范》《卫生管理要领》等。但日本的 GMP 属于推荐性的。

联合国粮农组织与世界卫生组织下设的食品法典委员会（CAC）也采纳了 GMP 体系观点,制定的许多国际标准中都有 GMP 的内容,制定了《食品卫生通则》,强调对第三国食品卫生的监督。

加拿大卫生部（HPB）按照《食品和药物法》制定了《食品良好制造法规》（GMRF）。其他一些发达国家,如澳大利亚、英国等都相继借鉴了 GMP 的原则和管理模式,制定了某类食品企业的 GMP,有的是强制性的法律条文,有的是指导性的卫生规范。

（二）食品安全管理体系的完善

随着 GMP 的发展,又陆续出现了良好农业规范（GAP）、良好兽医规范（GVP）、良好卫生规范（GHP）、良好销售规范（GDP）、良好贸易规范（GTP）等,成为食品安全管理体系的重要组成部分。

组织良好操作规范（Organization good manufacturing practice,OGMP）是指组织根据相关标准和适用的食品卫生法规以及自身要求制定的,为满足要求规定所需卫生条件的文件。根据组织在食品链中所处不同阶段的特定需求,适用的食品卫生法规可以包括良好农业规范（GAP）、良好兽医规范（GVP）、良好操作规范（GMP）、良好卫生规范（GHP）、良好销售规范（GDP）、良好贸易规范（GTP）等。

三、我国食品生产企业的 GMP

（一）我国出口食品 GMP

随着国际上卫生注册制度的兴起和发展,从 20 世纪 70 年代开始,联邦德国、英国、荷兰等一些欧洲国家开始对我国相关出口肉类食品加工厂实行注册制度。20 世纪 70 年代初,原国家商检局首次向联邦德国提交了 24 个国营食品加工厂名单及出口注册代号。1983 年初,德国派兽医首次到我国检查在德注册的肉类食品加工厂。为了保证我国出口食品质量和卫生,满足进口国卫生注册制度的规定,根据国际食品贸易发展的需要,原国家商检局于 1984 年 7 月会同卫生部联合发布了《出口食品卫生管理办法(试行)》,其中规定商检部门对出口食品的加工厂、屠宰场、冷库、仓库和出口食品进行卫生监督和检验,并实施出口厂、库卫生注册登记制度。1984年10月原国家商检局发布了类似GMP的卫生法规《出口食品厂、库最低卫生要求(试行)》和《出口食品厂、库卫生注册细则(试行)》,对出口食品生产企业提出了强制性的最低卫生要求。

根据食品贸易全球化的发展以及对食品安全卫生要求的提高,出口食品厂、库最低卫生要求已经不能适应形势的要求,经过修改,于1994年11月发布了《出口食品厂、库卫生要求》。在此基础上,对出口速冻蔬菜、畜禽肉、罐头、水产品、饮料、茶叶、糖类、面糖制品、速冻方便食品和肠衣10类食品企业的卫生注册进行了规范。为保证出口食品的安全卫生质量,规范出口食品生产企业的安全卫生管理,根据《中华人民共和国食品卫生法》《中华人民共和国进出口商品检验法》及其实施条例等有关规定,国家质检总局对原来1994年发布的《出口食品厂、库卫生要求》进行了修改,于2002年5月发布实施《出口食品生产企业卫生要求》,并同时废止原国家商检局1994年11月14日公布的《出口食品厂、库卫生要求》。这一规定是我国对出口食品生产企业加工操作的官方要求,也是我国出口食品生产企业的良好操作规范(简称出口食品GMP)。

在此基础上,国家质检总局又陆续发布了以下9个专业卫生规范:①出口肉类屠宰加工企业注册卫生规范;②出口罐头生产企业注册卫生规范;③出口水产品生产企业注册卫生规范;④出口饮料生产企业注册卫生规范;⑤出口速冻方便食品生产企业注册卫生规范;⑥出口速冻果蔬生产企业注册卫生规范;⑦出口脱水果蔬生产企业注册卫生规范;⑧出口肠衣生产企业注册卫生规范;⑨出口茶叶生产企业注册卫生规范。

根据《出口食品生产企业卫生要求》规定,出口食品生产企业的卫生质量体系包括下列基本内容:①卫生质量方针和目标;②组织机构及其职责;③生产、质量管理人员的要求;④环境卫生的要求;⑤车间及设施卫生的要求;⑥原料、辅料卫生的要求;⑦生产、加工卫生的要求;⑧包装、贮存、运输卫生的要求;⑨有毒有害物品的控制;⑩检验的要求;⑪保证卫生质量体系有效运行的要求。

(二)卫生部制定的GMP

1994年,我国卫生部采用FAO/WHO食品法典委员会CAC/ RCP Rec. 2-1985《食品卫生通则》,结合我国国情,制定了国家标准《食品企业通用卫生规范》(GB 14881—1994),以此国标作为我国食品GMP的总则。《食品企业通用卫生规范》基本卫生要求包括:原材料采购、运输的卫生要求,工厂设计与设施的卫生要求,工厂的卫生管理、生产过程的卫生要求,质量检验的卫生管理要求,成品贮存、运输的卫生要求以及个人卫生与健康的要求。

从1988年开始,我国先后颁布了十多个食品企业卫生规范,重点对厂房、设备、设施和企业自身卫生管理等方面提出卫生要求,以促进我国食品卫生状况的改善,预防和控制各种有害因素对食品的污染。1998年,卫生部颁布了《保健食品良好生产规范》(GB 17405—1998)和《膨化食品良好生产规范》(GB 17404—1998),这是我国首批颁布的食品GMP强制性标准。同以往的"卫生规范"相比,最突出的特点是增加了品质管理的内容,对企业人员素质及资格也提出了具体要求,对工厂硬件和生产过程管理及自身卫生管理的要求更加具体、全面、严格。截至20世纪90年代中期,我国共制定了19类食品加工企业的卫生规范(类似于国际上普遍采用的GMP标准),形成了我国食品GMP的体系。卫生部还组织制定了乳制品、熟肉制品、饮料、蜜饯及益生菌类保健食品等GMP,并拟陆续发布实施。

(三)我国《食品安全法》的规定

2009年2月28日第十一届全国人民代表大会常务委员会第七次会议通过《中华人民共和国食品安全法》(简称《食品安全法》),于2009年6月1日起施行。《食品安全法》中规定,国家鼓励食品生产经营企业符合良好生产规范要求,提高食品安全管理水平。

(四)农业部的GMP

1999年10月,农业部推出了行业标准《水产品加工质量管理规范》(SC/T 3009—1999),该标准采用了 HACCP 原则作为产品质量保证体系,于 2001 年 1 月生效。对水产品加工企业的原料、辅料以及加工用水和冰、生产设施、成品包装、标记、贮存、运输、人员要求、生产过程的监控、卫生控制程序、管理制度等进行了规定。此外,农业部颁布的 GMP 还有绿色食品生产技术规程、无公害食品生产规程、一些农产品生产技术规程等。

（五）国家环保总局发布的有机食品 GMP

2001 年国家环保总局颁布的《有机（天然）食品生产和加工技术规范》共有 8 个部分:有机农业生产的环境;有机（天然）农产品生产技术规范;有机（天然）食品加工技术规范;有机（天然）食品贮藏技术规范;有机（天然）食品运输技术规范;有机（天然）食品销售技术规范;有机（天然）食品检测技术规范;有机农业转变技术规范。

任务四 卫生标准操作程序(SSOP)

任务描述

卫生标准操作程序规定了餐饮服务活动中食品采购、贮存、加工、供应、配送,餐（饮）具、食品容器及工具清洗、消毒等环节的场所、设施、设备、人员的食品安全基本要求和管理准则。卫生标准操作程序适用于餐饮服务经营者和集中用餐单位食堂从事的各类餐饮服务活动,对于提升我国餐饮业安全水平、保障消费者饮食安全、满足人民群众日益增长的餐饮消费需求具有重要意义。

任务目标

(1)熟悉卫生标准操作程序的内容。
(2)熟悉卫生标准操作程序的要求。
(3)理解餐饮企业卫生标准操作的必要性。

任务导入

2023 年 5 月 11 日,湖南省市场监管局与湖南省卫健委在常德举行培训班,宣传贯彻《食品安全地方标准中央厨房卫生规范》,提升食品经营检查员能力。目前湖南省中央厨房从最初的 3 家已发展到如今的 96 家,但多数中央厨房规模偏小,建设标准和食品安全管理水平还不太高。中央厨房作为餐饮环节的新业态,处于餐饮服务产业链的重要位置,中央厨房企业要想长远发展,必须对照标准要求规范管理,守住底线,开展行业有序竞争。

湖南省《食品安全地方标准中央厨房卫生规范》于 2023 年 6 月 9 日正式实施。该标准的实施是推动产业高质量发展的需要,也是当前食品安全监管工作的迫切需要。通过标准引领,将进一步助推中央厨房产业朝着标准化、规范化的方向健康发展,推动建立专业化食品安全检查员队伍,全面提升中央厨房食品安全管理水平和食品安全监管水平,助推"中央厨房"的餐饮新业态,保障广大消费者的饮食安全,守护百姓"盘中餐"。

任务实施

建立、维护和实施一个良好的卫生计划是实施 HACCP 计划的基础和前提。如果没有对食品生产环境的卫生控制,仍将会导致食品的不安全。美国 21CFR Part1 GMP 中指出,在不适合生产食品条件下或在不卫生条件下加工的食品为掺假食品,这样的食品不适合人类食用。无论是从人类健康的角度来看,还是从食品国际贸易要求来看,都需要食品生产者在一个良好的卫生条件下生产食品。我国食品生产企业都制订有各种卫生规章制度,对食品生产的环境、加工的卫生、人员的健康进行控制。

美国 21 CFR Part123 水产品 HACCP 法规中强制性要求加工者应采取有效的卫生控制程序,充分保证达到 GMP 的要求,并推荐加工者按 8 个主要卫生控制方面起草一个卫生操作控制文件——卫生标准操作程序(SSOP),加以实施以消除与卫生有关的危害。实施过程中还必须有记录、有检查,如果实施不力还要进行纠偏。SSOP 至少包括下列 8 项内容:①与食品接触或与食品接触物表面接触的水(冰)的安全;②与食品接触的表面(包括设备、手套、工作服)的清洁度;③防止交叉污染;④手的清洗与消毒,厕所设施的维护与卫生的保持;⑤防止食品被污染物污染;⑥有毒化学物质的标记、贮存和使用;⑦雇员的健康与卫生控制;⑧虫害的防治。

一、水(冰)的安全

生产用水(冰)的卫生质量是影响食品安全的关键因素。对于任何食品加工,首要的一点就是要保证水(冰)的安全。食品加工企业一个完整的 SSOP 计划,首先要考虑与食品接触或与食品表面接触用水(冰)的来源与处理应符合有关规定,并要考虑非生产用水及污水处理的交叉污染问题。水(冰)的安全问题,是 FDA 关注的 8 个关键卫生条件的第一个关键。

在食品加工中,水的作用非常重要,它具有广泛的用途,是食品加工厂的一个最重要的组成部分。它是某些产品的组成成分,食品的清洗,设施、设备、工器具的清洗和消毒,饮用等都离不开安全卫生的水。

现行的良好生产规范(GMP)美国联邦法规《食品良好生产规范》规定,食品加工厂加工用水必须充足且来源于适当的水源。接触食品或食品接触面的用水必须安全、卫生。通常情况下,安全卫生的水是指符合国家饮用水标准的水。

二、食品接触面的状况和清洁

接触食品的表面以及在正常加工过程中会将水溅在食品或食品接触面上的那些表面,称食品接触面。食品加工过程中的食品接触面包括加工过程中使用的所有设备、工器具和设施以及工作服、手和包装材料等。

(一)食品接触面的材料要求

食品接触面的选材适当,设计合理,有利于防止潜在的食品污染,应选用安全、无蚀、易于清洁和消毒的材料。安全材料是指无毒、不吸水、抗腐蚀,不与清洁剂和消毒剂产生化学反应的材料。在设计制造方面要求表面光滑(包括缝、角和边在内),易于清洗和消毒。不锈钢表面光滑、耐用,是最常用的比较好的食品接触面。在食品加工中一般使用 300 系列等级的不锈钢材料。某些食品接触面的一般特性见表 10-1。

表 10-1　某些食品接触面的一般特性

表面材料	内　　容	推　　荐
黑铁或铸铁	接触酸或氯清洁剂时容易生锈,缺乏强度	不推荐在食品加工中使用
玻璃	能被强腐蚀性的清洁化合物腐蚀	使用弱碱性或中性清洁剂
塑料	有些易被玷污,现有的材料不能在很高或很低的加工温度使用	最好根据用途采用相应的颜色,并且选在一定温度下不会变形裂开的塑料

表面材料	内　　容	推　　荐
橡胶	可被某些溶剂破坏,整理板可能弯曲,表面可能使刀锋变钝	避免使用可存水或积存食品碎屑的有孔或海绵状橡胶
不锈钢	昂贵,某些等级可被氯或其他氧化剂作用产生小凹坑	食品加工中最佳的金属表面,推荐使用300系列等级
铅	含铅超过2%的焊锡和焊剂,不能用于食品接触面	尽量避免用于食品加工
木材	能吸收水和油,能被碱和其他腐蚀剂软化,经常难以清洗	木材的处理必须符合21CFR178.3800木材防腐剂标准的规定,限制用于食品接触面
镀锌金属	由于被锌腐蚀可产生白色粉末物质,导致产品污染	避免用于食品接触面,不能用于酸性食品的加工
油漆和密封胶	能被化学物质溶解,产生脱落	通常不推荐用于直接接触表面,特别是易于摩擦处更不能使用

我国出口食品生产企业卫生要求规定,车间内禁止使用竹木器具、易生锈的材料。对于手套、围裙、工作服等应根据用途采用耐用材料合理设计和制造,禁止使用布手套。手套、围裙、工作服等要定期清洗、消毒后存放于洁净和干燥的场所。

（二）设备的设计、安装要求

食品接触面的制造和设计应本着便于清洗和消毒的原则,制作要精细,无缝隙、粗糙焊接、凹陷、破裂等。固定的设备安装时应离墙一定的距离,并高于地面,以便于清洗、消毒和维修。

（三）食品接触面的清洁和消毒

食品接触面的清洁和消毒是控制病原微生物污染的基础,良好的清洗和消毒通常包括以下步骤。

（1）清扫:用刷子、扫帚等清除设备、工器具表面的食品颗粒和污物。

（2）预冲洗:用洁净的水冲洗被清洗器具的表面,除去清扫后遗留的微小颗粒。

（3）用清洁剂清洗:清洁剂类型主要有普通清洁剂、碱、含氯清洁剂、酸、酶。根据清洁对象的不同,选用不同类型的清洁剂。目前多数食品加工厂使用普通清洁剂(用于手)和含氯清洁剂(用于工器具)。

三、防止交叉污染

交叉污染是指通过生的食品、食品加工者或食品加工环境把生物或化学的污染物转移到食品的过程。当致病菌或病毒被转移到即食食品上时,意味着导致食源性疾病的交叉污染已经产生。

（一）交叉污染的来源

❶ 工厂选址、设计、车间工艺布局不合理

企业由于选址、设计上的失误,建在环境有污染的地方,如厂区附近有医院、制药厂、水泥厂等污染源,地下水可能被污染;工厂建在低洼处,雨季时地面污水可能倒灌进厂区污染水源;还有车间设计或工艺布局不合理可造成工艺倒流,清洁区与非清洁区界限不明确可造成产品交叉污染。

❷ 生熟食品未能严格分开

原料和成品未隔离,生的食品含有引起食品腐败的微生物,也可能含有致病的病原微生物,这些微生物可以直接来自动植物生长过程,也可能是初加工后发生的污染。加工过程中如果生的产品与熟的产品不能严格分开,生的食品上所带的病原微生物就有可能污染熟的食品,所以要采取措施防止熟食或即食产品被生食、加工生食的食品接触面、加工生食的员工污染。原料和成品未能进行有效的隔离,也是造成交叉污染的原因之一。

❸ **加工人员个人卫生不良及卫生操作不当**

手、手套、外衣、工器具、设备的食品接触面若与污水、地面或其他不清洁物品接触,都能导致食品污染。员工的不良习惯,如随地吐痰,对着产品打喷嚏、吃零食、戴首饰,进车间、如厕后不按规定程序洗手消毒,接触了生食的手又去摸熟食,生区和熟区人员来回串岗等都可能对食品造成污染。

(二)交叉污染的预防

❶ **工厂的选址、设计、建筑应符合出口食品加工企业卫生要求**

工厂周围环境无污染,锅炉房设在厂区下风处,厂区厕所、垃圾箱远离车间。在车间设计上应根据不同的产品、不同的生产加工工艺,本着从原料到初加工、精加工,冷冻、包装贮存等一环扣一环的原则,由非清洁区到准清洁区,最后是清洁区来合理安排车间布局。工艺流程不能倒流,初加工、精加工、成品包装分开,清洗消毒与加工车间分开,原料库与成品库分开,车间内所用材料易于清洗消毒,材料本身无毒。

❷ **生熟要严格分开**

做到人流、物流、气流、水流严格分开,不能相互交叉。对双向开门的加热设备应设有机械联动的装置,确保两边不能同时开门。水煮的产品由生区向熟区传递时,必须通过可关闭的窗口或滑道进入熟区水煮锅,防止气流交叉。

对于生产其他产品的企业,也要明确人流、物流、水流、气流的方向,具体要求如下:

(1)人流:从高清洁区到低清洁区,且不能来回串岗;

(2)物流:不能造成交叉污染,可用空间、时间分隔;

(3)水流:从高清洁区到低清洁区;

(4)气流:从高清洁区到低清洁区,正压排气。

❸ **加工人员的卫生控制**

生产加工人员应具有良好的卫生习惯,进入车间、如厕后应严格按照洗手消毒程序进行洗手消毒。所有直接与食品、食品接触面及食品包装物料接触的人都应遵守卫生规范,工作中应尽可能地避免食品污染。

四、手的清洁与消毒,厕所设施的维护

洗手对生产加工食品是很有必要的。员工在整理即食食品、食品包装材料及即食食品的食品接触面时,进行手部清洗和消毒是必需的。如果手在处理食品前没经过清洗消毒,那么它们很有可能成为致病微生物主要来源或对成品造成化学污染。食品加工厂必须建立一套行之有效的手部清洗程序。为防止工厂内污物和致病微生物的传播,厕所设施的维护是手部清洗程序的必要部分。

(一)洗手消毒与厕所设施

❶ **洗手消毒设施**

车间入口处应设有与车间内人员数量相适应的洗手消毒设施,洗手龙头所需配置的比例应为每10人一个,200人以上的每增加20人增设一个。

洗手龙头必须是非手动开关。洗手处要有皂液盒,在冬季应有热水,水温43 ℃为宜。盛放洗手消毒液的容器,在数量上也要与使用人数相适应,合理配置,以方便使用。

干手用具必须是不导致交叉污染的物品,如一次性纸、干手器等。应在车间内适当的位置设置足够数量的洗手消毒设施,以便于员工在工作过程中定时洗手、消毒,或在弄脏手后能及时洗手。

② 厕所设施

厕所的位置应设在卫生设施区域,并尽可能离作业区远一些。厕所的门、窗不能直接开向加工作业区,卫生间的墙、地面和门窗应该用浅色、易清洗消毒、耐腐蚀、不渗水的材料建造,并配有冲水、洗手消毒设施,防蝇设施齐全,通风良好。

(二)洗手消毒程序

洗手的培训是卫生计划中一个重要的部分,工人的手洗得不干净,特别是如厕后不洗手就接触食品,是导致产品污染的一个重要原因。交叉污染往往是由于接触了不卫生的物体或物质,然后再接触食品所造成的。因此员工在进入车间或如厕后必须按程序进行洗手消毒。

良好的进车间洗手程序:更换工作服→换鞋→清水洗手→用皂液或无菌皂洗手→清水冲净皂液→50 mg/kg 的次氯酸钠溶液浸泡 30 s→清水冲洗→干手(干手器或一次性纸巾)→75%医用酒精喷洒消毒。

良好的如厕程序:更换工作服→换鞋→如厕→冲厕→皂液洗手→清水冲洗干手→消毒→换工作服→换鞋→洗手消毒进入工作区域。

洗手消毒的时间:接触到除已清洁的手和胳膊以外的人体暴露部分之后;如厕后;咳嗽、打喷嚏、用完手绢或处理过卫生纸、吸烟后;吃完东西或喝完饮料之后;食品预处理期间,若经常需要去除脏物及污染物以及在交换工作时;在处理完脏的设备和工器具后。

(三)洗手消毒与厕所设备维护的监测

员工如厕后进入车间应设专人随时监督检查洗手消毒情况。车间内操作人员应定时进行洗手消毒。生产区域、卫生间和洗手间的洗手设备每天至少检查一次,确保处于正常使用状态,并配备有热水、皂液、一次性纸巾等设施。消毒液的浓度应每小时检测一次,上班高峰时每半小时检测一次。

对于厕所设施状况的检查,要求每天开工前至少检查一次,保证厕所设施一直处于完好状态,并经常打扫,保持清洁卫生,以免造成污染。

五、防止外部污染

在加工过程中,食品、食品包装材料和食品接触面被各种微生物的、化学的和物理的物质污染,如润滑剂、燃料、杀虫剂、清洁剂、消毒剂、冷凝物,即被认为外部污染。

(一)外部污染产生的原因

① 有毒化合物的污染

食品生产中的非食品级润滑油被认为是污染物,因为它们可能含有有毒物质;燃料污染可能导致产品污染;用来控制工厂内害虫的杀虫剂和灭鼠剂,有可能导致产品污染;不恰当地使用化学品、清洗剂和消毒剂可能会导致食品污染;来自非食品区域或邻近的加工区域的有毒烟雾、灰尘也会污染产品。

② 不卫生的冷凝物和死水产生的污染

被污染的水滴或冷凝物中可能含有致病菌、化学残留物和污物,导致产品被污染;缺少适当的通风会导致冷凝物或水滴滴落到产品、食品接触面和包装材料上;死水或池中的水可能溅到产品、产品接触面上,使产品被污染。

③ 其他污染

无保护装置的照明设备、不卫生的包装材料均可导致产品被污染。

(二)如何控制外部污染

① 工厂在最初的设计上应考虑外部污染问题

车间对外要相对封闭,正压排气,加工车间应考虑人流方向、设备的布局设计、物流方向以及影

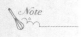

响表面凝结、水与废物处理的通风控制问题,地面平整不积水,车间使用防爆灯,对外的门设挡鼠板,车间内使用臭氧发生器消毒等。

❷ 冷凝水问题

冷凝水是多数厂普遍存在的问题,它容易导致外部污染。解决的办法:①良好的通风,进风量要大于排风量;②车间温度控制尽量缩小温差,如冬天应将送进车间的空气升温;③将热源如蒸柜、漂烫、杀菌等单独设车间,集中排气;④顶棚设计呈圆弧形。

❸ 包装物料与贮存库

包装物料要专库存放,干燥、清洁、通风、防潮,内外包装要分别存放,上有盖布下有垫板,并有防虫鼠设施。内包装进厂要进行微生物检测。

贮存库要保持卫生,异味产品、原料与成品要专库存放。车间内使用的消毒剂要专柜存放,专人保管并做好标识,对工器具消毒后要用清水冲洗干净,以防消毒药物残留。

六、有毒化学物质的正确标记、贮存和使用

有毒化学物质不正确的使用是导致产品污染的一个常见原因。大多数的食品加工企业使用的化学物质包括清洁剂、灭鼠剂、杀虫剂、机械润滑剂、食品添加剂等,使用这些化学物质时必须小心谨慎,按产品说明书使用,做到正确标记、安全贮存,否则会导致企业加工的食品有被污染的风险。

(一)食品加工厂有毒化合物的种类、标记

(1)清洗剂、消毒剂:如洗洁精、次氯酸钠、95%酒精、过氧乙酸等。

(2)灭鼠剂、杀虫剂:如灭害灵、"一步倒"等。

(3)润滑剂:润滑油。

(4)化验室用药:甲醇、氯化钾。

(5)添加剂:亚硫酸钠。

以上所列化学物质的原包装容器的标签必须标明制造商、使用说明和批准文号。工作容器标签必须标明容器中试剂或溶液名称、浓度、使用说明,并注明有效期。

(二)有毒化学物品的贮存和使用

工厂要编写本企业有毒化学物质一览表,所使用的化学物质要有主管部门批准生产、销售、使用证明,还要有主要成分、毒性、使用浓度和注意事项,做到正确使用。建立有毒化学物质的领用、配制、使用制度,有使用登记记录,由经过培训的专人负责配制和领用。健全有毒化学物品的购买、领用、配制、使用记录,使全过程处在受控状态。

有毒化学物品的贮存要设单独的区域及带锁的柜子,贮存于不易接近的场所。食品级化合物应与非食品级化合物分开存放,有毒化学物品应远离食品设备、工器具和其他易接触食品的地方。

需特别说明的是,严禁使用曾存放过清洁剂、消毒剂的容器再存放食品。

七、员工健康状况的控制

患病、有外伤或其他身体不适的员工,可能会成为食品的微生物污染源。当员工患病或有化脓伤口时,不得从事与食品或食品接触面相关的工作。由食品加工者引起的疾病传播路线如图 10-7 所示。

由此可知,食品生产企业的生产人员是直接接触食品或食品接触面的人,其身体健康及卫生状况直接影响产品卫生质量,甚至可能造成疾病的流行。我国食品安全法规定,凡从事食品生产的人员必须经体检合格获有健康证方能上岗,并且每年要进行一次体检。

食品生产企业应制订员工健康体检计划,并设有健康档案。凡查有下列疾病的员工不得从事食品加工或接触食品接触面:病毒性肝炎、活动性肺结核、肠伤寒及其带菌者,化脓性或渗出性脱屑、皮

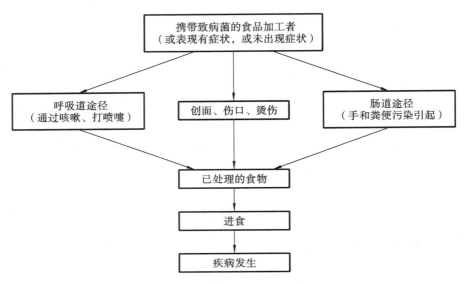

图 10-7　由食品加工者引起的疾病传播路线

肤病患者,手外伤未愈合者。

生产人员要养成良好的卫生习惯,如有疾病应及时向领导汇报,进入车间要更换清洁的工作服、帽、口罩、鞋等,不得化妆、戴首饰、戴手表等。尽量避免咳嗽、打喷嚏等会污染食品的行为。

八、害虫的防治

有害生物的
防治

害虫的防治对食品加工厂而言是非常重要的。食品加工设施中有害虫会损害食品的安全卫生,如苍蝇和蟑螂可传播沙门菌、葡萄球菌、产气荚膜梭菌、肉毒梭菌、志贺菌、链球菌及其他病菌;啮齿类动物是沙门菌和寄生虫的来源;鸟类是多种病原菌寄主,如沙门菌和李斯特菌。这些病菌都可能通过害虫污染食品进而传给消费者。

企业要制订详细的厂区环境卫生计划,定期对厂区环境卫生进行清扫,特别注意不留卫生死角。清除杂草,厂区平整、不积水,清除蚊蝇的生活地,及时清理生活垃圾,厂区厕所专人负责,每天清扫,不准在厂内养狗、猪等活的动物。

工厂要有灭鼠网络图,有灭鼠设备和措施,灭鼠的重点应设在锅炉房、餐厅、垃圾箱、厕所等处。生产车间对外的门、窗和排水口应设挡鼠板和防蝇虫设施,如风帘、水帘、反水弯、纱网、暗室等。车间更衣室、更衣柜要定期清扫,保持清洁卫生。

厂区设足够的捕虫器,同时定期使用杀虫剂喷洒,车间入口使用灭蝇灯。在仓库、食堂、垃圾场等处使用粘鼠板和鼠笼,不能使用灭鼠药。

任务五　危害分析与关键控制点(HACCP)

▶ 任务描述

HACCP(Hazard Analysis and Critical Control Point)是一种预防性的食品安全管理系统,它强调预防强于治疗,通过对生产过程进行全面的危害分析,识别关键控制点并制订控制措施,以确保生产的食品符合安全、卫生、营养和质量标准,从而达到预防食品安全事故发生的目的。

⟩ 任务目标

　　(1)熟悉 HACCP 七项基本原理。
　　(2)熟悉 HACCP 的建立与实施步骤及要求。
　　(3)提高餐饮企业食品安全控制能力。
　　(4)增强餐饮企业从业人员的食品安全意识。

⟩ 任务导入

　　2021 年 3 月 10 日,河北省政府新闻办举行河北省消费者权益保护工作新闻发布会。据介绍,2020 年河北省食品药品安全不断加强,全省规范食品生产企业全部建成 HACCP 认证体系,90%的餐饮服务单位达到"清洁厨房"标准,学校幼儿园食品安全专项整治成效明显。

　　2020 年河北省深入实施"食药安全诚信河北"三年行动计划和食品药品安全工程,22 项量化目标全部完成。全省规范食品生产企业全部建成 HACCP 认证体系,289 家食品及食用农产品集中交易市场得到整治提升,90%的餐饮服务单位达到"清洁厨房"标准,学校幼儿园食品安全专项整治成效显著。

　　全省扎实推进食品药品追溯体系建设,强化药品全生命周期管理,深入开展"山寨"食品、非法渠道购销药品等专项整治。全省共抽检食品 36.4 万批次,抽检合格率 98.23%;药品、医疗器械抽检合格率分别为 99.58%、91.97%。

⟩ 任务实施

一、认识 HACCP

　　20 世纪 60 年代初,皮尔斯伯(Pillsbury)公司受美国政府委托生产宇航员在外太空无重力作用情况下吃的食品。必须保证在飞行中宇航员食用的宇航食品具有 100%的安全性,即不允许有微生物、化学和物理的危害,因为在太空飞行这种特殊的环境条件下,宇航食品中的上述危害可能导致整个飞行计划的失败甚至毁灭性灾难。在研发生产过程中该公司联合美国国家航空航天局(National Aeronautics and Space Administration,NASA)、美国空军 Natick 实验室、美国空军实验室规划小组建立了一整套食品质量控制管理体系,即 HACCP。1971 年,Pillsbury 公司在第一届美国国家食品保护会议上首次提出 HACCP,从此这一概念就在食品工业发展起来。

　　HACCP 在美国的成功应用和发展,特别是对进口食品的 HACCP 体系要求,对国际食品加工产生了深远的影响。1997 年 6 月,国际食品法典委员会(CAC)修改《食品卫生总则》,将 HACCP 体系应用于所有食品安全控制,发布了《HACCP 体系及其应用指南》。CAC 指南的发布,使 HACCP 真正成为国际性的食品生产管理体系和标准,并提出 HACCP 体系与质量管理体系 ISO 可兼容。

　　HACCP 体系的发展可概括为以下 8 个阶段:①HACCP 体系仅限于危害分析、关键控制点;②HACCP体系的 7 个基本原理形成;③ HACCP 体系应用实践;④与 HACCP 体系实施相关的官方立法;⑤HACCP 体系应用;⑥HACCP 体系标准化完成;⑦HACCP 体系认证认可制度的规范;⑧HACCP体系自身的持续改进。

二、HACCP 的基本原理

　　HACCP 是对食品加工、运输和销售整个过程中的各种危害进行分析和控制,从而保证食品达到安全水平。它是一个系统的、连续性的食品卫生预防和控制方法。以 HACCP 为基础的食品安全

221

体系,是以 HACCP 的 7 个基本原理为基础的。HACCP 理论还在不断发展和完善。

1999 年 CAC 在《食品卫生通则》附录《危害分析和关键控制点(HACCP)体系应用准则》中,将 HACCP 的 7 个基本原理确定如下。

❶ 原理 1:危害分析(hazard analysis,HA),确定预防措施

危害分析与预防控制措施是 HACCP 原理的基础,也是建立 HACCP 计划的第一步。企业应根据所掌握的所有涉及食品安全性的显著危害,结合工艺特点,进行详细的分析,针对这些危害采取相应的预防措施。

❷ 原理 2:确定关键控制点(critical control point,CCP)

关键控制点(CCP)是能进行有效控制危害的加工点、步骤或程序,通过有效的控制,防止发生危害,消除危害,使之降低到可接受水平。例如,加热杀菌等消毒程序。

CCP 或 HACCP 是由产品和加工过程的特异性决定的。如果出现工厂位置、配合、加工过程、仪器设备、配料供方、卫生控制和其他支持性计划,以及用户的改变,CCP 都可能改变。

虽然对每个显著危害都必须加以控制,但每个引入或产生显著危害的点、步骤或工序未必都是 CCP。CCP 的确定可以借助 CCP 判定树。

❸ 原理 3:确定与各 CCP 相关的关键限值(CL)

指出与 CCP 相应的预防必须满足的要求,例如:杀菌温度的高低,时间的长短,pH 值的大小等。每个 CCP 都必须有 1 个或多个 CL。CL 是保证食品安全的界限,是非常重要的,而且应该合理、适宜、可操作性强、符合实际和实用。如果 CL 过严,即使没有影响到食品安全危害,也会要求采取纠偏措施;如果过松,又会造成不安全的产品到达用户手中。

❹ 原理 4:确立 CCP 的监控程序,应用监控结果来调整和保持生产处于受控状态

通过一系列有计划的观察和测定活动来评估 CCP 是否在控制范围内,同时精确记录监控结果,以便用于将来核实或鉴定之用。企业通过制订监控程序并执行,以确定产品的性质或加工过程是否符合 CL。

❺ 原理 5:确立经监控认为关键控制点失控时,应采取纠正措施(corrective actions)

纠正措施是当监控表明,偏离 CL 或不符合 CL 时所采取的程序或行动。如有可能,纠正措施一般应在 HACCP 计划中提前决定。纠正措施一般包括以下两步。

第一步:纠正或消除发生偏离 CL 的原因,重新加工控制。

第二步:确定在偏离期间生产的产品,并决定如何处理。采取纠正措施包括产品的处理情况时应加以记录。

❻ 原理 6:验证程序(verification procedures)

经过危害分析,实施 CCP 监控,采取纠正措施并保持有效的记录,并不能保证食品的安全性,因此要有验证程序,用来确定 HACCP 体系是否按照 HACCP 计划运转,或者计划是否需要修改,以及再被确认生效使用的方法、程序、检测及审核手段。主要有 3 个验证程序:①验证各个 CCP 是否都是按照 HACCP 计划严格执行的;②确保整个 HACCP 计划的全面性和有效性;③验证 HACCP 体系是否处于正常、有效的运行状态。

❼ 原理 7:记录保持程序(record-keeping procedures)

企业在实行 HACCP 体系的全过程中,须有大量的技术文件和日常的监测记录,这些记录应是全面的,记录应包括体系文件,HACCP 体系的记录,HACCP 小组的活动记录,HACCP 前期条件的执行、监控、检查和纠正记录。

在实际应用中,记录为加工过程的调整、防止 CCP 失控提供了一种有效的监控手段,可以说,记录是 HACCP 计划成功实施的重要组成部分。

三、HACCP 的建立与实施

（一）HACCP 建立和实施的前提

❶ 必备程序

实施 HACCP 体系的目的是预防和控制所有与食品相关的安全危害,因此,HACCP 不是一个独立的程序,而是全面质量控制体系的一部分。HACCP 体系必须以良好操作规范(GMP)和卫生标准操作程序(SSOP)为基础,通过这两个程序的有效实施确保对食品生产环境的卫生控制。没有良好的卫生环境,就有可能导致不安全食品的生产。因此,没有 GMP 和 SSOP 的支持,HACCP 将成为空中楼阁,起不到预防和控制食品安全的作用。GMP 和 SSOP 是实施 HACCP 的必备程序,是实施 HACCP 计划必须具备的基础。

❷ 管理层的支持

制定和实施 HACCP 计划必须得到管理层的理解和支持,特别是公司(或企业)最高管理层的重视。因为,加强员工安全卫生意识的最佳途径是各级管理者的表率作用,即使当执行某项纠正措施时可能使材料报废或成本临时增加,总经理仍然应该坚持按 HACCP 计划执行。如果不严格按制定的纠正措施执行,将会给下级传递错误的信息,并带来长远且严重的影响。从此以后,员工就可能不认真对待 HACCP 计划中规定的各项操作程序了。

同时,管理层还应该了解 HACCP 的原理,只有当各级管理者真正理解 HACCP 的内涵,了解 HACCP 能为公司带来的利益,知道 HACCP 的内容及其所需要的资源,才能真正支持 HACCP 计划的实施。作为一名高级管理集团成员,需要通过广泛阅读和参加 HACCP 短期培训,才能切实掌握 HACCP 原理和作用。

总而言之,如果没有管理层对 HACCP 的支持和认识,没有最高管理层在 HACCP 启动后的全面授权,实施 HACCP 将会是一件非常困难的事,更谈不上最大限度地预防和控制食品安全危害了。所以,HACCP 体系的建立与其他体系(如 ISO 9000)的建立一样,需要高层管理者的承诺,从而使 HACCP 小组得到必要的资源,并明确其相应的职责权限。

管理层承诺的内容包括批准开支、批准实施公司的 HACCP 计划、批准有关业务并确保该项工作的持续进行和有效性、任命项目经理和 HACCP 小组、确保 HACCP 小组所需的必要资源、建立一个报告程序、确保工作计划的现实性和可行性。

❸ 人员的素质要求与培训

人员是 HACCP 体系成功实施的重要条件。因为,HACCP 体系必须依靠人来执行,如果员工既无经验也没有经过很好的培训,就会使 HACCP 体系无效或不健全。

HACCP 体系对人员在食品安全控制过程中的地位和要求十分明确,主要体现在以下几方面:①人是生产要素,产品安全与卫生取决于全体人员的共同努力,因此,各级人员在食品安全与质量保证中的重要性,无论怎样强调都不会过分;②人员必须经过培训,以胜任各自的工作;③所有人员都必须严格"照章办事",不得擅自更改 HACCP 规定的操作规程;④如实报告工作中的差错,不得隐瞒。

❹ 校准程序

通过校准程序能确保所有影响产品品质和安全的检验、测试或测量器具(如 pH 计、天平、温度计等)均能得到有效维护和保养。定期校准可以使这些器具达到并维持在必要的水平上。校准程序中还需要交代如果发现器具失准,应该如何处理相关产品。

❺ 产品的标识和可追溯性

产品必须有标识,这样不但能使消费者知道有关这些产品的信息,而且还能减少错误或不正确使用产品的可能性。产品的标识内容至少应该包括产品描述、级别、规格、包装、最佳食用期或保质期、批号、生产商、电话和生产地址等。

❻ 建立产品回收计划

产品回收计划描述了公司需要回收产品时所执行的程序,其目的是保证凡是具有公司标志的产品在任何时候都能在市场上进行回收,能有效、快速和完全地进入调查程序。因此,企业要定期验证回收计划的有效性。

（二）制定 HACCP 计划

❶ HACCP 小组的建立

HACCP 小组应由具有不同专业知识的人员组成,其中包括生产管理、工艺技术、设备维修、销售、实验室检验等方面人员，HACCP 小组成立后还应制定出小组各成员的职责。HACCP 小组承担着制定 GMP、SSOP 等前提条件,制定 HACCP 计划,验证和实施 HACCP 体系的职责。小组成员应具备以下经验和知识:①能够正确进行危害分析;②识别潜在危害;③识别必须控制的危害;④推荐控制方法、关键限值、监控、验证程序、纠偏行动;⑤推荐要开展的相关 HACCP 计划的研究工作;⑥确认 HACCP 计划。

HACCP 小组组长应具有以下基本素质:①食品加工生产的实际工作经验;②微生物学及食源性疾病的基本知识;③对 GMP、SSOP 有良好的理解;④了解与本企业产品有关的生物危害、化学危害和物理危害及其控制措施;⑤了解食品加工设备基本知识;⑥高效的表达和组织能力。

❷ 产品描述

在这一阶段,HACCP 小组必须正确说明产品的性能、用途以及食用方法(即食或加热后食用),其中包括相关的安全信息,如成分物理/化学结构(包括 Aw、pH 值等)、加工方式(如热处理、冷冻、盐渍、烟熏等)、包装(产品直接接触的包装如散装、纸箱、桶、筒仓,以及包装条件如 CO_2 气调保鲜、真空包装)、保质期、贮存条件(产品应该怎样贮存才能最大限度地减少危害,降低风险,如储藏的温度、湿度、环境条件)和装运方式(各种用于减少危害影响和风险的特殊要求,如冷藏车的温度,必须在干燥的运输工具中运输;具体运输方式如罐式货车、火车、轮船)。因为不同的产品,不同的生产方式,其存在的危害及预防措施也不同,对产品进行描述可以帮助识别在产品形成过程中使用的原料成分,包括包装材料中可能存在的危害,便于考虑和决定人群中敏感个体能否消费该产品。

❸ 确定预期用途

产品的预期用途应该以用户和消费者为基础,HACCP 小组应该详细说明产品的销售地点、目标群体,特别是能否供敏感人群食用。之所以要确定预期用途和消费者,是因为不同用途和不同消费者对食品安全的要求不同。例如,对即食食品而言,某些病原体的存在可能是显著危害;但是对消费前需要加热的食品而言,这些病原体就不是显著危害了。

有 5 种敏感或易受伤害的人群:老人、婴儿、孕妇、病人及免疫缺陷者,这些群体对某些危害特别敏感。例如,李斯特菌可导致流产,如果产品中可能带有李斯特菌,就应该在产品标签上注明“孕妇不宜食用”。

❹ 绘制生产流程图

生产流程图是一张按序描述整个生产过程的流程图,它简单、明了地描绘了从原料到终产品的整个过程的详细情况。因此,生产流程图是 HACCP 计划的基本组成部分,有助于 HACCP 小组了解生产过程,进行危害分析。生产流程图包括生产过程中所有的要素以及从生产到消费者整个过程的细节。根据 HACCP 小组确定的研究范围,消费者的行为也应纳入生产流程图中。

生产流程图是危害分析的基础,因此必须能详细反映各个技术环节,以便进一步研究。根据 HACCP 计划的研究范围,生产流程图应该由 HACCP 小组的成员认真绘制,必须能准确反映生产过程,包括从原料到终产品整个过程中的每一个步骤。生产流程图应该包括下列几项内容。

（1）所有原料、产品包装的详细资料,包括配方的组成,必需的贮存条件和微生物、化学、物理数据。

（2）生产过程中一切活动的详细资料，包括生产中可能被耽搁的加工步骤。

（3）整个生产过程中的温度和时间图，这对分析微生物危害尤为重要，因为它直接影响人们对产品中致病菌繁殖情况的评估结果。

（4）设备类型和设计特点，是否存在导致产品堆积或难以清洗的死角。

（5）返工或再循环产品的详细情况。

（6）隔离区域和职员行走路线图。此图的内容可在生产流程图上说明，但是，在 HACCP 计划中将它们分成两张图更加便于工作。所以，在加拿大食品安全促进计划中，不但要求列出工艺流程图，而且还要求列出工厂人流物流图。

（7）贮存条件包括地点、时间和温度。

（8）流通和消费者意见。

❺ 现场确认生产流程图

流程图的精确性影响到危害分析结果的准确性，因此，生产流程图绘制完毕后，必须由 HACCP 小组确认。各成员必须亲自观察生产过程（包括夜班和周末班），以保证生产流程图确实无误地反映实际生产过程。危害分析结果必须纳入生产流程图内，有关 CCP 的所有决定都必须以危害分析数据为基础。

（三）危害分析

❶ 进行危害分析

生产流程图绘制及确认过程完成后，HACCP 小组应根据 HACCP 原理的要求，进行危害分析。对加工过程中每一个步骤（从流程图开始）进行危害分析，确定危害的种类，找出危害的来源，建立预防措施，是任何一项 HACCP 研究的关键步骤之一，HACCP 小组必须考虑并识别出所有潜在的危害。但在开始危害分析之前，HACCP 小组所有成员都必须正确理解"危害"和"严重性"等词的真正含义。

"危害"通常是指能引起人类消费过程中食品安全问题的生物（如致病性或产毒的微生物、立克氏体、病毒、寄生虫、有毒蘑菇及有毒鱼等）、化学（如杀虫(菌)剂、清洁剂、抗生素、重金属、添加剂等）或物理（如金属碎片、玻璃、石头和木屑等）因素。

"严重性"通常指危害因素存在的多少或所致后果程度的大小。一般引起疾病的危害可分为三类：①威胁生命，如肉毒杆菌、鼠伤寒沙门菌、单核细胞增生李斯特菌、霍乱弧菌、创伤弧菌、麻痹性贝类毒素、遗忘性贝类毒素等；②引起后果严重或慢性病，如布氏杆菌、弯曲杆菌、致病性大肠杆菌、沙门氏杆菌、志贺氏菌、A 型链球菌、副溶血性弧菌、结肠耶氏菌、甲肝病毒、真菌毒素等；③引起中等或轻微疾病，如杆菌属、产气荚膜杆菌、单核细菌增生李斯特菌、金黄色葡萄球菌、多数寄生虫、腹泻性贝类毒素、组胺类等。

❷ 建立预防措施

当所有潜在危害被确定和分析后，接着需要列出有关每种危害的控制机制、某些能消除危害或将危害的发生率减小到可接受水平的预防措施。具体从下列几方面考虑。

（1）设施与设备的卫生分析。每种产品、每个生产工段的设施与设备，保持卫生方面采取的措施，包括防蝇、防鼠、防蟑螂、空气净化（防止细菌和尘埃飘落），防止铁锈油漆剥脱、落屑及其他防止异物的措施等。

（2）机械、器具的卫生生产。加工过程中使用的各种用具、容器、管道、灶台等均不能有细菌生存和繁殖的死角。这里需强调的是，在实行机械化、管道化、密闭化的同时，必须重点把握管道内彻底的洗涤消毒。否则，这种管道化、密闭化就增加了细菌生长繁殖的死角和条件，提高了产品的污染程度。

（3）从业人员的个人卫生。所有从业人员必须经过卫生知识培训和体格检查,要有良好的个人卫生习惯。如:工作服清洗、合体;生产前和便后洗手消毒;不用手抓直接入口的食品等。

（4）控制微生物的繁殖。微生物得以繁殖需要具备三个基本要素,即水分、温度、养分。在处理水分多的食品原料的企业,能控制的就是温度,与此有密切关系的是时间。因此,在规定工艺总体温度控制(包括加热烹调与灭菌工艺)的同时,还需要规定各工段温度控制的基本时间。

（5）日常微生物检测与监控。食品企业必须建立日常微生物检测与监控体制,并确实执行。这一工作仅限于对成品、原料的采样检验,还要求确定各工段样品、检验容器、工具机械卫生状况等。同时,应该制定企业内控标准(内控指标应高于国标),按企业标准检查每个工段、每批产品(不仅是成品)是否都能达标。

对一种危害常常要采取多种预防措施,因为它有可能发生在食品链的不同阶段。同样,一种预防措施也可以有效控制一种以上的危害。在综合评价预防措施时,有必要考虑已经拥有的措施以及需要实施的新措施。利用生产流程图或危害分析结果表,可采取多种预防措施。

（四）确定关键控制点(CCP)

CCP 是食品生产中的某一点、某一步骤或某一过程,通过对其实施控制,能预防、消除或最大程度地降低 1 个或几个危害。CCP 也可理解为在某个特定的食品生产过程中,任何一个失去控制后而导致的不可接受的健康危险的环节或步骤。通常将 CCP 分为两类:一类关键控制点(CCP1)指可以消除和预防的危害;二类关键控制点(CCP2)指能最大程度地减少或降低的危害。

关于 CCP 的确定应该以生产流程图为基础,根据危害分析所积累的信息,由 HACCP 小组和专业顾问决定,同时还要对此采取最科学的预防措施,控制所有潜在的危害。实践证明,在正确设置 CCP 时,CCP 判定树是非常有用的工具。在判定树中包括了加工过程中的每一种危害,并针对每一种危害设计了一系列逻辑问题。只要小组按序回答判定树中的问题,便能决定某一步骤是否是 CCP。

（五）建立关键限值(CL)

❶ 什么是 CL

在确定了工艺过程所有 CCP 后,下一步就是决定如何控制了。首先必须建立确定产品安全还是不安全的指标,以便将整个工艺控制在安全标准以内。CCP 的绝对允许极限,即用来区分安全与不安全的分界点,就是所谓的 CL。如果超过了 CL,那么就意味着这个 CCP 失控,产品可能存在潜在的危害。

CL 是保证食品安全性的绝对允许限量,是 CCP 的控制标准。在生产过程中必须针对各 CCP 采取相应的预防措施,使加工过程符合这一标准。

对于一个特定的控制标准,CCP 只能有一个 CL,或者有上下 2 个 CL。只要使所有的 CCP 都控制在这个特定的 CL 内,产品的安全就有了保证。

❷ 如何设定 CL

因为 CL 是安全与不安全之间的界限,所以对每一个 CCP 设定正确的控制标准至关重要。要求 HACCP 小组对每一个 CCP 的安全控制标准有充分的理解,从而制定出合适的 CL。也就是说,必须掌握有关潜在危害的详细知识,充分了解各项预防或控制措施的影响因素。CL 并不一定要和现有的加工参数相同。

每个 CCP 都需要控制许多不同的因素以保障产品安全性,其中每个因素都有相应的 CL。例如,烹饪早就被设定了一个 CCP,用来杀死致病菌,与此有关的因素是温度和时间。工业上烹饪肉制品的 CL 是肉块的中心温度大于 70 ℃,时间至少 2 h。

为了设定 CL,必须弄清楚与 CCP 相关的所有因素。每一个因素中区分安全与不安全的标准构成了 CL。最重要的是 CL 必须是一个可测量的因素,以便于进行常规控制。常用于 CL 的一些因素有温度、时间、pH 值、湿度或水分活度、盐浓度和可滴定酸度等。

❸ **CL 的类型**

构成 CL 的因素或指标可以是化学、物理或微生物方面的,这取决于将要在 CCP 实施控制的危害类型。

(1)化学指标。该指标与产品原材料的化学危害或者与试图通过产品配方和内部因素来控制微生物危害的过程有关。关于化学指标的因素有真菌毒素、pH 值、盐和水分活度的最高允许水平,或是否存在致过敏物质等。

(2)物理指标。该指标与对物理或异物的承受能力有关,也会涉及对微生物危害的控制,如用物理参数控制微生物的生存及死亡。常见的物理指标有金属、筛子(筛孔大小和截流率)、温度和时间。物理指标也可能与其他因素有关,例如,在需要采取预防措施以确保无特殊危害时,物理指标可以确定成一种持续安全状态。

(3)微生物指标。除了用于控制原料无腐败外,应避免将微生物指标作为 HACCP 体系的一部分,因为微生物的检测必须在实验室中经培养后才能得到有关结果,一个过程往往需要几天时间。因此,如果加工过程中出现问题,就不能根据微生物指标的检验结果采取及时措施;相反,也许需要停产数天来等待结果。使情况更复杂的是微生物并不是均匀分布于某批产品中,因此极有可能漏检。只有在原料均匀、抽样具有代表性的情况下,微生物指标才可以用于决定原料的取舍。

当 HACCP 小组为所有的 CCP 都制定了切实可行的 CL 后,就可以将它们逐项填入 HACCP 控制表中。HACCP 控制表是 HACCP 计划中的关键文本之一,它记载了各个步骤或阶段中所有 CCP 方面的重要信息。这些信息虽然可以独立成文,但将它们集中于统一的模式中更为方便。

除了 CL 外,还有另一层控制有助于管理生产过程,那就是在 CL 内设定操作限值和操作标准。其中操作限值可作为辅助措施用于指示加工过程发生的偏差,这样在 CCP 超过 CL 以前就能调整生产以维持控制。例如,在冰淇淋生产中,热处理杀死致病菌的 CL 为 65.6 ℃/30 min。为了确保不出问题,工艺参数可定为 68.5 ℃/30 min,这个参数就是操作限值。由此可知,操作限值是一项比 CL 更加严格的控制标准,它在工艺上是可行的,并且能有效减少危害发生的可能性。

按照操作限值执行 HACCP 体系能保证不会发生超过 CL 的情况,因此该方法广泛应用于日常管理中,但一般不将它列入 HACCP 控制表,因为过多的控制指标会引起混乱。但是,如果将建立的操作限值加入 HACCP 体系,就应该将其载入文档,并在监控过程中认真执行。最好的办法就是将这些操作限值写在控制日志簿上,并使每一个参与监控的人都明白该如何照此工作。

(六)建立合适的监控程序

监控程序是一个有计划的连续监测或观察过程,用以评估一个 CCP 是否受控,并为将来验证时使用。因此,它是 HACCP 计划的重要组成部分之一,是保证安全生产的关键措施。

监控的目的包括:①跟踪加工过程中的各项操作,及时发现可能偏离关键限值的趋势,并迅速采取措施进行调整;②查明何时失控(查看监控记录,找出最后符合关键限值的时间);③提供加工控制系统的书面文件。

监控程序通常应该包括以下 4 项内容。

❶ **监控对象**

监控对象常常是针对 CCP 而确定的加工过程或产品的某个可以测量的特性。例如,当温度是 CCP 时,监控对象可能是冷冻储藏室的温度;如果酸度是 CCP 时,监控对象是加工过程中的 pH 值;如果充分蒸煮是 CCP,监控对象是时间和温度。

❷ **监控方法**

对每个 CCP 的具体监控过程取决于 CL 以及监控设备和监控方法。选择的监控方法必须能够检测 CCP 失控之处,即 CCP 偏离 CL 的地方,因为监控结果是决定采取何种预防和控制措施的基础。这里介绍以下两种基本监控方法。

（1）在线检测系统。即在加工过程中测量各临界因素，它可以是连续系统，将加工过程中各临界数据连续记录下来；它也可以是间歇系统，在加工过程中每隔一定时间进行观察和记录。

（2）终端检测系统。即不在生产过程中而是在其他地方抽样测定各临界因素。终端检测一般是不连续的，所抽取的样品有可能不能完全代表整个一批产品的实际情况。

最好的监控过程是连续在线检测系统，它能及时检测加工过程中 CCP 的状态，防止 CCP 发生失控现象。换句话说，该系统专用于检测和纠正对操作限值的偏移，从而可阻止对 CL 的偏离。

监控方法必须能迅速提供结果，在实际生产过程中往往没有时间去做冗长的分析试验，微生物试验也很少做。较好的监控方法是物理和化学测量方法，因为这些方法能很快地进行试验，如酸度（pH 值）、水分活度（Aw）、时间、温度等参数的测量。而且这些参数能与微生物控制联系起来。例如，食品中的酸度在 pH 4.6 以下可以控制肉毒梭状芽孢杆菌产生；限制水分活度（微生物赖以生长的水分量）可以控制病原体的生长；在规定的温度和时间下加工食品可以杀死其中的病原体。因此，以这些参数为监控对象实施监控能有效保证产品的安全性。

❸ 监控频率

监控频率取决于 CCP 的性质以及监测过程的类型。HACCP 小组为每个监测过程确定合适的频率是非常重要的。例如，对金属探测器，它的检测频率可能是每 30 min 一次，而对于一个季节性蔬菜作物，针对杀虫剂的 CCP 监控则是每个季节检测一次杀虫剂残留量。

监控可以是连续的或非连续的，如果可能应采用连续监控。连续监控对很多物理和化学参数是可行的。例如，可以用温度记录仪连续监控巴氏消毒过程中的温度和时间。但是，一个连续记录监控值的监控仪器本身并不能控制危害，必须定期观察这些连续记录，确保必要时能迅速采取措施，这也是监控的一个组成部分。当发现偏离 CL 时，检查间隔的时间长度将直接影响到返工和产品损失的数量，在所有情况下，必须及时进行检查以确保不正常产品不出厂。

当不可能连续监控一个 CCP 时，常常需要缩短监控的时间间隔，以便于及时发现 CL 和操作限值的偏离情况。非连续性监控的频率常常根据生产和加工的经验和知识确定，可以从以下几方面考虑正确的监控频率：①监控参数的变化程度，如果变化较大，应提高监控频率；②监控参数的正常值与 CL 相差多少？如果二者很接近，应提高监控频率；③如果超过 CL，企业能承担多少产品作废的危险？如果要减少损失，必须提高监控频率。

❹ 监控人员

明确监控责任是保证 HACCP 计划成功实施的重要手段。进行 CCP 监控的人员可以是流水线上的人员、设备操作者、监督员、维修人员、质量保证人员。一般而言，由流水线上的人员和设备操作者进行监控比较合适，因为这些人需要连续观察产品和设备，能比较容易地从一般情况中发现问题，甚至是微小的变化。

负责监控 CCP 的人员必须具备一定的知识和能力，能够接受有关 CCP 监控技术的培训，充分理解 CCP 监控的重要性，能及时进行监控活动，准确报告每次监控结果及报告违反 CL 的情况，以保证纠正措施的及时性。监控人员的任务是随时报告所有不正常的突发事件和违反 CL 的情况，以便校正和合理地实施纠正措施，所有与 CCP 监控有关的记录和文件必须由实施监控的人员签字。

（七）建立纠正措施

根据 HACCP 的原理与要求，当监测结果表明某一 CCP 发生偏离 CL 时，必须立即采取纠正措施。虽然实施 HACCP 的主要目的是防患于未然，但仍应该建立适当的纠正措施以备 CCP 发生偏离时之需。因此，HACCP 小组需要研究有关纠正措施的具体步骤，并将其标注在 HACCP 控制表上，这样可减少需要采取纠正措施时可能发生的混乱或争论。同时，明确指定防止偏离和纠正偏离的具体负责人也是非常重要的。

纠正措施通常有两种类型,即阻止偏离和纠正偏离,具体如下。

❶ 阻止偏离的措施

调整加工过程以维持控制,防止 CCP 发生偏离的措施即为阻止偏离的措施。这种类型的纠正措施通常发生在加工过程中某些参数接近、漂移或超过操作限值时,应立刻将其调整至正常操作范围。

以自动调节加工过程的在线连续检测体系为例,在牛乳巴氏杀菌过程中采用了一种自动转向阀。当温度降低至操作限值以下时,此阀将自动打开将牛乳送回到杀菌的一边。此外,预防性的纠正措施也可以与人工监控体系相结合。当操作参数接近或超过操作限值时,CCP 检测器就采取措施以防止偏离。

需要经常调整以维持控制的因素包括温度、时间、pH 值、配料浓度、流动速率、消毒剂浓度。例如,长时间蒸煮以达到合适的中心温度;添加更多的酸以获得合适的 pH 值;快速冷冻以纠正贮存温度;配方中添加更多的盐。

在调整加工过程以维持控制时,必须确保方法易行且不会引起或增加危害。例如,如果产品温度升至 5 ℃以上,需将其快速冷却到原来的温度,同时必须了解产品的实际偏离情况(具体温度以及在此温度下的时间),包括在此情况下是否会导致微生物危害的增加。

❷ 纠正偏离的措施

如果在 CCP 出现偏离,最重要的是要立即采取措施,通常需采取两种类型的措施并做好详细的记录。

调整加工过程,使之重新处于控制之中。可以采取与前文中防止偏差相似的形式来调整生产过程,唯一不同之处是必须进一步调整才能恢复到正常的操作水平。由于永久性纠正措施的实施需要很长时间,可以通过短期的修复工作纠正偏离,迅速恢复生产。例如,在线金属探测器修理期间,可以临时采用离线金属探测器。

为了有效处理不合格产品,必须采取一系列纠正措施,具体措施如下。

(1)妥善保存所有可疑产品。

(2)向 HACCP 小组设备管理部和其他有关专家征求建议。这里需重点考虑的是产品中有害物质的危险性。

(3)对产品进行全面的分析、测试,评估产品的安全性。得到足够的信息后就可以决定采取何种措施处理产品。

要及时处理 CCP 发生偏离期间生产的产品,具体措施如下。

(1)销毁不合格产品。如果产品不能再返工,并且其中有害物质的危险性很高,那么只能采取这一种措施。然而这样做损失太大,通常只有在无法挽救时才采取此措施。

(2)重新加工。如果再加工能有效控制产品中的危害,那么就可以采取这一措施。但必须确保返工过程中不能产生新的危害,而且在质量上确保返工产品与未返工产品一致。

(3)直接将废次品制成要求较低的产品。如加工成动物饲料或另一种产品(产品的加工过程必须能有效控制危害);将微生物污染的熟肉加工成肉馅,再加工过程中的热处理可有效控制微生物危害。采用此方法还需充分考虑是否存在热稳定性毒素以及控制过程过敏性物质的含量。

(4)取样检测后放行产品。如果决定利用抽样检测的方法来判断产品中是否存在危害,必须严格按照取样原则抽取样品,同时还需了解所采用的抽样方法能检出危害的概率。

(5)放行。在做出这一决定前必须慎重考虑,绝不能忽视产品的安全性。实施 HACCP 是为了防止出现食品安全性问题,制定 HACCP 计划是为了控制危害,这也是建立 CCP 的目的所在。产品的安全性不容忽视,因此,不能轻易做出将 CCP 发生偏离期间生产的产品放行的决定,要充分认识到销售具有危险性食品对公司带来的恶劣影响及需要承担的法律责任。

此外,详细记录所有的步骤也是十分重要的,因为这是查找发生偏离的原因并采取适当措施、确保偏离不会再次发生的基础。

(八)建立验证程序

HACCP产生了新的谚语——"验证才足以置信",这句话表明了验证原理的核心所在。HACCP计划的宗旨是防止食品安全危害,验证的目的是通过严谨、科学、系统的方法确认HACCP计划是否有效(即HACCP计划中所采取的各项措施能否控制加工过程及产品中的潜在危害),是否被正确执行(因为有效的措施必须通过正确的实施过程才能发挥作用)。利用验证程序不但能确定HACCP体系是否按预定计划运作,而且还可确定HACCP计划是否需要修改和再确认。所以,验证是HACCP计划实施过程中最复杂的程序之一,也是必不可少的程序之一。验证程序的正确制定和执行是HACCP计划成功实施的基础。

验证活动包括:①确认;②验证CCP;③验证HACCP体系;④执法机构。

(九)建立记录管理程序

HACCP需要建立有效的记录管理程序,以便使HACCP体系文件化。

记录是采取措施的书面证据,包含CCP在监控、偏差、纠正措施(包括产品的处理)等过程中发生的历史性信息,不但可以用来确证企业是否按既定的HACCP计划执行,而且可以利用这些信息建立产品流程档案,一旦发生问题,能够从中查询产生问题的实际生产过程。此外,记录还提供了一个有效的监控手段,使企业及时发现并调整加工过程中偏离限值的趋势,防止生产过程失去控制。所以,企业拥有正确填写、准确记录、系统归档的最新记录是绝对必要的。

所有HACCP记录均应该包含以下信息:①标题与文件控制号码;②记录产生的日期;③检查人员的签名;④产品识别;⑤所用的材料和设备;⑥关键限值;⑦需采取的纠正措施及其负责人;⑧记录审核人签名。

任务六 数字化与智能化管理法

➡ 任务描述

近年来,受新型冠状病毒感染反复的影响,餐饮行业也不景气,而为了避免新型冠状病毒感染的影响扩散、保障顾客的用餐安全,餐饮行业不得不朝着数字化、智能化方向升级,以确保正常经营,在此背景下,无接触式餐饮成为热潮。比如,顾客线上完成点单后,餐饮机器人会为其提供无接触送餐服务,这就减少了顾客与服务人员之间的接触,能在一定程度上保障顾客和服务人员的安全。

➡ 任务目标

(1)了解餐饮行业的数字化与智能化管理的背景。
(2)熟悉餐饮业运用数字化与智能化管理法进行食品安全管理。
(3)了解餐饮行业的数字化与智能化管理的趋势。

➡ 任务导入

"食安云剑"系统是中国市场监督管理部门开发的全国性的食品安全信息化平台,通过整合各类数据源和监测机构,实现对食品安全全过程的监管和风险评估。"食安云剑"系统集成了大量的信息化技术,如人工智能、大数据分析、云计算等。利用这些技术,系统能够自动识别食品生产、流通、销售等细节数据,实时监测食品质量和安全风险,自动预警食品安全问题。同时,系统还能够对食品数据进行智能化分析和挖掘,帮助监管部门更好地制定和完善食品安全政策。"食安云剑"系统在全国范围内得到广泛应用,有效提高了食品安全监管的效率和精度,减少了各类食品安全问题的发生。该系统为数字智能化监管提供了成功的应用案例。

→ 任务实施

一、餐饮行业的数字化与智能化管理的背景

随着经济的发展,我国逐渐向信息化时代迈进,信息化时代的到来对餐饮业而言既是机遇也是挑战。一方面,信息化时代带来的快节奏生活促进了餐饮经营规模的不断扩大,与此同时,倍数式增长的餐饮管理信息数据也给传统的人工餐饮管理带来了巨大挑战。这样的背景下,餐饮相关企业亟需一套完善的符合信息市场要求的餐饮管理信息系统,进而有效提高餐饮管理工作效率。

用信息化、智能化、数字化的手段,可以使餐饮企业在现有的市场中更有竞争力,提高企业形象和服务质量,增加销售额,优化资源配置,实现快速发展。例如,线上订餐、线上支付、餐饮管理软件等工具,都能够方便顾客就餐,并且优化餐饮管理。信息化、智能化、数字化的手段在餐饮行业的管理和服务工作中有着重要的作用,也是餐饮企业现代化经营的必要手段。

除此之外,一些新技术也正逐渐渗透到餐饮行业中,例如人工智能、物联网、区块链等。其中,人工智能可以应用于菜品推荐、订单分析、售后服务等方面,实现个性化服务和精细化管理;物联网可以用于智能厨房、智能餐桌等方面,提高餐饮生产效率和服务质量;区块链可以用于食品溯源和消费者信任建立等方面,保障食品安全和品牌形象。可以预见,新技术的应用将会为餐饮行业带来更多的机会和挑战,餐饮企业需要积极适应、创新发展,才能在激烈的市场竞争中获得优势和持续发展。

二、餐饮业运用信息化、数字化、智能化管理法进行食品安全管理的方法

食品安全管理领域目前已经有了许多信息化、智能化、数字化的管理方法或策略,其中比较常见的有以下几种。

(一)食品溯源系统

这是一种通过数字化技术对食品从生产到消费的全过程记录、追溯的系统。它不仅可以有效地监管食品安全,还能够提高食品生产企业的管理效率。

(二)食品安全检测系统

这是一种基于信息化技术的食品安全检测方法,可以通过仪器设备对食物的成分和卫生指标进行快速检测,降低食品安全风险。

(三)食品安全监控中心

这是一个信息化建设的监控中心,能够快速、准确地掌握食品安全信息,提前预警食品安全风险。

(四)大数据分析技术

通过大数据分析技术可以对食品安全问题的来源、热点、趋势等信息进行统计和分析,帮助监管

部门针对性制定监管政策和措施。

这些信息化、数字化、智能化的管理方法或策略的特点如下:第一,提高了食品安全的监管精度和效率,对食品安全管理起到了积极的促进作用;第二,通过技术手段对大量的数据进行处理和分析,能够让监管部门更快、更准确地了解食品安全发展趋势和问题;第三,可以降低不必要的人工因素对食品安全管理的影响,减少了管理成本和管理难度;第四,与传统的管理方式相比,这些信息化、数字化、智能化的管理方法或策略,更加科学、合理、可靠。

三、餐饮行业的信息化、数字化、智能化管理的趋势

食品安全从来都不是个孤立的问题,它与一个国家的经济发展状况、农业自然资源、种植、养殖、生产加工技术、法律法规和政府监督管理体系密切相关。食品安全监督管理制度(法律法规)、监管行为方式及相关标准方法与食品安全管理尤为密切相关。通过融合人工智能、大数据、云计算等先进技术,智能餐厅实现了在线点餐、自动化配餐、数据分析和智能决策等功能,为餐饮企业食品安全管理带来了前所未有的便利和效益。

(一)智能监控系统

通过智能摄像头等设备对餐厅进行实时监控,能够及时发现问题并快速处理。对于意外放置时间过长、食品贮存过程中的异常、健康状况不佳的员工、食品交叉污染等情况进行实时监测,确保顾客的饮食安全。

(二)营养健康管理

根据用户的健康记录和营养需求,智能餐饮管理系统能够精确计算每个顾客的饮食摄入情况,提供个性化的饮食计划,帮助人们更科学地健康饮食。

(三)追溯系统

应用区块链等技术打造食品安全溯源,能够对食品的生产、加工、配送和销售全程进行记录和跟踪,遇到问题能够快速定位及时处理。消费者通过扫码等方式了解产品的来源、生产过程等信息。

(四)数据分析

通过人工智能等技术对餐饮企业数据进行分析,还可以帮助企业更好地管理业务,为实现营销优化和资源规划等提供参考和支持。

复习思考题

(1)餐饮企业 6T 管理法的主要内容是什么?
(2)餐饮企业五常管理法的主要内容是什么?
(3)餐饮企业如何建立 HACCP 体系?
(4)HACCP 体系在保障餐饮食品安全方面发挥了哪些作用?

实训 17   食品生产制作过程中的安全审查

一、实训目的

掌握普通食品生产过程中的安全要求。

二、实训内容

（1）设计检查记录表（表10-2）。

表10-2　生产现场执行情况检查记录表

企业名称	
企业地址	
食品名称	
得分情况	
检查时间	
检查人员	
核查重点	1.水(冰)的安全 2.食品接触面的结构、状况和清洁 3.防止交叉污染 4.手的清洗、消毒和卫生间设施的维护 5.防止外来污染物的污染 6.有毒化合物的正确标记、贮存和使用 7.员工健康状况的控制 8.害虫、鼠害的灭除

（2）现场评审情况记录（表10-3至表10-7）。

表10-3　生产现场布局设计和环境卫生

核查项目	客观描述
生产区周围环境有碍食品安全卫生的因素：化工厂、水泥厂、医院、养殖场、污水池塘或污染河流、相邻的居民生活区、垃圾处理机构等	
生产区布局：生产区平面图的核实，生产区与经营场所的隔离，厂区内兼营、生产和存放有碍食品安全的其他产品情况	
生产区卫生：路面、地面、厂区卫生间、鼠或虫滋生地及防鼠、防虫设施和布点，生产中的废水(污水)废料的排放或处理，原料、辅料、化学物品、包装物料贮存的辅助设施，废弃物、垃圾暂存设施，无害化处理	

表10-4　卫生间及人员卫生情况

核查项目	客观描述
卫生间：门、窗朝向，洗手、消毒、干手设施，排气通风设施，防蝇虫设施，有无遗留大小便	
生产人员个人卫生：更衣、穿戴、洗手、消毒、干手、鞋靴消毒	
工作服、帽：清洗、消毒、发放、更换 不同卫生要求的生产区域或工种、岗位人员的区分：使用不同颜色或不同标识	
洗手设施：位置、数量，清洁消毒和干手设备或用品，洗手水龙头的非手动开关	

核 查 项 目	客 观 描 述
鞋靴消毒设施:结构、功能	
消毒剂:配置、使用、保管	

表 10-5 生产区检查情况

核 查 项 目	客 观 描 述
生产区布局:面积与生产能力匹配,防止人流、物流、水流、气流交叉的设计与设施,排水和通风系统的设计与设施,车间进出口及与外界相连的排水、通风处的防鼠、防蝇、防虫设施	
地面:材料、污渍、杂物、积水、破损、坡度	
墙面:材料、污渍、积尘、破损、墙角、地角、顶角	
门窗:材料、结构、内窗台斜度	
天花板:材料、污渍、残渣、冷凝水、霉变、破损、封闭	
生产区通道:材料、污渍、杂物、积水、破损,防止人流、物流交叉的措施	
生产区上方管道及设备设施:清洁卫生状况、锈蚀、渗漏、滴漏	
排水:通畅性、水流方向、排水沟清洁状况	
通风:通畅性、不良气味、蒸汽滞留、防尘装置	
照明:设施、照度、防爆装置、死角、被加工物的本色	
电、气供给:供给设施、供给能力、运行状态、维修保养	
设备、设施和工器具的食品接触面:材料、清洁卫生、缝隙、背面	
生产设备:布局合理性、清洁程度、运行状态、维修保养	
工具和容器清洗消毒场所:清洗方法、消毒剂使用、水温、整洁程度、上下水的位置、工器具清洗后存放的情况	
班前班后卫生清洁工作:清洁程序、执行状况、专人检查、检查记录	
容器:盛放食品容器的放置,可食与不可食容器的标识与区分,废弃物容器的防水、防腐蚀、防渗漏及其清洗消毒	
操作台及加工设备中的废水排放:对加工产品造成污染的风险	
原料、辅料、半成品、成品以及生、熟品的存放:存放区域的分开、受污染的风险	
生产人员:健康检查,个人清洁、穿戴、洗手、消毒、化妆、手套管理,生产操作,伤病,工作服帽鞋的定期消毒,培训、考核	

表 10-6　贮存与运输

核 查 项 目	客 观 描 述
原辅料、半成品、成品的贮存：生熟品的分别存放、污染和串味的控制、卫生清洁、通风、堆垛、标识、过期变质产品的处理、温度湿度显示装置及其计量标识(产品有温度、湿度特定要求)、物品与墙壁和地面的距离、有碍卫生物品的控制、防霉防鼠设施	
预冷库、速冻库、冷藏库等仓库：温度、湿度要求，温湿度显示装置，自动温度记录装置及其运行校准记录，制冷设施的清洁、消毒、除霜方法，防霉防鼠设施	
产品运输工具：清洁卫生状况、清洗消毒的控制、冷藏或保温设施及性能(有温度要求的运输工具)、密闭情况	

表 10-7　有毒有害物品的控制

核 查 项 目	客 观 描 述
有毒有害物品：购买、领用、配制、污染控制、使用记录	
有毒有害物品的存放：存放方法、管理、标识	
有毒有害物品的验收：成分、来源、批准证明	
有毒有害物品的使用：人员培训、现场操作、记录、对食品和食品接触面及食品包装物料的污染控制	
食品添加剂的使用：购买、验收、领用、存放、配制、使用记录	

（3）审查结论（表 10-8）。

表 10-8　审查结论

现场审核结论：

□现场评审合格；

□存在严重不符合项，现场评审不合格；

□存在不符合项(见评审不符合项及跟踪报告)

审核人员：　　　　　　年　　月　　日

审核申明：

本次审核依据 □《餐饮服务食品安全操作规范》　□《餐饮服务食品安全监督管理办法》

　　　　　　 □《＊＊省食品安全管理条例》　　□《＊＊省从业人员健康管理办法》

　　　　　　 □　　　　　　　　　　　　　　□

本评审组对该企业进行了文件评审和现场评审，并对评审记录、评审不符合项及跟踪报告和评审结论负责。如主管部门对此次评审提出异议，评审组将提供相应的补充说明。

审核组长：　　　　　　　　审核组成员：　　　　　　　　　　　年　　月　　日

(4)不符合项报告(表 10-9)。

表 10-9　不符合项报告

不符合项目	不符合项客观描述
1	
2	
3	
4	
5	

实训 18　模拟餐饮食品生产现场制定 SSOP

一、实训目的

(1)掌握餐饮食品生产现场 SSOP 要求。
(2)能按照 SSOP 要求进行合理的生产布局设计。
(3)针对生产现场存在的问题,能够提出建设性意见。

二、技能目标

(1)能够发现餐饮食品生产现场存在的不符合 SSOP 要求之处。
(2)能按照 SSOP 要求进行合理的生产布局设计;能掌握餐饮食品企业常用的消毒方法。
(3)能够根据存在的问题科学分析,并根据 SSOP 要求提出对策。

三、实训内容

(1)分组与布置任务:按照班级人数分为 5～6 人/组,每组同学再行分工,每组参照表 10-10 SSOP 编制预备步骤进行。

表 10-10　SSOP 编制预备步骤

步　骤	具　体　要　求	备　　注
1	选定某类餐饮机构	
2	查找资料,例如餐饮服务许可、《餐饮食品安全操作规范》等	
3	查找厨房的良好操作规范要求,明确场所器具布局要求,收集《生活饮用水卫生标准》,收集餐饮机构常用的消毒剂和消毒方法	
4	小组讨论,按照 8 个主要卫生控制方面的要求编制出 SSOP 初稿	

(2)查找信息资料、整理,制作 PPT(1 学时);汇报时间每组 5 min;提问讨论 2～3 min。
(3)各组派出一名代表讲解汇报,完毕后提出问题,讨论,教师点评、补充(1 学时)。

四、参考评价方法

编制 SSOP 实训记录表如表 10-11 所示。

表 10-11　SSOP 实训记录表

制作小组		
SSOP 针对的 具体产品或企业		
SSOP 文件的 合理性和有效性	组间评价：	教师评价：
小组汇报表现	组间评价：	教师评价：
分数		

实训 19　模拟餐饮食品企业制定 HACCP 计划书

一、实训目的

（1）能针对特定的加工工艺进行危害分析。

（2）能按照 HACCP 体系要求编制 HACCP 计划书。

（3）能够组织进行 HACCP 体系的内部审核。

二、技能目标

（1）能够发现餐饮食品生产现场存在的不符合 HACCP 要求之处。

（2）能针对特定的加工工艺进行危害分析。

（3）能按照 HACCP 体系要求编制 HACCP 计划书。

三、实训内容

（1）分组与布置任务：按照班级人数分为 5～6 人/组，每组同学再行分工，每组参照表 10-12、表 10-13 内容进行操作。

表 10-12　HACCP 计划编制预备步骤

步　骤	具体要求	备　注
1	组成 HACCP 小组，设置各成员的职位及职务，体现 HACCP 小组的合理性	
2	选定某类餐饮食品，查找资料，描述该产品的特性	
3	查找资料，明确该产品的预期用途	
4	查找资料，绘制该产品的生产工艺流程图，附流程图说明	
5	有校企合作单位的，可现场验证该流程图	

表 10-13　HACCP 计划参考实训分组

分　组	参　考　题　目	备　注
1	四季豆炒肉制作过程的危害分析与 HACCP 计划	
2	海胆刺身制作过程的危害分析与 HACCP 计划	
3	法式软面包制作过程的危害分析与 HACCP 计划	
4	果冻布丁制作过程的危害分析与 HACCP 计划	
5	叉烧包制作过程的危害分析与 HACCP 计划	
6	芹菜猪肉水饺制作过程的危害分析与 HACCP 计划	
7	卤水拼盘制作过程的危害分析与 HACCP 计划	
8	凉拌青瓜制作过程的危害分析与 HACCP 计划	
9	三文鱼寿司制作过程的危害分析与 HACCP 计划	
10	奶油蛋糕制作过程的危害分析与 HACCP 计划	

（2）绘制该产品的生产工艺流程图，附流程图说明，说明越详细越好。

（3）课堂讨论——危害分析。根据危害分析工作单（表 10-14），按照生产工艺流程逐步进行危害分析。

表 10-14 危害分析工作单

（1）加工步骤	（2）确定该步骤中引入的、控制或增加的潜在危害		（3）潜在的食品安全危害是显著的吗？	（4）对（3）的判断提出依据	（5）应用什么预防措施来防止显著危害	（6）该步骤是否关键控制点
		生物危害				
		化学危害				
		物理危害				
		生物危害				
		化学危害				
		物理危害				
		生物危害				
		化学危害				
		物理危害				

讨论过程，全员参与，一人记录。教师从旁给予指导和帮助。

（4）危害分析完善。根据讨论内容，各组完善各自的危害分析表，参考文本《HACCP 计划书》，编制各小组的 HACCP 计划书，形成电子文稿。

（5）课堂答辩。各组派出一名代表讲解汇报，完毕后提出问题，讨论，教师点评、补充。

（6）修改完善。根据讨论汇报、其他同学的指正及教师的指导，各组完善各自的 HACCP 计划书并上交最终定稿文件。

四、参考评价方法

编制 HACCP 计划书评价记录表如表 10-15 所示。

表 10-15　　HACCP 计划书评价记录表

HACCP 小组		
HACCP 计划书名称		
HACCP 计划的 合理性和规范性	组间评价：	教师评价：
HACCP 小组 汇报表现	组间评价：	教师评价：
分数		

参考文献

[1]　李莹莹. 我国食品安全管理的研究[D]. 长春：吉林财经大学,2018.

[2]　任映雪. 食品安全治理对食品安全管理体系的影响机制研究[D]. 天津：天津大学,2017.

[3]　孙玮迪. 地方政府食品安全管理研究[D]. 长沙：湖南大学,2017.

[4]　王琳翔. 食品安全监管中政府责任探究[D]. 石家庄：河北师范大学,2015.

[5]　汪普庆,龙子午. 新形势下食品安全治理体系[M]. 武汉：武汉大学出版社,2021.

[6]　《中华人民共和国食品安全法实施条例：附新旧条文对照》编写组. 中华人民共和国食品安全法实施条例：附新旧条文对照[M]. 北京：中国民主法制出版社,2019.

[7]　吴佳惠. 政府食品安全监管能力研究[M]. 厦门：厦门大学出版社,2018.

[8]　倪楠,舒洪水,苟震. 食品安全法研究[M]. 北京：中国政法大学出版社,2016.

[9]　顾伟强. 食品安全与操作规范[M]. 重庆：重庆大学出版社,2015.

[10]　马长路,孙剑锋,柳青. 食品安全与质量管理[M]. 重庆：重庆大学出版社,2015.

[11]　钱和,陆善路,胡斌. 食品安全控制与管理[M]. 北京：中国轻工业出版社,2020.

[12]　张淼,王鑫. 餐饮食品安全控制[M]. 北京：化学工业出版社,2022.

[13]　郭利芳,乔支红,杨国斌. 餐饮食品安全[M]. 武汉：华中科技大学出版社,2021.

[14]　王存山,何至伟. 中国餐饮业中央厨房与餐饮食品工业化发展研究[M]. 北京：中国农业大学出版社,2017.

[15]　孙秀兰. 食品安全学应用与实践[M]. 北京：化学工业出版社,2021.

[16]　纵伟. 食品安全学[M]. 北京：化学工业出版社,2016.

[17]　张小莺,殷文政. 食品安全学[M]. 2版. 北京：科学出版社,2023.

[18]　温继勇. 食品营养与卫生[M]. 大连：东北财经大学出版社,1997.

[19]　蒋云升. 烹饪卫生学[M]. 北京：中国轻工业出版社,2000.

[20]　张双庆. 食品毒理学[M]. 北京：中国轻工业出版社,2019.

[21]　高秀兰. 食品营养与卫生[M]. 重庆：重庆大学出版社 2015.

[22]　唐丽丽. 食品机械与设备[M]. 重庆：重庆大学出版社,2014.

[23]　艾启俊,陈辉. 食品原料安全控制[M]. 北京：中国轻工业出版社,2006.

[24]　贾丽华,顾士圻. 餐饮业食品安全控制指南[M]. 石家庄：河北教育出版社,2006.

[25]　赵松柏. 原料采购食品安全控制探讨[J]. 食品安全导刊,2019,13(15):24.

[26]　牛晓鸣. 食品原料安全生产与控制研究[J]. 食品安全导刊,2019,13(8):31.

[27]　施伽. 食品原料安全生产与控制[J]. 产业与科技论坛,2018,17(24):205-206.

[28]　李杉杉. 食品原料安全生产与控制[J]. 现代食品,2016,2(11):54-56.

[29]　方莉,顾丽娟. 高校餐饮原料采购验收存在的问题与对策研究[J]. 高校后勤研究,2021,37(3):11-13.

[30]　肖红艳. 餐饮企业菜品质量管理的问题及对策分析[J]. 物流科技,2012,36(4):116-120.

[31]　黄婧楠. 粮食类食品掺伪的鉴别和检验探讨[J]. 黑龙江科学,2018,9(9):160-161.

［32］　赵廉.烹饪原料学［M］.北京:中国纺织出版社,2008.

［33］　杨萍.餐饮安全与控制［M］.长春:东北师范大学出版社,2014.

［34］　蒋云升.烹饪卫生与安全学［M］.3 版.北京:中国轻工业出版社,2015.

［35］　龚花兰.食品营养卫生与健康［M］.上海:复旦大学出版社,2019.

［36］　Mcdougall J I. Globalization of Sichuan hot pot in the "new era"［J］. Asian Anthropology, 2020,20(1):77-92.

［37］　赵自通,梁志宏.火锅底料油脂中的风险因子及检测方法研究进展［J］.中国调味品,2022, 47(8):191-196.

［38］　Niehoff N，White A J，Mccullough L E，et al. Polycyclic aromatic hydrocarbons and postmenopausal breast cancer:An evaluation of effect measure modification by body mass index and weight change［J］. Environmental Research,2017，152:17-25.

［39］　沈习习,汤晓艳,战俊良,等.烧烤肉中多环芳烃的检测方法及控制措施［J］.中国食物与营养, 2019,25(11):21-25.

［40］　熊敏.餐饮食品安全［M］.南京:东南大学出版社,2015.

［41］　向芳.餐饮营养与卫生［M］.南京:东南大学出版社,2021.

［42］　全国服务标准化技术委员会.GB/T 39002—2020 餐饮分餐制服务指南［S］.北京:中国标准 出版社,2023.

［43］　国家技术监督局.GB 31654—2021 食品安全国家标准　餐饮服务通用卫生规范［S］.北京:中 国标准出版社,2021.

［44］　郭迎,王群.餐饮服务从业人员食品安全培训教材［M］.北京:中国劳动社会保障出版 社,2014.

［45］　姚卫蓉,吴存兵.食品安全与质量控制［M］.2 版.北京:中国轻工业出版社,2021.

［46］　张冬梅.食品安全与质量控制技术［M］.北京:科学出版社,2021.

［47］　国家市场监督管理总局.餐饮服务食品安全操作规范［M］.北京:法律出版社,2019.